常见急危重症救治

CHANGJIAN JIWEIZHONGZHENG JIUZHI

柏 岭 等主编

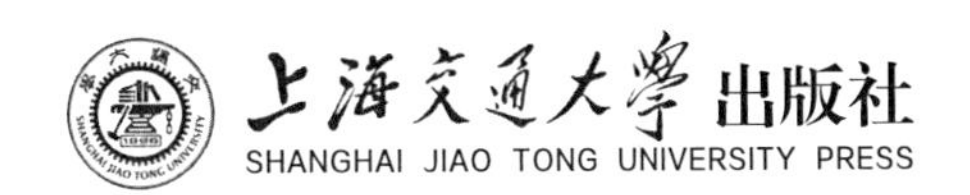

内容提要

本书包含基础与临床两方面内容，对常见疾病急危重症的救治进行了较为详细的分析论述。第一章简要介绍了面对急危重症常用的一些救治技术，如心肺复苏、气管插管和高压氧疗等，旨在帮助医师更好地了解各项技术的操作流程与如何选择适合患者的救治技术。第二至七章分别针对神经系统、心血管系统、呼吸系统和消化系统等各类急危重症的诊疗做了全面讲解。全书内容丰富，通俗易懂，适合各级医院的临床医师参考阅读。

图书在版编目（CIP）数据

常见急危重症救治 / 柏岭等主编. --上海 : 上海交通大学出版社，2021

ISBN 978-7-313-25298-2

Ⅰ. ①常… Ⅱ. ①柏… Ⅲ. ①常见病－急性病－诊疗②常见病－险症－诊疗 Ⅳ. ①R459.7

中国版本图书馆CIP数据核字（2021）第174722号

常见急危重症救治

CHANGJIAN JIWEIZHONGZHENG JIUZHI

主　　编：柏　岭　等

出版发行：上海交通大学出版社　　地　　址：上海市番禺路951号

邮政编码：200030　　电　　话：021-64071208

印　　制：广东虎彩云印刷有限公司

开　　本：710mm×1000mm 1/16　　经　　销：全国新华书店

字　　数：239千字　　印　　张：13.75

版　　次：2023年1月第1版　　插　　页：2

书　　号：ISBN 978-7-313-25298-2　　印　　次：2023年1月第1次印刷

定　　价：198.00元

编委会

主　编

柏　岭　孙雅文　刘　丽　付朝霞

肖　清

副主编

张国柱　姜鑫土　吴巧彬　陈家豪

李鹏飞　赵仁杰　刘　英　张德福

编　委（按姓氏笔画排序）

王　华　付朝霞　尕永梅　刘　丽

刘　英　孙春晓　孙雅文　李成珊

李鹏飞　肖　清　吴巧彬　张国柱

张德福　陈家豪　赵仁杰　柏　岭

姜鑫土　姚　玲

前言

急危重症是指紧急、濒危的病症，这类病症需要尽早得到医学处理，否则可能对患者身体产生重度伤害，甚至导致患者死亡。现在，医院通常为此类患者设有专门的急救室或重症观察、治疗室，并配备有水平较高的医务人员和先进的医疗设备，对患者进行专门的抢救和治疗。因此，建立经验丰富、训练有素的急危重症专业医师团队和设备齐全、功能完善的科室，对救治急危重症患者、应对突发公共卫生事件尤为重要。但现代临床对于急危重症的整体救治水平有待进一步提高，只有着力解决好这个问题，才能有效地实现挽救更多急危重症患者生命的目标。

急危重症患者的病情复杂、危重、瞬息万变，一个症状可能反映多个系统、器官的疾病，所以医师应当争分夺秒地工作，必须在及时做出初步诊断的同时给予恰当的处理。这就要求医师具备广泛跨学科的全科知识和技能，拥有敏捷的临床思维，灵活运用科学的救治方法，掌握现代仪器设备的使用和最新药物的应用。由此，我们将理论知识与临床经验相结合，编写了这本《常见急危重症救治》，希望能够帮助医务人员在临床工作中节省时间、少走弯路，为急危重症患者提供更高质量的医疗服务。

本书从实用的角度出发，沿着在诊断中治疗、在治疗中诊断这条主线，精选了急危重症医学的相关临床问题进行讲述。首先，简要介绍了心肺复苏、心脏电复律和气管插管等常用急危重症救治技术，为以下各章知识讲解做好铺垫；其次，在阐述疾病病因、临床表现的基础上对脑出血、急性心力衰竭以及急性肺栓塞等各类急危重症的处理方案做了详细的论述，指出了如何针对不同症状进行进一步的客观检查和严密的临床观察。全书内容系统、全面,适合各级医院的医师参考使用。

尽管我们希望为广大的读者奉献一本易学又不乏新意的参考用书,但是由于编者水平有限、编写风格不一,加之时间仓促,书中难免有错误、疏漏之处,恳请读者予以指正,使本书日臻完善。

《常见急危重症救治》编委会

2021 年 2 月

目 录

第一章

急危重症常用救治技术

第一节 心 肺 复 苏

心肺复苏术(cardiopulmonary resuscitation,CPR)是针对心脏搏动、自主呼吸停止的患者所采取的抢救措施,即利用胸外按压形成暂时的人工循环并恢复心脏自主搏动和血液循环,用人工呼吸代替自主呼吸并恢复自主呼吸,达到恢复自主循环和挽救生命的目的。

一、适应证

心脏搏动、自主呼吸停止的患者。

二、操作过程

心肺复苏的基本程序是“C、A、B”,分别指胸外按压、开放气道、人工呼吸。

(一)快速识别和判断心脏骤停

在环境安全情况下,轻拍或摇动患者双肩,大声呼叫“喂,你怎么了?”以判断患者有无反应,同时快速检查患者有无有效呼吸,应在10秒内完成。

(二)启动急救反应系统

如果患者没有反应、无有效呼吸,应立即呼救,启动急救反应系统,在院外拨打“120”,院内应呼叫其他医护人员,尽快获取除颤仪及抢救物品,并组成抢救团队。

(三)循环支持(circulation,C)

1.判断大动脉搏动

检查成人颈动脉搏动的方法是使用2个或3个手指找到气管,将手指滑到气管和颈侧肌肉之间的沟内即可触及,触摸时间至少5秒,但不超过10秒。儿童和婴儿可检查其肱动脉或股动脉。如果触摸不到动脉搏动，应立即进行胸外按压。

2.胸外按压

成人按压部位在胸部正中，胸骨的中下部位，两乳头连线之间的胸骨处。操作者在患者一侧，一只手的掌根部放在胸骨两乳头连线中点处，另外一只手叠加在其上，两手手指交叉紧紧相扣，紧贴胸壁的手指尽量向上，避免触及胸壁和肋骨，减少按压时发生肋骨骨折的可能性。按压者身体稍前倾，双肩在患者胸骨正上方，双臂绷紧伸直，按压时以髋关节为支点，应用上半身的力量垂直向下用力快速按压。按压频率在每分钟 100～120 次，胸骨下陷至少 5 cm，胸骨下压时间及放松时间基本相等，放松时应保证胸廓充分回弹，尽量减少对胸壁施加残余压力，但手掌根部不能离开胸壁。尽量减少胸外按压间断，或尽可能将中断控制在 10 秒钟以内。婴儿按压部位在两乳头连线之间的胸骨处稍下方。8 岁以下儿童患者按压深度应至少达到胸廓前后径的 1/3，婴儿大约为 4 cm，儿童大约为 5 cm。成人心肺复苏，不论是单人还是双人 CPR，胸外按压/通气比例均为 30∶2，单人儿童和婴儿 CPR 亦如此。但双人 CPR 时，儿童和婴儿的胸外按压与通气比例为 15∶2。

(四)开放气道(airway，A)

1.仰头抬颌法

此方法是操作者将一手小鱼际置于患者前额，使头部后仰，另一手的示指与中指置于下颌角处，抬起下颌。注意手指勿用力压迫下颌部软组织，防止造成气道梗阻。

2.托领法

操作者站在患者头部，肘部可支撑在患者躺的平面上，双手分别放置在患者头部两侧，拇指放在下颌处，其余四指握紧下颌角，用力向上托起下颌，如患者紧闭双唇，可用拇指把口唇分开。

(五)人工呼吸(breathing，B)

每次通气应在 1 秒钟以上，通气量使胸廓轻微起伏即可。如果患者有自主循环存在，但需要呼吸支持，人工呼吸的频率为 10～12 次/分，即每 5～6 秒钟给予人工呼吸 1 次。婴儿和儿童人工呼吸的频率为 12～20 次/分，即每 3～5 秒钟给予通气 1 次。没有自主循环存在时，已建立高级气道者，人工呼吸的频率为 8～10 次/分，即每 6～8 秒给予人工呼吸 1 次。

(六)心肺复苏效果的判断

复苏有效时,可见瞳孔由散大开始回缩,面色由发绀转为红润,颈动脉搏动恢复,患者有眼球活动,睫毛反射与对光反射出现,甚至手脚开始抽动,自主呼吸出现等表现。

三、注意事项

(一)高质量心肺复苏的要点

按压频率为100~120次/分(15~18秒按压30次),按压深度至少5 cm,保证胸廓充分回弹,尽量减少中断,避免过度通气。

(二)按压者的更换

多个复苏者时,可每2分钟换一位按压者,换人操作时间应在5秒钟内完成,以减少胸部按压间断的时间。

第二节 心脏电复律

近半个世纪前,人们发现电流通过人体可诱发心室纤维震颤。1947年首例用电击对开胸后的心脏除颤治疗成功,随后有学者研制出一种交流除颤器,用于闭合胸壁患者体外电击除颤。1962年又有学者叙述了一种使用直流电的新型除颤器,直流除颤器的输出实际上并非直流,因为其电流强度是随时间改变的,但这种输出基本上是单相的,从此开辟了电治疗的新纪元。虽然现代除颤器使用较多的是单相波除颤,但近来双相波除颤是新近除颤器发展的主要趋势,并已显示了其市场前景和临床应用的价值。

一、基本原理

一定强度的电流作用于心脏可以引起心室颤动(室颤),引起室颤所需的最小电流量称为室颤阈。以大于室颤阈的电流作用于心脏,尤其当作用于心室肌的易损期时,容易发生室颤,其原因是强度不太大的电流足以兴奋部分心肌,但还不足以兴奋全部心肌,于是心脏有不同部分发生不应期差,易引起折返而导致心室颤动。若所用电流甚小(在室颤阈以下),则虽可发生心肌的反应,但不会引起室颤。若所加电流强度甚大,使整个心肌几乎同时除极,则心脏发生协调的收缩,不致产生室颤,并可使室颤中止。从试验中发现电流刺激的时间越长,易损期也长,而阈值则减小,容易发生颤动。

基于上述试验结果,目前认为电复律的机制有两点。

(1)电流使所有心肌同时除极,然后由最高自律性的起搏点(通常为窦房结)控制心脏而达到复律。为此,需用较高能量的电流。

(2)电流使一部分心肌除极而中断一个或多个折返途径,使原来循环折返不已的机制中止。因此,用较低能量的电流也可以治疗成功。

从临床上看,电复律有效的心律失常多数属于折返机制,如属灶性兴奋性过高则电复律后极易复发。心房颤动电复律后少数患者转为心房扑动,此现象较易用后一机制解释;另一方面,也支持后一机制的真实性。

二、适应证与禁忌证

(一)急诊电复律指征

1.室上性心律失常

(1)室上性心动过速(简称室上速):经刺激迷走神经的方法及药物治疗无效,并有明显的血流动力学改变者。

(2)急性心肌梗死:合并室上速、心房扑动或心房颤动,心室率较快,伴有明显的血流动力学障碍者。

(3)预激综合征:合并极快心率的室上性心动过速(心室率>200 次/分)、合并心房颤动(心室率较快),药物治疗无效,伴有血流动力学明显障碍者。

2.室性心律失常

(1)心室颤动(简称室颤):电复律治疗的绝对指征,并应当分秒必争地进行,在 30～45 秒内转复为窦性心律最佳,最迟不宜超过 4 分钟。

(2)室性心动过速(简称室速):室速伴有血流动力学的显著改变,并出现心力衰竭(简称心衰)、休克等,应立即行电复律治疗。血流动力学改变不明显时,可先试用抗快速型室性心律失常的药物治疗,一旦无效立即行电复律术。

(二)择期电复律指征

1.室上性心动过速

药物及兴奋迷走神经的方法治疗无效时,需考虑电复律治疗。

2.心房扑动(简称房扑)

临床上常首选电复律术治疗心房扑动,一般情况下心房扑动对药物治疗的反应差,而电复律成功率高。

3.心房颤动(简称房颤)

伴有下述情况的房颤应考虑电复律术治疗。

(1)房颤时心室率过快,药物控制心室节律不满意或伴有心绞痛频繁发作或心力衰竭,电复律后有希望改善者。

(2)房颤持续时间不足 1 年,心脏无显著增大者。

(3)近期有栓塞史者。

(4)去除基本病因后房颤仍持续,如甲状腺功能亢进症治愈后,心脏瓣膜病或缩窄性心包炎术后 4～6 个月仍为房颤者。

(三)禁忌证

(1)洋地黄中毒性心律失常和(或)低钾血症引起的快速性心律失常(室颤除外)者。

(2)房颤或室上性心动过速伴高度或完全性房室传导阻滞者。

(3)病态窦房结综合征。

(4)复律后不具备长期用药物维持治疗者或药物维持治疗下反复发生房颤者。

(5)巨大左房或二尖瓣有明显反流者。

(6)心脏扩大明显,心胸比例＞60%,房颤病史＞5 年者。

(7)风湿性心脏病伴房颤,且风湿活动者。

(8)器质性心脏病心力衰竭未纠正者。

三、操作方法

(一)术前准备

(1)房颤伴有心力衰竭者,先用洋地黄等药物控制心室率,改善心功能,使心率在休息状态下为 70～80 次/分,可提高转复成功率。但在复律前 2 天应停用强心利尿剂,纠正低血钾或酸中毒。

(2)过去有栓塞史,超声心动图发现有心房内附壁血栓及人造生物瓣膜者,均应在复律前用华法林类药物抗凝 2 周,复律后应继续服用至少 2 周。

(3)房颤者复律前 2 天服用胺碘酮。

(4)直流电复律除颤器、气管插管器械和急救药品。

(二)非同步直流电复律

(1)两电极板涂导电糊或用湿生理盐水的纱布包裹,分别放在心尖部和胸骨右缘第 2～3 肋间，两电极相距约 10 cm，避免两电极间因盐水或导电糊而短路。

(2)打开除颤器电源开关，选择“非同步”按钮。

(3)按充电按钮，充电能量至需要水平。

(4)按放电按钮，此时患者身体抽动一下说明已放电，此后立即移去电极。

(5)观察示波器或记录心电图，判断患者心律是否已转为窦性心律，不成功时应立即准备第二次放电。除观察心电外还应注意患者的神志、发绀情况等。

(6)开胸手术或开胸心脏按压抢救时，将消毒心电极板用消毒盐水纱布包扎后，分别置于心脏前后。充电、放电等操作与胸外心脏电除颤相同，阴极置于左心缘，阳极置于右心缘(两电极板相距应较远)，能量常为 20～50 J。

(三)同步直流电复律

(1)患者卧于木板床上，或背部垫木板，空腹并在术前排空小便，建立静脉输液通道。测血压，记录 12 导联心电图以了解心律失常和 ST 段情况，接好心电示波连续监测。

(2)选择 R 波较高的导联进行观察，测试同步性能，将电钮放在同步位置，则放电同步信号应在 R 波降支的上 1/3。除颤电极板的放置位置和方法同前。

(3)常用硫喷妥钠和地西泮或丙泊酚麻醉。缓慢注射地西泮 20～30 mg，同时嘱患者报数“1,2,3”直至患者入睡，睫毛反射消失。按压充电按钮，根据不同心律失常类型选用不同能量充电(单项波除颤器：心房扑动为 50～100 J，房颤、室上性心动过速、室性心动过速为 100～150 J)。一切工作人员离开床边，放电方法同前，但应持续按压放电按钮，待放完电后再松手。第一次失败后间歇 5～10 分钟后进行第二次放电，能量可增加 50～100 J。若再不行，可进行第三次电击。一般来说，择期性电复律一天内不超过 3 次。

(4)复律成功后，应观察患者血压、心律、呼吸，直到患者清醒。清醒后让患者四肢活动，观察有无栓塞现象。术后给予维持剂量的抗心律失常药物，胺碘酮每天 0.1～0.2 g，可继续服用 3～6 个月，也可用几年。

四、注意事项

(一)室颤和室扑

应按心脏骤停复苏处理，必须分秒必争地除颤。因患者神志消失，故无须行麻醉。电除颤的成功标志是心电图由室颤或室扑变成一条直线，至于是否复律，则由窦房结或房室结是否能复跳所决定。如电击后心电图为一直线而不复跳，则应注射肾上腺素及进行心外按压。

(二)"潜伏"室颤

对已经停跳的心脏进行除颤并无好处,然而少数患者的一些导联有粗大的室颤波形,而与其相对导联则仅有极微细的颤动,或出现一条直线类似于心脏停搏,称为"潜伏"室颤,在2个导联上检查心律有助于鉴别这种现象。更重要的是,有研究提出"误导"心脏停搏是由于技术错误而导致心搏呈现直线(如无电源、未接导联、参数设置错误、导联选择不正确)的现象,临床上这种情况大大多于潜伏的室颤。为了应付随时可能发生的室颤,除颤器应随时处于待机状态。建立使用检查记录能避免除颤设备性能障碍和不正确操作,而不适当地维护或电源故障通常是除颤器性能障碍的主要原因。

(三)电极板

电极板放置的部位有2种:一前一后,阳极放在左背部肩胛下区,阴极放在胸骨左缘第4肋间水平;一左一右,阴极放在左腋前线的心尖水平,阳极放在胸骨右缘第2～3肋间处。如胸部有埋藏起搏器者,应尽量避免电极板接近起搏器。电极板应涂以导电糊或包裹盐水纱布,且加压而使电极板紧密接触胸壁。注意两电极板不宜相接近,亦不宜让导电糊或盐水相通,以免短路。

(四)同步与非同步模式

(1)电复律时电流应与QRS波群相同步,从而减少诱发室颤的可能性,如果电复律时正好处在心动周期的相对不应期,则可能形成室颤。

(2)在转复一些血流动力学状态稳定的心动过速时,如室上性心动过速、房颤和房扑,同步模式可避免这种并发症的发生,室颤则应用非同步模式。

(3)有些室速及预激综合征合并房颤的患者采用同步模式复律非常困难。因为QRS综合波的形态变化很大,除颤器不能识别R波,故无法放电,此时可选择非同步模式复律。但是,室速用非同步模式电击后,可能恢复窦性节律,也可能由于电流与QRS波群不同步,落到心肌易损期,转变为室颤。此时应再用非同步模式除颤,使之恢复窦性节律。

(4)室速时患者如存在无脉搏、意识丧失、低血压或严重的肺水肿,可适时选择非同步电复律,以避免因反复试图用同步模式复律不成功,而延误治疗。

(5)发现室颤或无脉性室速一般应在数秒钟内给予电除颤。

(五)电复律术的并发症

电复律术的并发症发生率为4%～6%,部分并发症与麻醉有关。

1.低血压

使用高能量放电时容易出现低血压,不需特殊处理,数小时后可自行恢复。

2.心肌损伤及心肌顿抑

复律后可出现心肌损伤性心电图表现,可持续一段时间,不需特殊处理。

3.心律失常

电复律术可引起多种心律失常,多数情况历时短暂,不需处理。诱发室速时,可再次电击治疗。

4.栓塞

少数病例可发生肺血管或周围血管栓塞。可在术前服适量抗凝药物,但不作为常规用药。

五、自动体外除颤器

自动体外除颤器(automated external defibrillator,AED)使用非常方便,尤其适合急诊使用。其结构主要包括自动心脏节律分析和电击咨询系统,还可建议术者实施电击,而由操作者按下“SHOCK”按钮,即可行电除颤。

使用 AED 前,须首先判断是否有以下禁忌证:患者处在水中;患者为 8 岁以下或体重<25 kg 的儿童;除颤部位敷有外用药物;患者装有起搏器或自动体内除颤器。

操作程序如下:患者仰卧,AED 放在患者耳旁,在患者左侧进行除颤操作,这样方便安放电极,同时可另有人在患者右侧实施 CPR。

(一)四步操作法

1.第一步——接通电源

打开电源开关,方法是按下电源开关或掀开显示器的盖子,仪器发出语音提示,指导操作者进行以下步骤。

2.第二步——安放电极

迅速把电极片粘贴在患者的胸部,一个电极放在患者右上胸壁(锁骨下方),另一个放在左乳头外侧,上缘距腋窝 7 cm 左右的位置。若患者出汗较多,应事先用衣服或毛巾擦干皮肤。若患者胸毛较多,会妨碍电极与皮肤的有效接触,可用力压紧电极,若无效,应剔除胸毛后再粘贴电极。

3.第三步——分析心律

应确保不与患者接触,避免影响仪器分析心律。心律分析需要 5~15 秒。如果患者发生室颤,仪器会通过声音报警或图形报警提示。

4.第四步——电击除颤

按“电击”键前必须确定已无人接触患者，或大声宣布“离开”。当分析有需除颤的心律时，电容器往往会自动充电，并有声音或指示灯提示。电击时，患者会出现突然抽搐。第一次电击后，先不要重新开始 CPR，AED 会手动或自动重新开始心律分析。若心律仍为室颤，AED 会发出提示并自动充电，然后进行第二次甚至第三次除颤。以 3 次除颤为 1 组的目的是尽快判别并治疗致死性心律失常。完成 1 组 3 次的除颤后，仪器会自动停止 1 分钟，以便再进行 CPR。因此，3 次除颤后，应检查患者的循环并进行 1 分钟的胸外按压和人工呼吸。

(二)电击指征

(1)重新出现室颤：3 次除颤后，患者的循环仍未恢复，复苏者应立即实施 CPR，若心律仍为室颤，则再行 1 组 3 次的电除颤，然后再行 CPR，直至仪器出现“无电击指征”信息或行高级生命支持。

(2)不要在 1 组 3 次除颤的过程中检查循环情况，因为这会耽搁仪器的分析和电击，快速连续电击可部分减少胸部阻抗，提高除颤效果。

(三)无除颤指征

1.无循环体征

AED 仪提示“无除颤指征”信息，检查患者的循环体征，如循环仍未恢复，继续行 CPR。3 个“无除颤指征”信息提示成功除颤的可能性很小。因此行 CPR 后，需再次行心律分析。心律分析时，应停止 CPR。

2.循环体征恢复

如果循环体征恢复，检查患者呼吸，如无自主呼吸，即给予人工通气。若有呼吸，将患者置于恢复体位，除颤器应仍连接在患者身体上，如再出现室颤，AED 仪会发出提示并自动充电，再行电除颤。

六、双相波除颤器

单相波是以单方向释放电流(从正极到负极，一次放电)，如果单相波逐渐降至 0 V 时，则称之为“正弦衰减”，如果单相波迅速下降，则称之为“指数截断”。这种采用单相波释放电流的除颤器称为单向波除颤器。相反，双相波电流在一个特定的时限是正向的，而在剩余的数毫秒内其电流方向改变为负向(从正极到负极，再从负极到正极，共两次放电)，此双相指数截断波形能够有阻抗补偿。这种采用双相波释放电流的除颤器称为双向波除颤器。

1996 年 FDA 批准了第一台双相波自动除颤器，除颤能量固定在 150 J，有研究比较其与传统单相正弦衰减波形200 J和360 J能量水平的除颤效果，结果表明：首次电除颤时150 J双相波除颤器能达到与200 J传统单相正弦衰减波形除颤器相同的除颤成功率，而前者造成ST段的改变明显小于后者。但目前双相波除颤最适能量尚未能确定，多首次使用<200 J的固定能量。

双向波除颤器相比单向波除颤器有下列特点：①成效较高；②电流和电压较低，对心脏损害较小；③耗电量低，电池较轻和长寿。

总之，电复律是治疗心律失常以及使心脏复苏的主要方法，对于抢救严重心律失常极为有用。电复律术终止心动过速的疗效明显优于药物治疗，在密切监护患者的条件下，以一精确调控的“电荷量”便可立即且安全地使心律恢复为窦性。其次，电复律术中鉴别快速心律失常是室上性还是室性也不如药物治疗时迫切，不需费时调节药物剂量，避免了药物不良反应。故电复律术具有安全、迅速、高效而又操作简便的特点，已成为一种临床常规治疗方法。

第三节 气管插管

气管插管术是指将气管导管经口或鼻插入气管内以建立有效气道的技术。其目的是保持气道的畅通；便于呼吸道管理及进行辅助或控制呼吸；清除呼吸道分泌物或异物；解除上呼吸道阻塞，减少气道阻力及无效腔；防止误吸胃内容物、血液及分泌物；提供复苏药物的给药途径。

根据插管时是否用喉镜显露声门，分为经口明视插管术和经鼻插管术。临床急救中最常用的是经口明视插管术。

一、适应证

(1)呼吸骤停、心脏骤停行心肺复苏者。

(2)呼吸功能衰竭需行有创机械通气者。

(3)气道梗阻者。

(4)气道分泌物不能自行咳出而需直接清除或吸出气管内痰液者。

二、禁忌证

气管插管没有绝对的禁忌证，但当患者有下列情况时应慎重操作。

(1)喉头水肿，气道炎症，咽喉部血肿、脓肿。

(2)胸主动脉瘤压迫或侵犯气管壁。

(3)颈椎骨折或脱位。

(4)严重出血倾向。

(5)面部骨折。

三、操作前护理

(一)患者准备

患者取仰卧位,头后仰,使口、咽、气管呈一条直线。如果喉头暴露不好,可在肩背部或颈部垫一小枕,使头尽量后仰。插管前使用简易呼吸器给予患者吸纯氧数分钟,以免因插管费时而加重缺氧。检查患者牙是否松动或有无义齿,如有义齿应事先取出并妥善保存。

(二)物品准备

准备气管导管、喉镜、气管导管芯、牙垫、注射器、吸痰管、吸引器、呼吸面罩及呼吸气囊、开口器等。气管导管多采用带气囊的导管,婴幼儿选用无气囊导管。喉镜有成人、儿童、幼儿 3 种规格;镜片有直、弯 2 种类型,常用为弯形片,因其在暴露声门时不必挑起会厌,可减少对迷走神经的刺激。检查所需物品是否齐全、性能良好,如喉镜光源、导管气囊等。

(三)用药准备

根据医嘱使用镇静药、肌松剂或局部麻醉剂。

四、操作过程

(1)体位:将患者安置于仰卧位,头后仰,充分开放气道。

(2)准备导管:将管芯插入气管导管内,并确保管芯位于导管前端开口 1 cm处。

(3)暴露声门:操作者右手拇指推开患者的下唇和下颌,示指抵住上门齿,使嘴张开。左手持咽喉镜,从右嘴角置入,将舌体推向左侧,此时可见到腭垂(此为声门暴露的第一个标志)。顺舌背将喉镜前进至舌根,即可看到会厌的边缘(此为声门暴露的第二个标志),看到会厌边缘后,可继续稍作深入,使喉镜片前端置于会厌与舌根交界处,上提喉镜即可看到声门。操作过程中应注意以左手腕为支撑点,而不能以上门齿作为支撑点。

(4)清理气道,插入导管:使用吸痰管充分吸引视野处分泌物。操作者右手持气管导管,对准声门,在吸气末(声门开放时),轻柔地插入导管过声门 1 cm 左右，迅速拔除管芯，导管继续旋转深入气管，插入深度为成人 4～6 cm，小儿 2～3 cm。

(5)判断导管位置：安置牙垫，退出喉镜。连接简易呼吸器进行通气，观察胸廓有无起伏，同时听诊两肺呼吸音是否对称，确定插管是否成功。有条件时可应用二氧化碳浓度量化波形图判断。

(6)固定导管，封闭气道：用长胶布妥善固定导管和牙垫。向气管导管囊内充气，一般需注入 5～10 mL 气体。

(7)连接人工通气装置。

五、操作后护理

(一)气管插管的护理

随时了解气管导管的位置及固定情况，防止气管导管脱出。保持气管导管通畅，及时吸出口腔及导管中的分泌物。按时给予雾化吸入，保持气道内的湿润。

(二)病情观察

严密观察患者生命体征、血氧饱和度及两侧胸廓起伏等变化。

六、注意事项

(1)插管前使用简易呼吸器让患者吸纯氧数分钟，以免因插管费时而加重缺氧。

(2)根据患者的性别、体重、身高等因素选择合适型号的气管导管，男性患者一般选用内径 7.5～8.5 mm 的导管，女性一般用内径 7～8 mm 的导管。小儿气管导管内径的选择，可利用公式做出初步估计：导管内径(mm ID)＝4.0＋(岁数÷4)。

(3)插管时，动作轻柔、准确，以防造成损伤。

(4)确定气管导管插入深度，自门齿起计算，通常男性插入深度为 22～24 cm，女性插入深度为 20～22 cm。气管导管顶端距气管隆嵴大约 2 cm。

第四节　球囊-面罩通气

球囊-面罩通气又称简易呼吸器，是指通过面罩与患者连接进行人工通气的简易方法，无须建立人工气道，使用方便，更符合生理状况。

一、适应证

(1)心肺复苏、需行人工呼吸急救的患者。

(2)危重患者转运或临时替代呼吸机的人工通气。

二、禁忌证

(1)中等以上程度的活动性咯血。

(2)颌面部外伤或严重骨折。

(3)大量胸腔积液。

三、操作前护理

(一)患者准备

松解患者衣领，取仰卧、去枕、头后仰体位。检查口鼻腔内有无分泌物，有无义齿，如有义齿应事先取出并妥善保存。如有分泌物，应将患者头偏向一侧，清除其口鼻腔内的分泌物。

(二)物品准备

选择合适的面罩，以便得到最佳使用效果。进气阀与供氧装置连接，调节氧流量至氧气储气袋充盈(氧流量 10～15 L/min)，如无供氧装置，可暂时用空气替代。

四、操作过程

操作方法分为单人操作法和双人操作法。

(一)单人操作法(EC 手法)

操作者位于患者头部的正后方，采用托颌法开放气道，保持气道通畅。一只手用面罩封闭患者口鼻，用拇指和示指呈“C”形按压面罩，保持面罩的适度密封；中指和无名指放在下颌下缘，小指放在下颌角后面，呈“E”形，保持气道开放状态。用另外一只手均匀地挤压球囊，送气时间为 1 秒以上，每次充气量以见到胸廓起伏为宜，通气间要使胸廓充分回缩与放松。

(二)双人操作法(双 EC 手法)

由一人固定或按压面罩，方法是操作者分别用双手的拇指和示指呈“C”形按压面罩，保持面罩的适度密封；双手的中指和无名指放在下颌下缘，小指放在下颌角后面，将患者下颌向前拉，畅通气道。由另一个人挤压球囊。

五、操作后护理

(一)病情观察

使用简易呼吸器过程中密切观察患者的通气效果,如胸腹起伏、皮肤颜色、听诊呼吸音、生命体征和血氧饱和度等。

(二)物品处理

消毒使用后的球囊-面罩,并检测球囊的性能。

六、注意事项

(一)选择适宜通气量

挤压球囊时应注意潮气量适中,通气量以见到胸廓起伏即可,一般为400～600 mL。

(二)选择适当呼吸频率

美国心脏协会建议,如果患者存在脉搏,应每5～6秒给予1次呼吸(10～12次/分)。如果患者没有脉搏,则使用30∶2的比例进行按压-通气。如果有高级呼吸道,应每分钟给予8～10次呼吸。如果患者尚有微弱呼吸,应注意尽量在患者吸气时挤压气囊,以保持和患者呼吸的协调。

(三)使用后球囊-面罩处理

球囊-面罩使用后要进行严格的消毒处理,检测球囊的性能后备用。具体检测步骤如下。

1.检测入气情况

按压球囊,堵塞通气阀,球囊迅速回弹,说明入气口通畅。

2.检测储气装置密闭性

堵塞通气阀,按压球囊,球囊不可下压,说明储气装置无漏气。

3.检测通气情况

连接储气袋于通气阀,按压球囊,储气袋充盈,鸭嘴阀开放与闭合方向正确,通气顺畅,表明通气阀通畅,通气方向正确。

4.检测呼气情况

充盈储气袋后,按压储气袋,通气阀瓣膜上下摆动,说明肺内气体可呼出,患者有自主呼吸时气体可排出体外。

5.检测气体补充情况

充盈储气袋,接储气袋于入气阀,按压球囊,储气袋迅速排空,说明当通气不足时,可从储气袋内摄入补充。

6.检测过多气体排出情况

充盈储气袋,接储气袋于入气阀,按压储气袋,储气袋瓣膜上下摆动,说明当通气过量时,可经储气阀排出。

7.检测氧气入口通畅情况

按压球囊排出球囊气体,堵塞空气入气口,球囊缓慢回弹,说明氧气入口通畅,球囊内可获得充足的氧气使气囊充盈。

第五节 高压氧疗

一、高压氧的基本原理

在高压(超过常压)的环境下,呼吸纯氧或高浓度氧以治疗缺血缺氧性疾病和相关疾患的方法,即高压氧治疗。它是一种特殊的氧治疗方法,具备常压环境下一般氧疗所远不能起到的治疗作用。在治疗机制、治疗方法和治疗效果等方面较之一般氧疗都发生了极大的变化,有了质的飞跃。

高压氧具有独特的治疗机制。高压氧能极大地增加肺泡氧分压,提高血氧张力,增加血氧含量。在通常情况下,即常压(1 ATA),血液输送氧有两种方式:一是血红蛋白结合氧(HbO_2),每克血红蛋白(Hb)可结合氧 1.34 mL;二是血浆中的物理性溶解氧,其中溶解氧占量甚微。然而在氧的传递过程中,溶解氧是非常重要的。因为不论在常压或高压下,氧均以溶解状态供组织利用。在高压氧下,Hb 结合氧的增加是有限的,而根据气体物理学的 Dolton 定律(气体分压定律)和 Henry 定律(气体溶解定律),血浆中的物理性溶解氧则可随氧压的增高而成正比地上升。Dolton 定律指出:当温度不变,混合气体的总压力等于各组成气体分压的和;Henry 定律指出:在相同温度下,气体溶入液体的量与该气体的压强成正比。在空气成分中,氧约占 21%,氮约占 78%,CO_2 约占 0.04% 及其他一些稀有气体。因此,在常压正常生理情况下,呼吸空气时动脉血氧分压(PaO_2)在 13.3 kPa 左右,若改吸纯氧,则 PaO_2 可在 86.7 kPa;氧可提高 6 倍以上,达 2.0 容积%;当呼吸 3 ATA 纯氧时,PaO_2 可高达 285.3 kPa,血浆物理性溶解氧可增至 6.4 容积%(此值已高于正常静息状态下一般动静脉氧含量差 5.6 容积%)，与常压下呼吸空气时的溶解氧0.3容积%相比，则超过其20余倍。

相应地，高压氧下的淋巴液、组织间液、脑脊液、各类组织细胞的氧分压也都增高，例如，淋巴液氧分压提高10倍，约80.0 kPa。

高压氧能显著地增加组织的氧储量，在常温、常压下，平均每公斤组织的氧储量约为13 mL，正常时平均每公斤组织的耗氧量为3～4 mL/min。按推算，循环阻断的安全时限为3～4分钟，在3 ATA下呼吸纯氧，平均每公斤组织的氧储量增至53 mL，相当于常压条件下的4倍多，此时循环阻断的安全时限可延长到8～12分钟。若应用氧和2%CO_2混合气呼吸，循环阻断的安全时间将更长，达17～26分钟。若结合低温，如从37 ℃降至32 ℃，血中物理性溶解氧增加10%，心肌耗氧量降低20%，脑的耗氧量降低35%以上，使循环阻断的安全时限进一步延长；如3 ATA纯氧，降温5 ℃，阻断循环的安全时限可达27～30分钟。

血氧分压的增加，有利于氧的弥散，压差愈大，弥散速率愈快，有效弥散半径延伸，弥散轮、弥散范围都扩大。高压氧可有效地应用于治疗因组织水肿而使毛细血管与周围细胞间距扩大的病理状态，如脑水肿、肺水肿及其他间质水肿等所造成的氧弥散障碍；也可用于毛细血管损伤或血流淤滞而造成的供氧障碍疾患，如脑梗死、小面积心肌梗死、断肢(指)再植、植皮、烧伤、冻伤、顽固性溃疡等。一般在常压下吸氧是不能足够地增加氧的有效弥散距离，而应用高压氧能达到这一目的。

高压氧能极其有效地改善机体的缺氧状态，对心、脑、肝、肾等重要器官有保护作用；高压氧有直接或反射性地引起血管收缩的作用，使血管阻力增加，血流量减少。但由于血氧含量的急剧上升，总的供氧仍有显著增加，因此既改善了脑缺氧，又降低了颅内压，减轻了脑水肿，能有效地打断缺氧-水肿的恶性循环。因此，高压氧对组织缺氧，尤其是对脑缺氧、脑水肿、肺水肿等的治疗具有重要的价值。

高压氧具有促进血管新生、创伤修复的作用。高压氧可使缺血缺氧病损区域获得有治疗意义的氧水平，达到并超过血管修复、创伤愈合所需要的临界氧张力。可以说，高压氧是血管修复的始动因素，由于修复血管床、疏通微循环，从而改善组织细胞(尤其像脑细胞)的供血缺氧，使受缺血缺氧损害的神经组织重新获得丰富的氧供和其他营养要素，使脑组织的能量代谢得到改善。由此，高压氧又是促进组织细胞(尤其像神经组织、脑细胞)修复的始动因素，由于脑血管床修复，组织能量代谢改善，促进了神经组织的修复，使处于"可复性缺血缺氧间生态"的神经组织，即受缺血缺氧损害而未完全变性坏死的"半暗带"区的组织有逆转的可能,得以恢复功能。研究还表明,成纤维细胞的移动距离取决于相邻毛细血管内及细胞外液的氧分压,成纤维细胞的分裂和产生胶原,要求至少 PO_2 为 2.7～4.0 kPa,吸常压氧不能使病变组织局部的 PO_2 有效地提高,而 2～2.5 ATA 氧可提高创伤部位的 PO_2 到正常水平 4.0 kPa 以上乃至更高的水平。在这种高压氧合作用下,组织细胞代谢旺盛,ATP 生成增多,促进成纤维细胞的活动和分裂,以及胶原纤维的形成。从而促进血管内皮细胞的再生和新的毛细血管生成和连接,加速侧支循环的形成。有学者曾观察到外伤性血运障碍的年轻患者,在高压氧治疗期间,侧支循环可在 1 周内建立。由于重建血管床,改善微循环,进一步改善了组织的缺血缺氧或低氧状态,因此有利于创伤组织的修复。此外,高压氧条件下,破骨细胞的活性达 100%,有利于骨再生。

高压氧有抑制和杀灭细菌的作用,尤其是对厌氧菌,高压氧能抑制和破坏厌氧菌产生的多种毒素,如破坏 α-外毒素能迅速有效地解除中毒症状;对需氧菌方面,高压氧可抑制其生长,如在 1.3 ATA 氧下,葡萄球菌的生长能被抑制。此外,在创伤感染情况下,氧分压在 4.0 kPa 以下,则白细胞杀灭金黄色葡萄球菌的能力下降;应用高压氧能增强白细胞的活力和吞噬功能。因此,可以说高压氧有抗感染作用,并和某些抗生素有协同作用。

高压氧是潜水减压病和其他原因造成的气体栓塞的主要而具有针对性的疗法。气体物理学的 Boyle-Mariotle 定律指出:在温度、质量相同的情况下,气体的体积和压力成反比。由此气泡能因加压而缩小,重新溶解于血液;并由于吸入高压氧,取代和置换气栓的主要成分中性气体氮,从而达到消除气泡、置换气体氮、改善缺氧、逆转组织变性的治疗目的。

高压氧是最有效的放射增敏剂,可应用于配合放射线、化学药物、激光等治疗癌肿。高压氧还被有效地应用于晚发放射损伤,是放射性组织坏死的主要治疗手段。

二、医用高压氧舱的种类和特点

高压氧治疗需要一个特殊的专用设备,即高压氧舱(简称氧舱)。其主体为耐压而密闭的舱体,氧舱整体是一个系统工程,其结构有加压供气系统、供氧系统、仪表控制系统、通信照明系统、安全报警和监视系统、空调系统、生物电测试和监护系统等。现代化氧舱是一个安全、实用、简洁、舒适、美观的医疗设备。根据其规模和使用情况一般可分以下几种类型:三舱七门式大型高压氧舱,或大型高压氧舱群。由手术舱、治疗舱、过渡舱组成。手术舱即高压氧手术治疗室,可以从实地进行心胸外科等大型手术，定员可达 20 人左右；治疗舱定员可容10～16 人，或更大规模。手术舱和治疗舱均可用于对急危重症患者的综合抢救治疗。其具备的重症监护系统，应该设置成为高压氧条件 ICU 单元。手术舱和治疗舱的设计压力通常为 4.2 ATA，过渡舱设计压力可达 7～8 ATA，除供人员进出高压环境的过渡使用外，过渡仓可用于潜水减压病的治疗需要。三舱之间由通道连接，可呈一列式排列，但多以直角式（L 形）布局。

(一)大型复式高压氧舱

大型复式高压氧舱通常又称多人舱，其形式和规模较为多样，如规模较大的可分两舱两室四门式和一舱两室三门式，定员可在 16～20 人；规模中等的如一舱两室两门式，定员 8～12 人；规模较小的一舱一室一门式，定员 4～16 人。这类舱可供多人同时治疗，医护人员陪舱直接对危重患者进行综合抢救治疗。其造价低于大型舱群，便于建造、购置，较易普及。

(二)中型高压氧舱

中型高压氧舱通常为单人纯氧舱（舱容较大者，应急时可容两人），即可直接使用高压氧加压的小型舱，也有用压缩空气加压、面罩吸氧的类型。单人纯氧舱有很好的实用性，它可满足除高压氧下的手术和综合抢救之外的各种高压氧治疗。

(三)单人舱

单人舱适用于各种创伤疾患的治疗，如断肢（指、趾）再植、烧伤、植皮、难治性溃疡、压疮、血管栓塞等，特别适用于气性坏疽等特异感染的抢救治疗，便于消毒隔离，预防交叉感染。便于治疗方案设计时个别对待，区别施治。用纯氧直接加压的单人舱，与用空气加压的多人舱相比，患者反映前者舒适感更好。其特点还有机动灵活，便于运输，价格便宜，易于普及。婴儿高压氧舱为透明有机玻璃舱，直径为50 cm，长度 100 cm，设计压力为 2 ATA，实际上就是缩小了的小型单人纯氧舱，可专用于新生儿、婴幼儿的缺血缺氧性疾患的治疗。

我国对医用高压氧舱的生产管理已进入规范化、科学化、法制化的轨道，制订了 GB 12130－95 新国标；必须经国家质量技术监督部门审定和批准，有关厂家才能生产医用高压氧舱。医疗单位应依据医院规模的大小，医疗、科研、教学等方面的需要，从实际出发加上前瞻性的考虑来配备和设置高压氧舱。

三、高压氧治疗的方法

正确地掌握和实施治疗方法是高压氧治疗取得疗效的关键。“运用之妙，存乎一心”，既要周详地制订治疗方案，又要注意认真做好每一个舱次的治疗。

一次高压氧治疗包含加压、稳压吸氧、减压3个相关阶段，必须认真掌握好治疗的全过程，在各个阶段中都要牢记高压氧治疗的注意事项；必须缜密地防止可能发生的不良反应和杜绝意外事故，确保安全而有效的治疗。

(一)治疗压力的选择

高压氧舱治疗使用的压力通常分别为1.6 ATA、1.7 ATA、2 ATA、2.5 ATA、2.8 ATA、3 ATA等。1.6 ATA用于婴幼儿的高压氧治疗、1.7 ATA较少使用，或用于合并有老年性慢性支气管炎、轻度或中度肺气肿的患者。在通常的治疗中常用2～2.5 ATA，急诊外科方面常用2.5 ATA，并往往在初始治疗的若干次中，常用这一压力范围，尤其像对心肺脑复苏、休克、严重创伤等的高压氧治疗，其治疗压力的选择，应以既能迅速产生高氧效应、减轻组织水肿等为出发点，又不能因过高压力环境给机体带来超负荷的影响。应用足够而又适当的压力，起初2～3天高压氧舱治疗使用的压力可为2.5 ATA，然后维持治疗时可用2 ATA或2.2 ATA，以获得或超过组织修复所需要的临界氧分压；对严重创伤，包括并发创伤性休克等，都采用2.5 ATA，并以此维持治疗为佳；对失血性休克，为代偿血容量可用2.5 ATA、2.8 ATA乃至3 ATA；对晚期气性坏疽则用3 ATA，以迅速有效地抑制和杀灭厌氧菌，并破坏其毒素的产生。治疗气栓症使用3 ATA，主要是依据Bolye定律所揭示的原理，来选择治疗压力范围。

(二)吸氧方案

采用间歇吸氧方式，按照压力-吸氧时限来界定。有研究显示2 ATA吸氧2.5小时，肺活量减少2%，若间歇5～10分钟，则可延长吸氧时间，保护肺组织，大大提高安全度，防止肺氧中毒；3 ATA吸氧必须警惕神经型氧中毒的发生。具体吸氧方案一般有以下几种，如2 ATA 20分钟×4(间歇5分钟)，30～40分钟×2(间歇5～10分钟)；2.5 ATA 20分钟×4(间歇5分钟)，30～40分钟×2(间歇5～10分钟)；3 ATA 20～30分钟×2(间歇5～10分钟)。对急诊外科等急危重症的高压氧治疗，宜采用2～2.5 ATA 40分钟×2或30分钟×3(间歇5分钟)的稳压吸氧方案，并且在加减压阶段均吸氧，即除间歇时间外，加减压及稳压阶段全过程吸氧，并必须采用一级供氧方式。

单人纯氧舱的吸氧方案：2 ATA 120分钟，2.5 ATA 100分钟，3 ATA 40～60分钟。婴儿舱为1.6 ATA 60分钟。

(三)减压方案

高压氧治疗有多种减压方案,如均匀等速减压和阶梯式减压法等。但对急危重症病例均宜采用缓慢、等速、吸氧减压法,直至减压出舱后仍继续吸氧,以使机体适应从高压氧环境到常压环境的平稳过渡。对脑缺氧脑水肿患者也是预防脑压“反跳”的有效措施之一。

高压氧治疗通常都不是一两次治疗就完成的,而是要数次、数十次,即几个疗程乃至相当长期的多个疗程治疗,才能取得最佳的疗效。通常人为地拟订10～12次为1个疗程。例如,对一般创伤患者,为逆转创伤局部缺氧变性,促使组织存活,或对具有特殊疗效的气性坏疽、气栓症等高压氧治疗1周或1个疗程(相当于7～10次),就可取得极佳疗效;而对于重型颅脑损伤、脊髓损伤、长期昏迷、持续性植物状态(PVS)及严重的神经系统后遗损害等,则需用40～60次(4～6个疗程)以上乃至更长疗程的高压氧治疗。总体说来,其疗程的安排是根据疾病种类、病情变化、机体的功能状态、年龄等因人而异;对一些常见的治疗适应证可有一定的治疗模式,但不能机械式地套用;对于急诊医学等方面急危重症的高压氧抢救治疗,必须认真掌握早期治疗、综合治疗、长疗程治疗,高气压条件下安全和合理用氧,防止不良反应和并发症,以及区别施治等治疗原则,全面考虑、精心设计治疗方案,科学地制订和安排疗程。

四、高压氧治疗的适应范围和禁忌证

在高压氧成功地应用于阻断循环行心内直视手术等的同时,并确立了CO中毒、潜水减压病、气性坏疽等为高压氧治疗的绝对适应证。随着研究和临床实践的不断深入,高压氧治疗已涉及内、外、妇、儿、五官、皮肤等临床各科,约160个病种。其适应范围概括地说:各种原因所致的全身或局部缺血缺氧性疾病及其有关病损。在急危重症医学领域,如休克、外伤性心脏骤停及呼吸骤停、颅脑损伤、脊髓损伤及其他严重创伤、挤压综合征、断肢再植、烧伤、加速创面愈合和提高植皮存活率、外科感染如厌氧菌感染等,高压氧治疗已被广泛采用。

(一)适应范围

一般来说,凡是缺血缺氧性疾病,或由于缺氧或缺血引起的一系列疾病,高压氧治疗均可取得良好的疗效;某些感染性疾病和自身免疫性疾病,高压氧治疗也能取得较好的疗效。

(二)禁忌证

高压氧治疗的禁忌证都是相对的,只要医务人员注意学习和总结,不断地提高自己的专业水平，就可以消除不利因素，及时为患者行高压氧治疗。

(1)未经处理的气胸和活动性出血，无医务人员陪同不能进舱治疗。如病情需要，可在医务人员陪同下，边处理边治疗。

(2)血压过高：一般认为血压超过 21.3/14.7 kPa 不能接受治疗。临床上通常较灵活的处理这类患者，如患者前一天血压 26.0/14.7 kPa，经处理血压降为 22.0/14.7 kPa，虽然血压仍然较高，但也可以酌情给予治疗。若患者平时血压偏低，比如 18.0/12.0 kPa，但患者有头痛、恶心、心跳加快等，无工作人员陪同也不能进舱治疗。

(3)严重肺气肿疑有肺大泡者：如需治疗该种患者，应注意在减压时避免屏气，除去容易引起咳嗽等使肺泡压力升高的因素，必要时医务人员陪同进舱。

(4)上呼吸道感染时，有引起中耳气压伤和鼻旁窦气压伤的危险。较重的上呼吸道感染应暂停治疗，较轻的患者可酌情给予治疗。

(5)患有流感、肺结核、肝炎等传染病的患者应与其他患者隔离。

(6)过去有人认为癫痫患者不宜进行高压氧治疗。发作较轻的患者，不必限制治疗；严重的癫痫发作有些是脑损伤引起的，脑损伤不治疗，癫痫也不会消失，只要有医务人员陪舱，癫痫患者同样可以接受治疗。

(7)妊娠：动物试验证明妊娠早期行高压氧治疗，可增加先天性畸形的发病率。如有紧急情况，如 CO 中毒等，则应首先考虑孕妇的治疗。曾有数家报道，怀孕期间行高压氧治疗的孕妇所产的儿女未见异常。更有人在高压氧下为患有心脏病、肺病等不同程度缺氧的母亲分娩，所有母亲及胎儿的情况改善，未见并发症和后遗症。也有人对患有呼吸窘迫综合征的新生儿使用了高压氧治疗方法，发现生产后 1～3 小时应用高压氧者 75％康复。有人建议，患有心脏病、败血症、贫血、高血压、胎盘功能不全、肾病或胎儿宫内窘迫的孕妇应在高压氧下分娩。

五、高压氧治疗可能发生的不良反应

(一)减压病

减压病是由于在高压下过快减压，使溶解在血液中的氮气大量逸出，形成气泡，在血管内外形成栓塞和压迫所导致的病变。妥善地制订加压治疗方案、采用阶段减压法和按规定时间的缓慢等速减压法、吸氧减压法等可以预防。一旦发生，立即应用高压氧治疗解救。

(二)氧中毒

在高压下吸氧或长时间吸高浓度氧都会发生氧的毒性作用。前者重点影响中枢神经系统和肺,后者则主要导致肺氧中毒。一般认为常压下的连续吸纯氧12～24小时以上、2 ATA连续吸纯氧4～6小时以上、3 ATA连续吸纯氧2小时以上,即可导致不同类型的氧中毒。氧中毒分为4个类型:神经型氧中毒、肺型氧中毒、溶血型氧中毒、眼型氧中毒。2.5 ATA以上压力超过吸氧时限即可出现神经型氧中毒,3 ATA连续吸氧3小时,几乎每人都将发生癫痫大发作。3 ATA以上超过时限吸氧因代谢迅速紊乱,来不及表现肺部损害,而以神经型氧中毒表现为主。一般神经型氧中毒只要处理恰当,不会导致永久性损害。2～2.5 ATA以下压力吸氧及常压下吸高浓度氧,易导致肺氧中毒,除与压力-吸氧时限有关,在已有肺部损害的患者,如肺部感染、肺气肿、极度衰弱者更易引起。应用高压氧抢救治疗危重病例中,肺氧中毒比其他类型氧中毒多见,而神经型氧中毒可能在使用3 ATA治疗气性坏疽或其他需要更高压力治疗疾病(如减压病等)时发生。此外,还有溶血型氧中毒,研究发现机体在高压氧环境中,可以发生不同程度的溶血,其程度随氧压的增高和持续时间延长而加重。但在常规的高压氧治疗中十分罕见,所造成的溶血也极微,无明显临床意义。眼型氧中毒,高压氧可使未成熟婴儿产生晶体后纤维组织增生、血管增生、视网膜功能障碍,因此对妊娠妇女和6个月以内的婴儿进行高压氧治疗应当慎重。

对于氧中毒,存在着个体差异,它可通过氧敏感试验反映出来。一般认为下列压力-吸氧时限是安全的:2 ATA 2小时、2.5 ATA 1.5小时、3 ATA 1小时。在高压氧治疗中,严格控制压力-吸氧时限,并采用间歇吸氧法,氧中毒是可以预防的。此外,巴比妥类、水合氯醛、维生素C、维生素E等药物对氧中毒的发生有预防和保护作用。

(三)气压伤

机体某些空腔部位,在加减压过程中,由于受压不平衡而引起相当的压差,可引起局部充血、水肿、疼痛,甚至损伤,如中耳气压伤、鼻窦气压伤、肺气压伤等。

1.中耳气压伤

中耳气压伤或称气压损伤性中耳炎,是高压氧治疗中较易发生的不良反应,有时可合并内耳气压伤。其病情表现取决于鼓室与外界的压差值:①1.3～4.0 kPa时,可致耳膜凹陷,鼓膜松弛部位及锤骨柄附近内层充血。②8.0 kPa时,耳疼痛感，中耳黏膜血管扩张，出现充血及渗出。③10.7～13.3 kPa，剧烈耳痛及放射痛，鼓膜广泛充血，听力减退，中耳腔有渗出液。压差 12.0 kPa 时，咽鼓管即不可能再张开，即使使用捏鼻鼓气法(Valsalva 咽鼓管吹张法)亦不能张开。④压差为 16.0～26.7 kPa 时，鼓膜穿孔、破裂、剧痛可随即消失，血性渗出液从外耳道流出或流入中耳及乳突小房，而感到耳内有一股温热感。

2.鼻旁窦气压伤

在压差 0.1 ATA 时，即可致剧痛。窦腔内的出血或血性分泌物在减压时可经鼻腔流出。

3.肺气压伤

肺气压伤主要发生在减压过程中，是由于肺内压突然高于或低于外界压力，压差大于 10.7 kPa 导致肺组织撕裂和血管损伤，以致气泡进入血管和与肺相邻的部位，从而产生的一种紧张危险性疾患，它主要见于某些潜水事故和海滩中。高压氧治疗减压过程中，患者突然屏气或剧烈咳嗽，也有可能引起肺气压伤。有效的治疗方法是加压治疗，并对气胸等并发症紧急处理、对症治疗、积极抢救。严重者为幽闭恐怖。

(四)幽闭恐怖

国外有学者报道这类征象发生。有研究显示：应用大型及小型高压氧舱治疗累计 18 万人次，无 1 例发生。预防措施主要是在进舱前对清醒患者进行详细的安全宣教和安慰，讲解注意事项，解除心理障碍。

六、高压氧治疗的注意事项

高压氧医学是高度重视安全的学科，在高压氧舱运行的全过程和治疗操作的每一细节，都必须强调安全第一。必须严格制订高压氧治疗各项工作规章制度，严格按制度执行和遵守操作规程，确保治疗安全和设备安全，杜绝爆炸等恶性事故。

(一)严禁火种

高压氧环境兼有高压和富氧两方面的特殊因素，必须严禁火种，严禁携带易燃、易爆等危险物品进舱，舱内的装饰材料应均为不可燃性材质制成。单人纯氧舱内严防静电火花，严格着装要求，严禁穿戴化纤、尼龙类服饰，应沐浴更衣，穿着由医院专门制作的全棉衣物；女性长发加湿，清除一切化妆品和油脂类物品。

(二)严格控制舱内氧浓度

控制多人舱内氧浓度在 25%以下(国外规定不超过 23.5%)，严密监测并做好通风换气，避免在舱内发生剧烈燃烧和爆炸等恶性事故。

（三）防止损伤性事故

在舱内的一切操作都必须注意压差改变带来的影响，防止对患者造成损伤。如输液，在加减压过程中，滴液速度受到影响，应随时予以调整，尤其在减压阶段，要警惕因输液瓶内压力高于外界压力，使输液速度过快发生气栓等危险。有时可向输液瓶内插入足够长的针头（如血浆分离针）超过液平面，保证排气，使瓶内外压力平衡；又如所有引流必须通畅，并防止反流，在减压时所有皮条或引流管均应开放，防止空腔脏器或有关部位因压力膨胀、扩张而造成损伤。气管插管的导管气囊也应开放，并及时吸出分泌物，保持呼吸道通畅；再如 10 mL 以上安瓿应在舱外开启后从递物舱递进备用等。

（四）监护

认真做好陪舱舱内的各项监护工作。实质上高压氧舱就是在高压氧这个特殊环境下更高层次的 ICU。在首次治疗或某次治疗中视情况必要时，在稳压吸氧结束、即将减压前做血气分析检测，对休克脑复苏病例可作为一项常规检查以明确供氧真实效果。抢救危重患者时要做好陪舱抢救治疗记录。

（五）配备急救药箱（车）

高压氧舱必须配备急救药箱（车），便于随时急用。

（六）严格执行消毒隔离制度、预防交叉感染

除做好日常性的舱体环境、呼吸器具等消毒外，在安排手术前或治疗厌氧菌感染后均必须按规定要求，彻底大扫除，严格消毒处理。

（七）做好经常性的设备维护工作

按使用年限，做好设备的年检及小修、中修、大修，保证设备安全运行。从事高压氧治疗的医务人员应是能适应高气压工作环境者，并应给予相应的保健措施和医疗保障。

第二章

神经系统急危重症的诊疗

第一节 脑出血

自发性非创伤性脑出血(spontaneous intracerebral hemorrhage,sICH)是指非外伤引起的各种原因导致脑组织内血管薄壁组织破裂引起的颅内出血。临床上最常见的出血部位依次为基底节区(壳核、尾状核、丘脑),脑叶,小脑以及脑干。

目前 sICH 仍是全球范围内致残和致死的重要原因之一。近期美国心脏病协会/美国卒中协会(AHA/ASA)发布了最新 sICH 治疗指南。该指南一方面是为更新 2010 年出版的 AHA/ASA sICH 指南,纳入近五年发表的最新研究文献;另一方面是提醒临床医师治疗脑出血的重要性。

一、流行病学

亚洲人群的脑出血发病率较高,占所有脑卒中的 10%～15%。我国脑血管病已经成为城乡居民的第二大死亡原因,每年新发病例约为 200 万人,存活患者人数为 600 万～700 万人,约 3/4 患者有不同程度的劳动能力丧失,其中出血性脑血管病约占 30%。

二、病因

sICH 病例中大约 60%是因高血压合并小动脉硬化所致。高血压伴发脑内小动脉病变,当血压骤升时破裂出血,又称高血压性脑出血。约 30%由动脉瘤或动-静脉血管畸形破裂所致。其他病因包括脑动脉粥样硬化、血液病(如白血病、再生障碍性贫血、血小板减少性紫癜、血友病、红细胞增多症等)、脑淀粉样血管病变、抗凝或溶栓治疗并发症等。

三、发病机制

(一)微动脉瘤形成与破裂

通过大量临床及病理观察，目前大多数学者认为，脑出血不是由单一因素引起的，而可能是由几种因素共同导致的。单纯血压升高不足以引起脑出血，脑出血多在高血压所引起的慢性动脉病变的基础上发生。微动脉瘤又称粟粒状动脉瘤，由于它的形成与破裂而导致的高血压脑出血是目前公认的主要发病机制。早在1868年，有学者对死于脑出血者的脑进行研究，发现高血压患者脑动脉上存在微动脉瘤，这些动脉瘤常位于小动脉的分叉处，几乎都是多发性。这些微动脉瘤是高血压造成脑动脉损害的结果，它们多见于灰质结构，尤其是壳核、苍白球、丘脑、脑桥和齿状核等颅内区域，与高血压脑出血的好发部位一致。

(二)小动脉壁受损出血

高血压患者的动脉，无论是颈内动脉还是椎-基底动脉系统，动脉硬化的程度均较血压正常者常见且严重。现已证明，长期高血压对脑实质内直径为100～1 300 μm的穿动脉的内膜及管壁会起到损害作用，尤其是从大脑前、中动脉发出的豆纹动脉和从基底动脉发出的丘脑穿动脉受累更为严重。由于这些动脉是直接发自大动脉的终动脉，其所承受的跨壁压不像皮质小动脉那样逐渐降低。早期小动脉出现痉挛性改变，到了中、晚期，小动脉壁出现退行性改变，血浆内的脂质通过损害的内膜进入内膜下，使内膜通透性增加，血浆和脂肪等其他成分积聚在血管壁内，形成脂质透明变性、纤维蛋白样坏死和节段性的动脉结构破坏，最后导致管壁坏死。当血压或血流急剧变化时容易破裂出血。

(三)脑淀粉样血管病

脑淀粉样血管病是一种选择性发生在脑血管的病变，主要侵犯软脑膜动脉和皮质动脉，并可波及脑实质的小动脉，使受累血管的中层和外膜出现淀粉样物质沉积，导致颅内小动脉管壁发生淀粉样变性，受累的动脉失去收缩功能，在血流动力学改变时，容易发生破裂出血。此型多见于老年人，血肿多发生于枕叶、颞叶和额叶等大脑半球的周边区，而不累及基底节、小脑和脑干。常表现为多灶性、复发性脑出血，并且出血量往往较大，血肿也可通过皮质破入蛛网膜下腔或侧脑室。一般认为，脑淀粉样血管病与高血压无明显关系，但可与高血压并存，应注意鉴别。

(四)脑软化后出血

高血压引起的小动脉痉挛和动脉粥样硬化斑块脱落导致的脑动脉栓塞，可使脑组织发生缺血性软化和继发性脑血管壁坏死，致使血管周围支持力减弱发生出血。大脑中动脉与其发生的深穿支——豆纹动脉呈直角，这种解剖结构在用力、激动等使血压骤然升高的因素作用下，该血管容易破裂出血。

(五)脑动脉的外膜和中层在结构上薄弱

高血压脑出血的动脉系直接来自颅底较大的动脉，由于其管径小、行径长，经常会受到较大动脉血流的冲击，加之脑动脉的外膜和中膜结构较薄且中层纤维少，没有外弹力纤维，同时伴有小动脉变性增厚、微动脉瘤形成及小动脉壁受损等病理变化，当血压发生急剧波动时，极易破裂出血。

四、病理生理

一次高血压性脑出血通常在 30 分钟内停止，致命性脑出血可直接导致死亡。颅脑计算机体层成像(computerized tomography，CT)CT 动态监测发现 sICH 有稳定型和活动型两种，后者的血肿形态常不规则，密度不均一，发病后 3 小时内血肿迅速扩大；前者的血肿保持相对稳定，血肿体积扩大不明显。多发性 sICH 多见于脑淀粉样血管病变、血液病和脑肿瘤等患者。

脑内出血后，出血区为大量完整的红细胞，血肿呈暗红色，其周围脑组织发生水肿，毛细血管充血并可破裂形成点状出血。随着时间的延长，红细胞破裂，血肿逐渐液化吸收，遗留下小的囊腔；腔壁软化坏死组织和斑点状出血可被大量吞噬细胞清除，伴有星形胶质细胞增生、胶质纤维形成，可将腔壁填平而致局部萎缩，形成腔隙。

小量脑内出血时，血液仅渗透在神经纤维之间，对脑组织的破坏较少；而大量脑出血时，可导致脑组织受压、破坏、推移、变形等直接的损害，并进一步发展成血肿周围脑组织水肿、缺血以及脑脊液循环障碍等继发性损害，使颅内压逐步或快速增高，形成恶性循环，严重时发生脑疝，危及患者生命。

脑出血多数发生在大脑半球内，只有少部分原发于小脑、脑干和脑室。基底节区壳核出血最多见，占 50%～70%。出血动脉主要来源于大脑中动脉深穿支、外侧豆纹动脉，出血多在壳核外侧部分，出血量较小者仅局限于壳核范围或外囊；大量出血通常向后上方扩展，并向内侧侵入，压迫或破坏内囊纤维，有时破入侧脑室内；也可沿白质纤维走向，侵入额、颞或顶叶皮质下，形成脑叶血肿，或穿破大脑皮质形成继发性蛛网膜下腔出血。

丘脑出血次之，占 20%左右，多因丘脑穿动脉或丘脑膝状体动脉破裂所致。前者多为丘脑内侧核出血，后者多为丘脑外侧核出血，出血范围多大于丘脑边界，可直接或间接累及内囊结构。出血量大时易破入第三脑室，或向下丘脑、中脑延伸。

脑叶出血，或称大脑皮质下出血，占 15%左右。出血可由皮质下动脉破裂引起，或由基底节区出血扩延所致。青壮年脑叶出血多因动静脉破裂引起，多发生在顶、颞、枕叶。

小脑出血，占 10%左右，多源于小脑上动脉及小脑后下动脉的穿支，好发部位是小脑齿状核，很少见于蚓部。出血可通过小脑脚延伸到脑干，也可破入第四脑室。

原发性脑干出血，占 10%左右，主要源于基底动脉的旁中央支。血肿多位于脑桥基底部与被盖部交界处，可向中脑方向扩展或向后破入第四脑室，极少向延髓扩展。

脑室出血分为原发性脑室出血与继发性脑室出血两种。原发性脑室出血占脑出血的 2%左右，是指脑室脉络丛、脑室内和脑室壁血管，以及室管膜下1.5 cm以内的脑室旁区的出血；最常见部位为侧脑室，其次是第三脑室和第四脑室；一般都合并有继发性蛛网膜下腔出血。继发性脑室出血较为多见，多为脑实质内出血破入脑室所致。

五、诊断

头颅 CT 是诊断 sICH 血肿进展的金标准。最近研究表明，CT 主要通过血肿形状（不规则或规则）和血块密度变化（均质或不均质）对血肿进行检查。从理论上讲，孤立的血肿将具有相对规则的形状和均匀的血肿密度，多个出血点更可能表现为不规则边缘，不均质的血肿 CT 密度可能反映活动性出血。另外，CT 血管造影观察斑点征被认为代表了持续的出血，同时也是能够很好地预测和反映血肿扩大以及预后和死亡率的可靠的影像学特征。斑点征评分（SSS）也日益得到重视。SSS 评分可独立预测住院死亡率和 3 个月的预后。另外，经颅超声多普勒近年来已被证明是能够以良好的精度估计出血量和可以在急性脑出血患者床旁连续观察的一个有价值的工具。

六、治疗

根据美国心脏学会脑出血指南和脑出血的病理生理过程，脑出血治疗分为超早期、早期和中期。超早期治疗指发病 6 小时以内，早期治疗主要是发病 6 小时后到 2 周，治疗重点是评估是否有血肿继续增大的可能，根据病情判断是否需要外科手术治疗。

(一)手术清除血肿

通过解除血肿组织的“占位效应”从源头来阻断脑出血后的损伤过程是此干预措施的主要目的。早在20世纪90年代,STICH研究的前期试验结果显示早期手术血肿清除可以适度降低死亡率,之后STICH Ⅱ研究结果显示,对于距离大脑皮质表面<1 cm自发性浅表出血不合并脑室内出血的患者,早期手术并不增加6个月的死亡或伤残率,并可能带来较小但具有临床相关性的生存优势。

一般认为手术指征如下:①基底节区血肿量>30 mL或血肿直径>3 cm,丘脑出血量>15 mL,幕下血肿量>10 mL;②引起脑干压迫或脑积水等严重临床症状;③动静脉畸形、海绵状畸形、动脉瘤等破裂出血;④脑实质血肿并造成神经功能恶化的年轻患者。目前关于手术时机的选择尚存争议。有学者曾提出超早期(<6小时)手术,但有研究证实超早期清除血肿患者再出血率与致残率较高,故不主张超早期穿刺引流。早期(6~24小时)手术清除血肿可以降低病死率及致残率,提高患者预后及生存质量。脑出血24小时后血肿周围的脑组织变性、坏死,脑组织发生不可逆性神经元损伤,已有研究证实脑出血24小时后行血肿清除致残率及预后不良率均高于早期手术组。

常见手术方式如下:①开骨窗直视下血肿清除并彻底止血,但对周围脑组织损伤较大;②微创穿刺适用于浅层血肿,易造成盲区损伤;③立体定向穿刺适用于较深位置血肿,精确度高,损伤小;④内镜与神经导航辅助微创治疗目前尚无推广。

(二)控制血压

最早出现的以急性期控制血压为治疗靶点的临床研究结果显示:起病6小时内收缩压18.7 kPa为目标的急性降压治疗可以减轻患者72小时内的血肿增长,但是对血肿周围水肿形成没有明显的作用。有试验结果显示急性期降压治疗不会增加血肿周围组织以及交界带的低灌注,是一种安全的治疗方式。最近有研究结果显示不同基线收缩压的sICH患者都能从早期强化降压治疗中获益,而强化降压治疗的最优控制目标为17.3~18.5 kPa。近期亦有试验对急性脑出血后收缩压的控制进行了研究,研究对象为1 000例发病4.5小时以内的脑出血患者(血肿体积<60 mL)。至少一次收缩压读数>24.0 kPa的患者被随机分为2组,分别将收缩压控制在14.7~18.5 kPa和18.7~23.9 kPa,结果显示90天的病死率或残疾率两组差异并无统计学意义。

(三)止血治疗

可通过外源性输注促凝物质增强机体凝血功能来控制患者的血肿增长,以此减轻脑出血后的初始和继发损伤。最初的FAST研究是美国学者使用重组活化凝血因子Ⅶ(rFⅦa)以期抑制血肿增长及改善患者预后,但是试验结果显示rFⅧ可以控制sICH的血肿增长而不改善患者的预后,同时引发血栓性疾病的发生率增高。最近的PATCH研究共纳入60家医院的成年患者190例,均接受抗血小板治疗至少7天、出现幕上脑出血症状6小时以内且格拉斯哥质量表评分至少≥8分。在症状发生后的6小时内,或接受脑影像学检查明确诊断后90分钟内,随机分为标准治疗组或标准联合血小板输注组。结果发现血小板输注组3个月末的死亡或依赖患者比例高于标准治疗组,不良事件的发生率更高。虽然只在部分小样本试验提示输注血小板在部分血小板功能低下或者使用抗血小板药物的sICH患者中有效,但临床实践中至少有25%的此类患者接受血小板输注治疗。

目前对凝血功能障碍的脑出血患者推荐使用维生素K、凝血酶原复合物、新鲜冷冻血浆及重组凝血因子Ⅶ,在入院2小时内将国际标准化比值(INR)降至1.4以下,以降低血肿增大的风险。维生素K_1最常用于拮抗华法林类,其起效慢且需要12~16小时才能达到有效浓度。对于应用普通肝素而引起凝血功能障碍的患者目前推荐应用鱼精蛋白。

(四)抑制炎症

既往研究发现脑出血后局部血肿组织出现显著的炎症反应,包括小胶质细胞激活、白细胞定向趋化以及炎性介质分泌。炎症反应通过活化氧自由基、升高促炎症因子水平、激活酶系统造成血-脑屏障破坏,直接导致脑出血后血管源性脑水肿形成。3种药物已被应用于临床试验,第一类为环氧合酶抑制剂塞来昔布,该研究结果的前期试验结果显示塞来昔布可以减轻sICH后血肿周围水肿形成,大规模临床试验尚在进行当中。第二类是噻唑烷二酮类药物吡格列酮,该研究尚在进行当中无结果公布。第三类药物为他汀类药物瑞舒伐他汀,前期试验证实应用药物治疗后可以改善患者的预后。

(五)减轻铁负荷及清除氧自由基

脑出血后血肿内红细胞崩解,血红素经血红素加氧酶分解生成大量的铁,局部脑组织铁负荷超载直接导致脑损伤,而其中一种可能的损伤机制即为氧自由基的倍增。美国学者主持的使用去铁胺的临床试验结果证实去铁胺应用耐受良好，并且不会增加严重不良事件的发生率和患者的死亡率，为去铁胺应用于脑出血后治疗提供了理论基础。2013年以高剂量去铁胺治疗sICH的试验已被暂停，原因是高剂量药物的毒性导致急性呼吸窘迫发生率增加。此外以NXY-059（氧自由基清除剂）治疗sICH的研究结果显示NXY-059治疗对sICH无明显获益，其潜在的原因被认为可能是血-脑屏障的通透性不足或氧自由基清除剂作用无法抵消高水平氧自由基的作用。

（六）保护神经细胞

sICH的病理学改变最终表现为血肿周围细胞的死亡和脑萎缩，然而细胞死亡是一个坏死与凋亡共存的复杂过程。目前一些作用于抗凋亡或者稳定细胞膜的药物已被应用于sICH研究，如胞磷胆碱，但这些研究没有得到确切的证据。

（七）亚低温治疗

国内研究表明亚低温（32～34 ℃）可通过降低脑组织细胞氧耗量、减少乳酸生成、减轻脑水肿、保护血-脑屏障、抑制毒性物质的产生、抑制细胞凋亡等对急性期脑组织起保护作用。常用方式有血管内降温。

总之，脑出血的治疗要抓住两个"时间窗"，即颅内血肿清除的"时间窗"和针对继发性脑损伤的治疗"时间窗"。临床上应该从病理生理角度出发，综合多学科知识，对每位患者的病情进行系统的评估，从而制定个性化的治疗方案。

第二节 蛛网膜下腔出血

蛛网膜下腔出血（subarachnoid hemorrhage，SAH）是统指颅内血管破裂后，血液流入蛛网膜下腔的一种临床综合征。临床上通常分为自发性与外伤性两类。自发性又可分为原发性和继发性两类。凡出血是由于脑底部或脑表面的病变血管破裂，血液直接流入蛛网膜下腔者，称为原发性SAH，约占急性脑卒中的10%；如为脑实质内出血，血液穿破脑组织而流入脑室及蛛网膜下腔者，则属继发性SAH，其病因以高血压脑动脉粥样硬化、血管炎、血液病等多见。本书只介绍原发性SAH。

一、病因与发病机制

原发性SAH病因以颅内动脉瘤为最常见（占50%～80%），其中先天性粟粒样动脉瘤约占75%，还可见高血压、动脉粥样硬化所致梭形动脉瘤及感染所致的真菌性动脉瘤等。血管畸形次之(约占SAH病因的10%)，其中动静脉血管畸形(arteriovenous malformation，AVM)占血管畸形的80%，多见于青年人，90%以上位于幕上，常见于大脑中动脉分布区。其他病因有Moyamoya病(占儿童SAH的20%)、颅内肿瘤、垂体卒中、血液系统疾病和抗凝治疗并发症等。约10%患者病因不明。

动脉瘤好发于脑底动脉环的分叉处，最常见的部位为后交通动脉与颈内动脉的接合处(约占40%)、前交通动脉与大脑前动脉的接合处(约占30%)、大脑中动脉的分叉处(约占20%)、基底动脉的顶端、基底动脉及其主要分支的衔接处、椎动脉与小脑后下动脉的衔接处。85%～90%发生于颅底动脉环的前半部。由于该处动脉内弹力层和肌层的先天性缺陷，在血液涡流的冲击下渐向外突而形成动脉瘤。多呈囊状，一般只有绿豆到黄豆大小，多为单发，约20%为多发。动脉瘤随着年龄的增长，破裂机会增加，高峰年龄为35～65岁。动脉瘤的破裂与大小有关，直径10 cm以上者极易破裂；不规则或呈多囊状，位于穹隆处的动脉瘤易破裂。炎症动脉瘤是由动脉炎或颅内炎症引起的血管壁病变。

AVM是一种先天发育异常的动静脉瘘，小的可仅数毫米；有的则随时间而长成一大堆迂曲、扩张的血管，动静脉分流量之大可使心排出量也增加。扩张、肥大的供血动脉从脑表面进入病损后，在皮质下分散为呈网状分布的薄壁血管，动脉血不经过正常的毛细血管网而直接输入引流静脉。动脉血的直接进入，使得这些管壁异常薄的血管增大、扩张，呈搏动性。AVM可发生于脑和脊髓的任何部位，但以大脑额顶区较常见，呈楔形，基底位皮质，顶朝向脑室，大的足以覆盖整个大脑半球。由于血管畸形，管壁变薄。最后终于破裂而致SAH或脑内出血，常二者兼有之。脑动脉粥样硬化时，脑动脉中纤维组织替代了肌层，内弹力层变性断裂和胆固醇沉积于内膜，加上血液的冲击，渐扩张而形成动脉瘤，多呈梭形，常见于脑底部的较大动脉的主干。其他如肿瘤或转移癌直接侵蚀血管，引起血管壁病变，最终导致破裂出血。

动脉瘤出血常限于蛛网膜下腔，不造成局灶性脑损害，神经系统检查很少发现局灶体征，除非大脑中动脉的动脉瘤。而AVM破裂常见局灶性异常。

SAH能引起一系列病理生理改变：①血液流入蛛网膜下腔刺激痛觉敏感结构引起头痛，颅内容积增加使颅内压(intracranial pressure，ICP)增高可加剧头痛，导致玻璃体下视网膜出血，甚至发生脑疝。②颅底或脑室内血液凝固使脑脊液(cerebrospinal fluid，CSF)回流受阻，30%～70%的患者早期出现急性阻塞性脑积水，血红蛋白及含铁血黄素沉积于蛛网膜也可导致 CSF 回流受阻，出现交通性脑积水和脑室扩张。③蛛网膜下腔血细胞崩解释放各种炎症物质引起化学性脑膜炎，CSF 增多使 ICP 增高。④血液及分解产物直接刺激引起下丘脑功能紊乱，如发热、血糖升高、急性心肌缺血和心律失常等。⑤血液释放的血管活性物质如 5-HT、TXA_2 和组胺等可刺激血管和脑膜，引起血管痉挛，严重者致脑梗死。

二、先兆和诱发因素

SAH 有 1/3 在发病前出现先兆征象或警告信号。常见表现为全头痛、局限性头痛、嗜睡、眼球运动障碍、三叉神经分布区疼痛及项背部疼痛等。颈内动脉及大脑中动脉的动脉瘤在破裂之前可因血管痉挛、局部梗死、小量出血及刺激压迫而引起对侧轻偏瘫、感觉异常及失语；大脑前动脉瘤可引起同侧动眼神经麻痹及皮质性一过性黑矇等。多数患者有诱因，如突然用力、兴奋、激动、屏气、排便、饮酒等。

三、临床表现特点

(一)头痛

80%～90%患者最突出的症状是剧烈、局限性劈裂样头痛，多数患者是在意识恢复清醒后才诉头痛的。患者常描述为“一生中经历的最严重头痛”，新发生头痛最有临床意义。常伴颈项与背痛，面色苍白与全身冷汗。头痛为氧合血红蛋白在脑脊液中对血管、脑膜、脑组织、神经根的刺激引起。老年人因反应迟钝、疼痛阈高及脑沟裂宽，可无头痛。头痛一般在起病 1～2 周后才逐渐减轻或消失。动脉瘤性 SAH 的头痛可持续数日不变，2 周后逐渐减轻，如头痛再次加重，常提示动脉瘤再次出血。局部头痛常可提示破裂动脉瘤的部位。但 AVM 破裂所致 SAH 头痛常不严重。

(二)恶心、呕吐

头痛常伴恶心与呕吐，多为喷射性、反复性，是因脑膜刺激或颅内压增高引起，多于发病 6～12 小时后出现。

(三)意识障碍

48%～81%的患者有不同程度的意识障碍，绝大多数起病时立即发生，持续数分钟至数小时，甚至数日。少数患者在 5～14 天发生意识障碍，可能是脑血管痉挛或再出血之故。年龄越大者意识障碍越多见。部分患者有头昏和眩晕表现。

(四)精神障碍

精神障碍一般被认为是大脑前动脉或前交通动脉瘤破裂出血引起的主要表现,如定向障碍、谵妄、幻觉、妄想,或淡漠、嗜睡、畏光怕声、拒动、木僵、痴呆等。多数在2～3 周恢复。

(五)癫痫发作

5%～10%的患者在发病后短时间内出现全身性或部分性癫痫发作。出血部位多在幕上,是皮质神经元急性缺血而阵发放电的表现。癫痫发作可作为 SAH 的首发症状。

(六)脑膜刺激征

脑膜刺激征是血液刺激脑膜所致。通常于起病后数小时至 6 天内出现,持续 3～4 周。以颈项强直最常见,Kernig 征、Brudzinski 征均可阳性。而老年、衰弱患者或小量出血者,可无明显脑膜刺激征。

(七)眼底改变

血液堵塞视神经鞘的蛛网膜下腔使视网膜静脉回流受阻,既可引起视盘水肿,又可因毛细血管胀裂而引起视网膜下出血与玻璃体膜下出血。眼底出血有时可侵入房水而致视力严重减退或永久性视力障碍。

(八)脑神经麻痹

脑神经受累的发生率为 59%～63%,其中以动眼神经麻痹最常见。动眼神经先从大脑后动脉与小脑上动脉之间穿过,与后交通动脉相伴前行,在后床突外进入中颅窝,进出海绵窦后经眶上裂入眼眶。它在颅底行程长,靠近大血管,可在多处受到动脉瘤压迫,如在大脑后动脉下受压,在海绵窦外侧壁与眶上裂受颈内动脉瘤压迫。因此,一侧动眼神经完全性或不完全性麻痹,常表示该侧有颅内动脉瘤。另外,面神经、视神经、听神经、三叉神经与展神经均可受累,但较少见。

(九)局限性脑损害征

偏瘫、偏身感觉障碍的原因主要是脑水肿、血液流入脑实质、血块压迫、脑血管痉挛。若有显著的偏瘫及严重的偏身感觉缺失则提示出血来自外侧裂中的大脑中动脉的动脉瘤;而双侧肢体轻瘫则提示出血部位靠近大脑前动脉与前交通动脉的连接处,出血扩展至两侧额叶。早期出现的偏瘫、偏身感觉障碍则可能由于脑水肿或出血进入脑实质而引起;而以后出现的偏瘫,常是由于脑血管痉挛所引起。偏瘫发生率为7%～35%；锥体束征的发生率为30%～52%；腹壁反射和膝反射减弱，可引出病理反射。少数有短暂性失语。

（十）动脉瘤的定位症状

1.颈内动脉海绵窦段动脉瘤

患者有前额和眼部疼痛，血管杂音，突眼，第Ⅲ、Ⅳ、Ⅵ和Ⅴ对脑神经损害所致的动眼障碍，其破裂可引起颈内动脉海绵窦瘘。

2.颈内动脉-后交通动脉瘤

患者出现动眼神经受压的表现，常提示后交通动脉瘤。

3.大脑中动脉瘤

患者出现偏瘫、失语和抽搐等症状，多提示动脉瘤位于大脑中动脉的第一分支处。

4.大脑前动脉-前交通动脉瘤

患者出现精神症状、单侧或双侧下肢瘫痪和意识障碍等症状，提示动脉瘤位于大脑前动脉或前交通动脉。

5.大脑后动脉瘤

患者出现同向偏盲、Weber综合征和第Ⅲ对脑神经麻痹的表现。

6.椎-基底动脉瘤

患者可出现枕部和面部疼痛、面肌痉挛、面瘫及脑干受压等症状。AVM患者男性多见，多在10～40岁发病，常见的症状包括痫性发作、轻偏瘫、失语或视野缺损等。

（十一）动脉瘤性SAH患者的临床分级

0级：未破裂动脉瘤。

Ⅰ级：无症状或轻微头痛。

Ⅱ级：中度或重度头痛、脑膜刺激征、脑神经麻痹。

Ⅲ级：嗜睡、意识混沌、轻度局灶性神经体征。

Ⅳ级：昏迷、中或重度偏瘫、有早期去脑强直或自主神经功能紊乱。

Ⅴ级：昏迷、去大脑强直、濒死状态。

四、常见并发症

（一）脑血管痉挛

脑血管痉挛（cerebral vascular spasm，CVS）多见于颅内动脉瘤所致SAH的患者，且是 SAH 致残和死亡的重要原因。CVS 发生于蛛网膜下腔中血凝块环绕的血管，痉挛严重程度与出血量相关，可导致 1/3 以上病例脑实质缺血。病后 3～5 天开始发生，5～14 天为迟发性血管痉挛高峰期，2～4 周逐渐消失。

临床可根据以下几点来判断 CVS：①出现暂时性、波动性、局限性定位体征；②进行性意识障碍：患者由清醒转为嗜睡或昏迷，或为昏迷（早期 CVS，多在 2 天内恢复）→清醒→昏迷（再次 CVS）；③脑膜刺激征更明显；④病程中症状加重而腰穿无新鲜出血的迹象；⑤脑血管造影显示 CVS 变细。经颅多普勒超声或数字减影血管造影（digital subtraction angiography，DSA）可帮助确诊。

（二）再出血

再出血是 SAH 主要的急性并发症。常见于首次出血后 2 周内。用力排便、剧烈咳嗽、精神紧张或激动是再出血的常见诱因，而在再出血之前可多次出现头痛、躁动不安等先兆。

临床特征：在病情好转的情况下突然发生剧烈头痛、频繁呕吐、抽搐、意识障碍、瞳孔不等大，去脑强直与神经定位征，眼底出血，脑脊液有新鲜出血，CT 扫描出现新的高密度影像。20％的动脉瘤患者病后 10～14 天可发生再出血；而 AVM 急性期再出血较少见。

（三）急性或亚急性脑积水

SAH 时，由于血液进入脑室系统和蛛网膜下腔形成血凝块阻碍脑脊液循环通路，15％～20％的患者于起病 1 周内发生急性脑积水。轻者出现嗜睡、思维缓慢、短时记忆受损、上视受限、展神经麻痹、下肢腱反射亢进等体征，严重者可造成颅内高压，甚至脑疝。亚急性脑积水发生于起病数周后，表现为隐匿出现的痴呆、步态异常和尿失禁。

五、辅助检查

（一）神经影像学检查

首选 CT 检查，可检出 90％以上的 SAH，显示大脑外侧裂池、前纵裂池、鞍上池、脑桥小脑脚池、环池和后纵裂池高密度出血征象，并可确定脑内出血或脑室出血，伴脑积水或脑梗死，对病情进行动态观察。CT 增强可发现大多数 AVM 和大的动脉瘤。当 SAH 发病后数天 CT 检查的敏感性降低时，磁共振成像（magnetic resonance imaging，MRI）可发挥较大作用。对确诊 SAH 而 DSA 阴性的患者，MRI 用来检查其他引起 SAH 的原因。当颅内未发现出血原因时，应行脊柱 MRI 检查排除脊髓海绵状血管瘤或 AVM 等。计算机体层血管成像(computed tomography angiography,CTA)和磁共振血管成像(megnetic resonance angiography,MRA)主要用于有动脉瘤家族史或破裂先兆者的筛查,动脉瘤患者的随访及 DSA 不能进行及时检查时的替代方法。MRA 对直径 3～15 mm动脉瘤检出率达 84%～100%。国际高水准的卒中中心 CTA 已逐步取代 DSA 成为诊断有无动脉瘤的首选方法。

(二)脑脊液检查

SAH 时,腰穿 CSF 呈均匀血性、压力增高是本病的特征,也是确诊 SAH 的主要方法。比头颅 CT 更可靠,CT 阳性者不必做腰穿可确诊,但 CT 阴性者尚需做腰穿协助诊断。需注意腰穿可诱发脑疝形成的风险,尤其是昏迷和伴有视盘水肿患者,更应慎重。因脑脊液每 8 小时循环 1 次,发病 8 小时后做腰穿为最早时间。最好在发病 12 小时后(CSF 开始黄变)进行,以便与穿刺误伤鉴别。腰穿误伤血管所致的血性 CSF,其颜色从第一至三管逐渐变淡。最初 CSF 红细胞与白细胞数比例与外周血相同(700∶1),但几天后血液引起无菌性化学性脑膜炎导致 CSF 淋巴细胞增多,48 小时内白细胞可达数千,出血后4～8 天 CSF 糖含量降低。

(三)数字减影血管造影

数字减影血管造影(DSA)是检出动脉瘤或 AVM 的最好方法。一旦 SAH 诊断明确后需行全脑 DSA 检查,以确定动脉瘤位置、大小、与载瘤动脉的关系、侧支循环情况及有无 CVS 等,同时利于发现烟雾病、AVM 等 SAH 病因,为 SAH 病因诊断提供可靠依据,也是制订合理外科治疗方案的先决条件。造影时机一般选择在 SAH 前 3 天或 3～4 周后,以避开 CVS 和再出血高峰期。约 5% 首次 DSA 检查阴性的患者 1～2 周后再次 DSA 检查可检出动脉瘤。

(四)外周血象

在发病初期因血性脑膜刺激反应,不仅可使体温升高,同时也使白细胞计数相应升高,可达$(20\sim30)\times10^9/L$,多伴有核左移。如不做腰穿,可能会误诊为脑膜炎。

(五)心电图检查

心电图检查可作为非侵入性技术监测 SAH 后 CVS 情况。常见心电图异常:QT(u)间期延长;ST 段抬高或降低;T 波增深、倒置或呈宽大 T-u 波;出现 Q 波等。

SAH引起的心律失常有窦性心动过缓、房性游走节律、房性心动过速、房颤、房室传导阻滞、室性期前收缩等。

（六）其他

凝血功能和肝功能检查有助于寻找其他出血原因。

六、鉴别诊断

（一）脑膜炎

突发剧烈头痛、呕吐，脑膜刺激征阳性，伴或不伴意识障碍，检查无局灶性神经系统体征，应高度怀疑SAH，同时CT证实脑池和蛛网膜下腔高密度征象或腰穿检查示压力增高和血性CSF等可临床确诊SAH。脑膜炎也有剧烈头痛、发热、血与脑脊液中白细胞计数增高、脑膜刺激征阳性等表现，但起病不如SAH突然，脑脊液呈炎性改变而非血性。

（二）偏头痛

偏头痛也突发头痛，伴恶心、呕吐，但无脑膜刺激征，神经影像学检查和（或）做腰穿脑脊液正常可资鉴别。

（三）硬膜外血肿与硬膜下血肿

硬膜外血肿与硬膜下血肿有外伤史，头颅CT扫描可确诊。

（四）脑肿瘤

约1.5％的脑肿瘤可发生脑瘤性卒中，形成瘤内或瘤旁血肿合并SAH；癌瘤颅内转移、脑膜癌病武或中枢神经系统白血病也可见血性CSF，但根据病史、CSF检出肿瘤细胞及脑神经影像学检查有助鉴别。

（五）脑内出血

若蛛网膜下腔出血是由基底动脉环上的动脉瘤破裂引起，出血破入脑实质内，则不易与脑内出血破入侧脑室及蛛网膜下腔区别开来。这种患者的病情严重，昏迷程度深，脑膜刺激征不明显，预后不良。确诊需靠CT扫描。急性期过后再行脑血管造影确定动脉瘤的位置及大小。

（六）继发性脑梗死

脑动脉瘤破裂后该支动脉可因血流淤滞而形成血栓，或发生明显脑血管痉挛引起缺血性脑梗死。在SAH症状缓解之后，出现偏瘫、失语、偏身感觉障碍等局灶性定位征。脑血管造影证实脑血管阻塞或CVS。

此外，某些老年患者，头痛、呕吐均不明显，而以突然出现的精神障碍为主要症状，应特别注意。

七、治疗

急性期治疗目的是防治再出血，降低颅内压，防治继发性脑血管痉挛，减少并发症，寻找出血病因，治疗原发病和预防复发。

（一）一般治疗

SAH必须绝对卧床休息4～6周，避免搬动和过早离床，床头抬高15°～20°，病房保持安静、舒适。避免用力排便、咳嗽、打喷嚏、情绪激动、疼痛及恐惧等可能使血压及颅内压增高的诱因，出现上述情况时可针对性应用通便（可用开塞露、液态石蜡或便塞通等药物）、镇咳、镇静、止痛药等，以免诱发动脉瘤再次破裂。阿司匹林的抗血小板聚集作用可能触发再出血，应予禁用。昏迷者应留置导尿管。应用足量的止痛和镇静剂，以保障患者安静休息。维持水、电解质平衡。有抽搐发作者应及时给予抗痉药物。去除头痛病因后，对收缩压（systolic blood pressrue，SBP）＞16.5 kPa或平均动脉压（mean arterial pressure，MAP）＞16.0 kPa患者，可在密切监测血压条件下使用短效降压药维持血压稳定在正常或发病前水平。常用尼卡地平、拉贝洛尔和艾司洛尔等降压药。由于复发出血最常出现于发病的第2～3周，因此在起病的前3周内就应强调绝对卧床，大小便及进食也不能起床。随着头痛等症状的减轻，且大多数患者无严重的肢体瘫痪，故患者常不听从安静卧床的劝告，有些家属也不易理解，甚至医务人员也可能疏忽，结果因过早起床活动或用力排便，精神紧张或情绪激动，引起病情加重或再出血，甚至致死。这种惨痛教训在临床上是屡见不鲜的。

（二）防治颅内压增高

适当限制入水量、防治低钠血症、过度换气等有助于降低颅内压。临床上常用20%甘露醇液、呋塞米和清蛋白等脱水降颅内压治疗。颅内高压征象明显并有脑疝形成趋势者，可行脑室引流。

（三）动脉瘤的介入和手术治疗

动脉瘤夹闭或血管内治疗是预防SAH再出血最有效的治疗方法。应尽可能完全闭塞动脉瘤。治疗方式的选择应根据患者的病情及动脉瘤的特点由多学科医师讨论决定。Hunt和Hess临床分级≤Ⅲ级时，推荐发病3天内尽早进行；Ⅳ、Ⅴ级患者手术治疗或内科治疗的预后均差，是否需介入或手术治疗仍有较大争议,但经内科治疗病情好转后可行延迟性(10～14 天)介入或手术治疗。

(四)预防再出血的药物治疗

早期短程(<72 小时)应用抗纤溶药物结合早期治疗动脉瘤,随后停用抗纤溶药物,并预防低血容量和血管痉挛(包括同时使用尼莫地平),是较好的治疗策略。若患者的血管痉挛风险低和(或)推迟手术能产生有利影响,也可用抗纤溶药物预防再出血。抗纤溶药物可抑制纤溶酶形成,推迟血块溶解和防止再出血。常用的有以下几种。①6-氨基己酸(EACA):先用 4～6 g 加入生理盐水 100 mL 中静脉滴注,15～30 分钟内滴完,再以 1 g/h 持续静脉滴注 12～24 小时。之后 24 g/d 持续 3～7 天,逐渐减至 8 g/d,维持 2～3 周。肾功能障碍者慎用。②氨甲苯酸(PAMBA):0.1～0.2 g 加入 5%葡萄糖或生理盐水中静脉滴注,2～3 次/天。③巴曲酶:每次 2 000 U 静脉注射,1～2 次/天。对高龄患者,脑动脉硬化明显,或既往有过脑梗死、糖尿病或其他可致缺血性脑血管病危险因素者应慎用,或减半使用。在用药过程中应密切观察,如有脑梗死征象应及时停药。

(五)脑血管痉挛防治

早期使用尼莫地平能有效减少 SAH 引发的不良结局,改善患者预后。尼莫地平口服,每次 40～60 mg,4～6 次/天,连用 21 天;或用尼莫地平,按 0.5～1.0 mg/h的速度持续静脉滴注(通常用微泵控制滴速),7～14 天为 1 个疗程。应在破裂动脉瘤的早期管理阶段即开始防治 CVS,维持正常循环血容量,避免低血容量。在出现迟发性脑缺血时,推荐升高血压治疗。不建议应用容量扩张和球囊血管成形术来预防 CVS 的发生。症状性 CVS 的可行治疗方法是脑血管成形术和(或)选择性动脉内血管扩张器治疗。

(六)脑积水的治疗

SAH 急性期合并症状性脑积水应进行脑脊液分流术治疗。对 SAH 合并慢性症状性脑积水患者,应行永久的脑脊液分流术。

(七)癫痫的防治

可在 SAH 的早期,对患者预防性用抗惊厥药。不推荐对患者长期用抗惊厥药,但若患者有以下危险因素,如癫痫发作史、脑实质血肿、脑梗死或大脑中动脉瘤,可考虑应用。

(八)放脑脊液疗法

放脑脊液疗法适用于 SAH 后脑室积血扩张或形成铸型出现急性脑积水、经内科保守治疗症状加剧、伴有意识障碍，或老年患者伴有严重心、肺、肾等器官功能障碍而不能耐受开颅手术者。每次释放脑脊液10～20 mL，每周2次，可以促进血液吸收，缓解头痛，减少CVS。但应警惕脑疝、颅内感染和再出血的危险，应严格掌握适应证。腰穿放液时应注意：①颅内压很高时，确需腰穿，可在穿刺前先进行20%甘露醇250 mL静脉注射，放液量应更少(≤5 mL)。对颅压很高有脑疝危险者不能做腰穿。②操作要轻柔，勿使患者过度弯曲身体，动作快捷，争取极短时间内完成。③放CSF速度宜慢，小心缓慢取出针芯或不完全取出，让CSF缓慢滴出，防止放液过多及过快导致脑疝。腰穿时切忌测量压力，以免诱发脑疝。亦可用生理盐水置换脑脊液，即先放出CSF 5～10 mL，然后注5～10 mL生理盐水。认为可避免红细胞分解产物长期在CSF中引起脑积水，防止分解产物所致的CVS。

(九)SAH合并脑室积血的治疗

SAH破入脑室系统者高达64%，此乃逆流(SAH后，蛛网膜下腔压力高于脑室内压力，使血流经第四脑室正中孔和侧孔逆流入脑室系统)、直接破入(多见于前交通动脉或大脑前动脉瘤破裂出血，血聚集在大脑前间裂根部及其附近，此处蛛网膜下腔小，又是脑室壁最薄处，当压力大时，可使血穿破室壁进入脑室)或先脑内血肿然后破入脑室的结果。脑室内积血，刺激脉络丛，使CSF量增加；扩大的脑室可压迫脑室周围脑组织，尤其是下丘脑及脑干受压，可进一步加重病情。因此，SAH合并脑室积血者，病情多危重，病死率高。目前均主张对此类患者行早期脑室穿刺引流术，可单侧或同时双侧引流，以迅速清除积血，降低颅内压，使病情得以较快改善。

SAH预后与病因、出血部位、出血量、有无并发症及是否得到适当治疗有关。动脉瘤性SAH死亡率高，约12%的患者到达医院前死亡，20%死于入院后，2/3的患者可存活，但其中有一半患者会遗留永久性残疾，主要是认知功能障碍。未经手术治疗者约20%死于再出血。90%的颅内AVM破裂患者可以恢复，再出血风险较小。

第三节　短暂性脑缺血发作

短暂性脑缺血发作(transient ischemic attack，TIA)是由于局部脑或视网膜缺血引起的短暂性神经功能缺损，临床症状一般不超过1小时，最长不超过24小时，且结构性影像学(CT、MRI)检查无责任病灶的证据。凡神经影像学检查有神经功能缺损对应的明确病灶者不宜称为TIA。

传统的TIA定义，只要临床症状在24小时内消失，不遗留神经系统体征，而不管是否存在责任病灶。对于传统TIA患者，近年研究证实，若神经功能缺损症状超过1小时，绝大部分神经影像学检查均可发现对应的脑部梗死小病灶，因此传统的TIA许多病例实质上是小卒中。

TIA是神经科的急症，TIA的定义自提出到现在已经半个多世纪，随着研究的深入，TIA的理念在不断更新之中。1965年美国第四届普林斯顿会议将TIA定义为突然出现的局灶性或全脑神经功能障碍，持续时间不超过24小时，且排除非血管源性原因，1975年美国国立卫生研究院(NIH)在脑血管病分类中采用此定义，一直沿用至21世纪初。2002年提出了TIA的新概念：由于局部脑或视网膜缺血引起的短暂性神经功能缺损发作，典型临床症状持续不超过1小时，且在影像学上无急性脑梗死的证据；而多数研究认为，梗死的证据是指弥散加权成像(diffusion weighted imaging，DWI)上的异常信号。随着研究的不断深入，2009年美国心脏协会(AHA)/美国脑卒中协会(ASA)在新的指南中建议将TIA的临床定义修订为脑、脊髓或视网膜局灶性缺血引起的、未伴发急性梗死的短暂性神经功能障碍。新定义主要改动在两个方面：一是TIA包含的缺血损害部位，除了原有的脑和视网膜之外，新增加了脊髓；二是忽略了TIA症状持续的具体时间，只是描述为“短暂性”神经功能障碍。以往的大规模队列和人群研究均显示，10%～15%的TIA患者在3个月内发生脑卒中，其中有50%发生在TIA后48小时内；MRI资料显示TIA患者中约有50%实际上已经发生了梗死。因此传统的诊断标准过于宽泛，应该更加注重组织学损害，并对TIA患者进行紧急干预；三次对TIA概念的修改，对TIA的关注已经由症状持续时间转变至TIA引起组织学损害过程。

TIA是脑卒中的高危因子，一次TIA发作后，脑卒中发生率1个月内为4%～8%，1年内为12%～13%，5年内为24%～29%。TIA频繁发作者48小时内发生缺血性脑卒中的概率可达50%。及早确诊并积极治疗TIA是预防脑梗死、降低病死率和致残率的关键。

一、病因与发病机制

TIA的发病与动脉粥样硬化、动脉狭窄(如锁骨下动脉盗血综合征)、心脏病、血液成分改变(如真性红细胞增多症)及血流动力学改变等多种病因及多种途径有关。一般认为,TIA是一种在动脉粥样硬化基础上,由于某种原因使颅内小动脉管腔缩小,血流量降低,局部脑组织发生缺血,出现临床症状;后因脑血管自动调节及侧支循环建立等原因,短期内脑组织缺血得到纠正,24小时内临床症状完全恢复。其主要发病机制如下。

(一)血流动力学异常学说

基本病因可能是由各种原因所致的颈内动脉系统或椎-基底动脉系统的动脉严重狭窄,平时靠侧支循环等代偿尚能勉强维持该局部脑组织的血供。当这种代偿因血压、心排出量、脑灌注压、血黏度、血管壁顺应性等因素的变化而突然丧失时,该处脑组织发生缺血症状。此型TIA的临床症状比较刻板,发作频度较高,每天或每周可有数次发作,每次发作持续时间多不超过10分钟。

(二)微栓子形成学说

微栓子主要来自颅外动脉,尤其是颈内动脉起始部的动脉粥样硬化斑块,其表面常有血小板、纤维蛋白、胆固醇等沉积而形成血栓,破碎脱落而成栓子,流向远端引起动脉管腔阻塞,导致供应区脑组织缺血而发生功能障碍。但因栓子很小,又易破裂而前移至更细的动脉,甚至完全消失,脑组织的血流及功能又重新恢复。此外,心脏瓣膜病(如二尖瓣狭窄)、冠状动脉粥样硬化性心脏病(简称冠心病)、心脏黏液瘤、二尖瓣脱垂、心肌梗死、心律失常(如房颤)、心内膜炎(无菌性心内膜炎),均可形成凝血块、壁栓,或菌性、非菌性赘生物,脱落后随血流进入脑血管导致TIA。但心源性栓子大多数造成脑栓塞而不是TIA,故TIA栓子来源主要是血管源性。此型TIA的临床症状多变,发作频度不高,数周或数月发作一次,每次发作持续时间可达数十分钟至2小时。

(三)其他因素

如锁骨下动脉盗血综合征,某些血液系统疾病(真性红细胞增多症、血小板增多、各种原因所致的严重贫血和高凝状态等),都可参与TIA的发病。

二、临床表现特点

TIA好发生中老年人(50～70岁),男性多于女性。患者多伴有高血压、动脉粥样硬化、糖尿病或高脂血症等脑血管病危险因素。其临床表现根据缺血的局灶部位与范围不同而多种多样,其发作的频度与形式个体差异亦很大,但有其共同特征。

(一)共同特征

TIA 的共同特征。①起病的急剧性:常突然发病,数秒或数分钟内症状达高峰(从无症状到出现全部症状不到 5 分钟,通常在 2 分钟内)。②病程的一过性。③发作的反复性:少者 2～3 次,多者达数十次或数百次。④症状的刻板性和可逆性:每次发作症状、体征基本相同,且在 24 小时内完全恢复。临床上常将 TIA 分为颈内动脉系统和椎-基底动脉系统两类,前者较后者多见,约 10%患者有此两个系统表现。

(二)局灶性症状

临床表现与受累血管分布有关。大脑中动脉(middle cerebral artery,MCA)供血区的 TIA 可出现对侧肢体的单瘫、轻偏瘫、面瘫和舌瘫,可伴有偏身感觉障碍和对侧同向偏盲,优势半球受累时常出现失语和失用。大脑前动脉(anterior cerebral artery,ACA)供血区的 TIA 可出现人格和情感障碍、对侧下肢无力等。颈内动脉(internal carotid artery,ICA)主干 TIA 主要表现为眼动脉交叉瘫——由于病变侧眼动脉缺血出现同侧单眼一时性黑朦、失明(患者表现为突然出现一个眼睛的视物模糊或完全失明,几秒钟内达到高峰,几分钟后恢复正常,为颈内动脉系统 TIA 所特有)和(或)对侧偏瘫及感觉障碍,Horner 交叉瘫(病侧 Horner 征,对侧偏瘫)。

1.颈内动脉系统 TIA

最常见表现是眩晕、平衡障碍、眼球运动异常和复视。可有单侧或双侧面部、口周麻木,单独出现或伴有对侧肢体瘫痪、感觉障碍,呈现典型或不典型的脑干缺血综合征。此外,还可出现下列 3 种特殊表现的临床综合征。①跌倒发作:表现为患者转头或仰头时,下肢突然失去张力而跌倒,但无意识障碍,常可很快自行站起,系下部脑干网状结构缺血所致。②短暂性全面遗忘(transient global amnesia,TGA):发作时出现短时间记忆丧失,患者对此有自知力,持续数分至数十分钟,发作时对时间、地点定向障碍,但谈话、书写和计算能力正常,是大脑后动脉颞支缺血累及边缘系统的颞叶海马、海马旁回和穹隆所致。③双眼视力障碍发作:双侧大脑后动脉距状支缺血导致枕叶视皮质受累,引起暂时性皮质盲。

2.椎-基底动脉系统 TIA

值得注意的是,椎-基底动脉系统 TIA 患者很少出现孤立的眩晕、耳鸣、恶心、晕厥、头痛、尿便失禁、嗜睡或癫痫等症状,往往合并有其他脑干或大脑后动脉供血区缺血的症状与体征。

三、鉴别诊断

诊断 TIA 最重要的是病史典型而神经系统检查正常(因多数患者就诊时临床症状已消失)。中老年患者突然出现局灶性脑功能损害症状,符合颈内动脉或椎-基底动脉系统及其分支缺血表现,并在短时间内症状完全恢复(多不超过1 小时),应高度怀疑为 TIA。灌注加权成像(perfusion weighted imaging,PWI)/DWI、CT 灌注成像(CT perfusion imaging,CTP)和单光子发射计算机层成像(single photon emission computed tomography,SPECT)有助于 TIA 的诊断。

TIA 在临床上的重要性在于预防以后的 TIA 再发和发生脑梗死,因此需找出病因,但进一步的病因诊断较复杂。检查时须注意有无一侧颈动脉、颞浅动脉、桡动脉等动脉搏动减弱、颈动脉或锁骨上窝处是否有杂音。有关心脏病变的检查以发现动脉硬化、心瓣膜病及心肌疾病。血流动力学测定以确定有无血液黏稠度及血小板聚集性增加。颈椎 X 线平片以除外颈椎骨质增生对椎动脉的压迫。超声多普勒、脑血管造影(DSA)、CTA、MRA 等可发现颅内动脉狭窄或闭塞等情况。脑电图(electroencephalogram,EEG)、CT 或 MRI 检查大多正常,部分病例(发作时间>20 分钟)在 DWI 可显示片状缺血灶。SPECT 可发现局部脑灌注量减少程度及缺血部位;正电子发射断层成像(positron emission tomography,PET)可显示局灶性代谢障碍。TIA 应与以下情况鉴别。

(一)可逆性脑缺血发作

可逆性脑缺血发作是一个临床诊断范畴,包括 3 个概念:一是 TIA;二是可逆性缺血性神经功能缺损,指缺血性局灶性神经精神障碍在 3 周之内完全恢复者;三是完全恢复性脑缺血发作,指局灶性神经障碍持续 24 小时以上至 4 周才完全恢复者。三者的区别仅在于发作的持续时间不同。可逆性脑缺血发作包括局灶性神经症状在四周之内完全恢复的各种脑缺血发作。

(二)癫痫

癫痫有意识障碍,TIA 无;系兴奋发作,表现为抽搐、感觉异常,而 TIA 为功能抑制,表现为瘫痪、感觉缺失,且脑电图有局部脑波异常。

(三)偏头痛

偏瘫性偏头痛难以与 TIA 鉴别。偏头痛多见于青春期,发作时常有视觉先兆,然后偏侧头痛,伴恶心、呕吐等自主神经功能紊乱症状。其发作时间可长达数日,常有家族史,无局灶性神经症状。

(四)梅尼埃病

老年少见。除眩晕、耳鸣、眼震颤、渐进性耳聋外,无其他脑神经病损,从无运动或感觉障碍,且每次发作持续时间常超过 24 小时。而椎-基底动脉系统 TIA 除眩晕外,总伴有其他脑神经及脑干缺血征象,发作时伴运动或感觉障碍及共济失调。

(五)癔症

癔症性黑矇、瘫痪、耳聋等有时需与 TIA 鉴别,但前者发作常有精神刺激,持续时间较久,症状多变,有明显的精神色彩。但另一方面,不要轻易将体征消失的 TIA 误诊为神经症。

四、TIA 短期卒中风险评估

TIA 发病后 2～7 天内为卒中的高风险期,对患者进行紧急评估与干预可以减少卒中的发生。常用的 TIA 危险分层工具为 ABCD2 评分,评估项目与计分:①年龄(A)>60 岁,1 分。②血压(B):SBP>18.7 kPa 或舒张压(diastolic blood pressure,DBP)>12.0 kPa,1 分。③临床症状(C):单侧无力 2 分,不伴无力的言语障碍 1 分。④症状持续时间(D):>60 分钟 2 分,10～59 分钟 1 分。⑤糖尿病(D):有,1 分。

症状发作在72 小时内并存在以下情况之一者,建议入院治疗:①ABCD2 评分>3 分。②ABCD2 评分 0～2 分,但门诊不能在 2 天之内完成 TIA 系统检查。③ABCD2 评分0～2 分,并有其他证据提示症状由局部缺血造成,如 DWI 已显示对应小片状缺血灶。

五、治疗

(一)病因治疗

病因明确者应该针对病因治疗,控制卒中危险因素,如动脉粥样硬化、高血压、心脏病、糖尿病、高脂血症和颈椎病等。如高血压患者应控制高血压,降压目标一般应该达到血压(blood pressure,BP)<18.7/12.0 kPa,糖尿病患者伴高血压者血压宜控制在更低水平(BP<17.3/11.3 kPa)。控制高血压常选用钙通道阻滞剂(如尼群地平10 mg口服,3 次/天;尼莫地平 40～60 mg/d,分 2～3 次口服)、血管紧张素 Ⅱ受体拮抗剂(如厄贝沙坦 150 mg/d)等。糖尿病合并高血压时,降血压药物以血管紧张素转化酶抑制剂、血管紧张素Ⅱ受体拮抗剂为宜。糖尿病血糖控制的靶目标为糖化血红蛋白(glycosylated hemoglobin, HbA1c)

＜6.5%。胆固醇水平升高的缺血性脑卒中和 TIA 患者，应该进行生活方式的干预及药物治疗。首选他汀类药物，目标是使低密度脂蛋白胆固醇(low density lipoprotein cholesterol，LDL-C)水平降至2.59 mmol/L以下或使 LDL-C 水平下降幅度达到 30%～40%。伴有多种危险因素(冠心病、糖尿病、未戒掉的吸烟、代谢综合征、脑动脉粥样硬化病变但无确切的易损斑块或动脉源性栓塞证据或外周动脉疾病之一者)的缺血性脑卒中和 TIA 患者，如果 LDL-C＞2.07 mmol/L，应将 LDL-C 降至 2.07 mmol/L 以下或使 LDL-C 下降幅度＞40%。对于有颅内外大动脉粥样硬化性易损斑块或动脉源性栓塞证据的缺血性脑卒中和 TIA 患者，推荐尽早启动强化他汀类药物治疗，建议目标 LDL-C＜2.07 mmol/L 或 LDL-C 下降幅度＞40%。

(二)药物治疗

1.抗血小板治疗

非心源性栓塞性 TIA 推荐抗血小板治疗，一般单独使用以下几种药物。①阿司匹林：50～325 mg/d；②氯吡格雷：75 mg/d；③小剂量阿司匹林 25 mg/d 与缓释的双嘧达莫每次 200 mg 联合应用，每日 2 次口服。对卒中风险较高患者，如 TIA 或小卒中发病 1 个月内，可采用小剂量阿司匹林 50～150 mg/d 与氯吡格雷 75 mg/d 联合治疗。

2.抗凝治疗

目前尚无证据支持抗凝治疗作为 TIA 的常规治疗，但临床伴有房颤、频繁发作的 TIA 患者可以考虑应用。①心源性栓塞性 TIA 伴发房颤和冠心病的患者，推荐口服抗凝剂治疗，治疗目标为 INR 达到 2～3 或凝血酶原时间(prothrombin time，PT)为正常值的 1.5 倍。②频繁发作的 TIA 或椎-基底动脉系统 TIA 患者，对抗血小板治疗无效的病例可考虑抗凝治疗。③对瓣膜置换术后已服用足量口服抗凝剂治疗的 TIA 患者也可加用小剂量阿司匹林或双嘧达莫联合治疗。

常用抗凝剂：①华法林，初始剂量 6～12 mg/d，每晚 1 次口服，3～5 天改为 2～6 mg/d 维持。剂量调整至 PT 为对照组 1.5 倍或 INR 2.0～3.0，用药 4～6 周逐渐减量停药，可用于长期治疗。消化性溃疡或严重高血压为禁忌证。②肝素，普通肝素 100 mg 加入 0.9%氯化钠注射液 500 mL 静脉滴注，20～30 滴/分。根据活化部分凝血活酶时间(activated partial thromboplastin time，APTT)调整剂量，维持治疗前 APTT 值 1.5～2.5 倍(100 mg/d以内)。或用低分子肝素 4 000～5 000 IU，腹壁皮下注射，2 次/天，7～10 天为 1 个疗程。

在抗凝治疗期间应注意出血并发症。需反复检查小便有无红细胞、大便有无隐血，密切观察可能发生的其他脏器的出血。如有出血情况即停抗凝治疗，如为口服抗凝剂者停药后即予维生素 K_1 10～40 mg 肌内注射，或 25～50 mg 加葡萄糖或生理盐水中静脉滴注，每分钟不超过 5 mg。用肝素抗凝出现出血情况时则用硫酸鱼精蛋白锌，其用量与最后一次所用的肝素量相当，但一次不超过 50 mg。必要时给予输血。抗凝治疗期间应避免针灸、腰穿和任何外科小手术，以免引起出血而被迫中止抗凝治疗。

3.降脂治疗

颈内动脉斑块、内膜增厚或颅内动脉狭窄者可使用他汀类降脂药物。常用药物有辛伐他汀，20 mg 口服，每日 1 次。

4.钙通道阻滞剂

可选择性地阻断病理状态下的钙离子通道，减少血管平滑肌的收缩，扩张脑血管。常用的药物有尼莫地平 20～40 mg，每日 3 次口服；桂利嗪25 mg，每日 3 次；氟桂利嗪 5～10 mg 每晚 1 次口服。

5.其他药物

高纤维蛋白原血症可选择降纤药改善血液高凝状态，如巴曲酶、安克洛和蚓激酶等。对老年 TIA 并有抗血小板禁忌证或抵抗性者，可选用活血化瘀性中药制剂治疗。

(三)手术治疗

手术治疗目的为恢复、改善脑血流量，建立侧支循环和消除微栓子来源。对颈动脉有明显动脉壁粥样硬化斑块、狭窄(>70%)或血栓形成，影响脑内供血并有 TIA 的反复发作者，可行颈动脉内膜切除术(carotid endarterectomy，CEA)、颅内外动脉吻合术或颈动脉血管成形和支架植入术(carotid angioplasty and stenting，CAS)等治疗。

六、预后

TIA 患者发病 7 天内的卒中风险为 4%～10%，90 天卒中风险为 10%～20%。发作间隔时间缩短、发作时间延长、临床症状逐渐加重的进展性 TIA 是即将发展为脑梗死的强烈预警信号。TIA 患者也易发生心肌梗死和猝死，90 天内 TIA 复发、心肌梗死和死亡事件总的风险高达 25%。最终 TIA 部分发展为脑梗死，部分继续发作，部分自行缓解。

第四节　颅内静脉窦血栓

颅内静脉窦血栓形成(cerebral venous sinus thrombosis,CVST)是指由于多种病因引起的以脑静脉回流受阻、常伴有脑脊液吸收障碍导致颅内高压为特征的特殊类型脑血管病,在脑血管病中占0.5%～1%。其病因多,临床表现缺乏特异性,极易造成误诊漏诊,其漏诊率可达73%,40%的患者平均诊断时间在10天以上,目前在我国仍有一定的致死、致残率。

一、颅内静脉窦血栓的临床特征

(一)多亚急性或慢性起病

起病可呈急性,但大多为亚急性(48小时～30天)或慢性(30天以上)。

(二)青年和女性多见

动脉性卒中多发生在老年人,而CVST各年龄组均可发病,新生儿和儿童较成人更常见,且在年轻成人患者中女性较男性更为常见。成年人发病高峰年龄多在20～30岁,男女之比为每年1∶(1.5～5)。随着影像学的发展,静脉窦血栓的发病率较前增高,荷兰的一项研究表明,静脉窦血栓的发病率可达1.32/100 000,其中新生儿、儿童、青年及女性的发病率也较前增高。

(三)病因及危险因素复杂

颅内静脉窦血栓患者往往缺乏高血压、糖尿病及动脉粥样硬化等动脉性卒中危险因素,病因及危险因素相对复杂,可分为感染性及非感染性,前者常继发于头面部或其他部位化脓性感染或非特异性炎症;后者则多与高凝状态、血液淤滞、血管壁损伤以及各种颅内压过低等有关,包括各种遗传性或继发性的血栓形成倾向(如Leiden V因子突变、凝血酶G20210A突变、高同型半胱氨酸血症、蛋白C、蛋白S或抗凝血酶Ⅲ缺陷)、妊娠、产后或口服避孕药物、各种急慢性感染或炎性疾病、各种血液系统疾病、肿瘤或外伤等;但部分患者原因不明。虽然在过去CVST的感染性病因被频繁报道,但在现代对患CVST的成人研究中,仅有6%～12%的病例归因于感染。其中婴幼儿以脱水和围生期并发症多见,儿童以头面部急慢性感染多见,而成年女性则以口服避孕药物和围生期并发症多见。

(四)血栓形成部位不同,临床表现不同

(1)海绵窦血栓形成的主要临床特征为眼部体征,表现为眼眶疼痛、球结膜水肿、眼球突出和动眼神经麻痹。

(2)矢状窦阻塞时常见运动功能缺失、双侧缺陷和癫痫发作,而单纯性颅内高压综合征较少见。

(3)孤立性横窦血栓形成患者经常表现为单纯性头痛或单纯性颅内高压。较少情况下,也可表现为局灶性神经功能缺失或癫痫发作。如果左侧横窦发生阻塞,常出现失语。

(4)颈静脉或横窦血栓形成可表现为单纯性搏动性耳鸣。

(5)多发性颅神经麻痹可发生于横窦血栓形成、颈静脉或颅后窝静脉血栓形成。

(6)脑深静脉系统(即直窦及其分支)阻塞的症状和体征通常较为严重,表现为意识障碍、昏迷、精神症状以及常为双侧的运动障碍。然而,较局限的深静脉系统血栓形成产生的症状相对较轻。

(7)孤立性皮层静脉阻塞可出现运动、感觉功能缺失和癫痫发作。

二、颅内静脉窦血栓的诊治进展

(一)颅内静脉窦血栓的诊断

CVST 临床表现多样,且缺乏特异性,其诊断多依靠影像学的表现。主要包括全脑血管造影、脑 CT、MRI、磁共振静脉成像(magnetic resonance venography,MRV)。全脑血管造影是诊断颅内静脉血栓的金标准,但是目前主要用于无创检查不能确诊或行血管内治疗的患者。最常用的诊断方法是头颅 MRI 联合 MRV,头颅 MRI 提示的静脉窦的异常信号联合 MRV 显示相应的血流中断可确诊 CVST。最近,新的核磁黑血序列应用于临床,此序列抑制血流信号,能够更为准确区分血栓与周围组织并测量血栓的体积,将更有利于 CVST 的诊断。高达 30%的脑静脉血栓形成(CVST)患者头颅 CT 正常,且大部分为非特异性表现。然而,大约 1/3 的患者其 CT 可显示脑静脉血栓形成的直接征象,即空 δ 征、条带征和高密度三角征。CT 静脉造影可显示充盈缺损、窦壁强化和侧支静脉回流增加。头颅 CT 结合 CT 静脉造影的联合准确度为 90%~100%,取决于阻塞的部位。当前指南认为在诊断脑静脉血栓形成方面,CT 静脉造影至少与 MRV 等效。对于存在颅内静脉血栓形成(cerebral venous thrombosis,CVT)相关症状和诱发因素的患者,*D*-二聚体水平升高支持 CVT 的诊断,但 *D*-二聚体水平正常不能排除该诊断。多达 10%的 CVT 患者和 26%因单纯性头痛就诊的

CVT 患者其 D-二聚体值可能正常。

(二)治疗

颅内静脉血栓的治疗主要分为病因治疗、抗凝治疗及对症治疗。

1.病因治疗

积极寻找病因，如各类感染性疾病、血液高凝状态、结缔组织疾病、自身免疫性疾病等，并给予相应的积极治疗。感染性血栓应及时足量足疗程使用敏感抗生素治疗，在未查明致病菌前宜选用多种抗生素联合或使用广谱抗生素治疗。疗程宜长，一般 2～3 个月，或在局部和全身症状消失后再继续用药 2～4 周，以有效控制感染、防止复发。原发部位化脓性病灶必要时可行外科治疗，以彻底清除感染来源。

2.抗凝治疗

抗凝治疗的目的在于防止血栓扩展，促进血栓溶解，预防肺栓塞和深静脉血栓形成。荟萃分析表明，抗凝治疗使死亡的绝对危险度降低 13%，相对危险度降低 54%。而且临床研究已证实抗凝治疗并不增加 CVST 者的颅内外出血风险，因此指南推荐对于无抗凝禁忌的患者应及早接受抗凝治疗，伴发于 CVST 的少量颅内出血和颅内压增高并不是抗凝治疗的绝对禁忌证。

目前推荐的抗凝方案是急性期肝素或低分子肝素抗凝 1～4 周，急性期低分子肝素治疗剂量应按体重进行调整，通常为每 24 小时 180 AxaIU/kg。每日2 次皮下注射；如使用普通肝素，应使部分凝血活酶时间延长至少 1 倍，有建议首次静脉注射 6 000 U，随后续予 400～600 U/h 的低剂量持续静脉微泵注射维持，每 2 小时监测 APTT，调整肝素微泵注射速度和总量。相关研究表明低分子肝素的有效性和安全性可能略高于普通肝素。肝素有诱发血小板计数减少和血小板减少性血栓形成的风险，应注意监测血小板数目和血小板功能。

急性期过后需继续口服抗凝药物，常用药物为华法林，为了避免更换抗凝药物带来病情波动，一般华法林与肝素重叠 3～5 天，国际标准化比值达到 2～3 后撤去肝素。口服抗凝药物治疗持续时间应根据个体遗传因素、诱发因素、复发和随访情况，以及可能的出血风险等综合考虑，而对于有可能迅速控制危险因素的 CVST，如妊娠、感染、口服激素类避孕药物，抗凝治疗可持续 3～6 个月；对于原发性或轻度遗传性血栓形成倾向的 CVST，口服抗凝药物治疗应持续 6～12 个月；对于发作 2 次以上或有严重遗传性血栓形成倾向的 CVST，可考虑长期抗凝治疗。

新型口服抗凝药包括直接凝血酶抑制剂达比加群酯和 Xa 因子抑制剂利伐

沙班、阿哌沙班、依度沙班等在 CVST 治疗中的临床经验有限，尚缺乏与华法林比较的随机对照试验，2014 年的一项回顾性研究中，分别应用利伐沙班(7 例)和华法林(9 例)治疗 CVST，平均观察 8 个月，结果发现，利伐沙班组 7 例完全恢复并伴不同程度血管再通，2 例出现轻微鼻出血；华法林组 8 例完全恢复，9 例不同程度血管再通，1 例出现月经增多。该研究表明 Xa 因子抑制剂可取得与华法林相近的治疗效果，但其有效性和安全性仍需进一步评估。

2012 年有一篇病案报道了达比加群酯治疗颅内静脉窦血栓的病例报道，2 个病例均获得良好预后及静脉再通。2015 年有一篇文章回顾分析了达比加群酯用于 CVST 的疗效，研究纳入 15 人，均使用达比加群，平均随访 19 个月，结果表明 87%预后良好(mRS<2 分)，80%静脉再通。这些研究表明了新型口服抗凝药用于静脉窦血栓的治疗前景，但是仍需要更多的研究去证实。

(三)对症治疗

1.颅内压增高及视神经保护

对颅内高压者，可采用脱水降颅压治疗，但应注意在静脉回流未改善的情况下大量使用渗透性药物可能加重局部损害。不建议常规使用糖皮质激素，因其可能加重血栓形成的倾向；进展性视力丧失常提示预后不良，需紧急处理。采取有效措施积极降低颅压，是保护视神经最有效的治疗手段，同时可辅助神经保护药物治疗。对于颅压持续升高、视力进行性下降、短期内无法降低颅压的患者，建议尽早施行微创视神经鞘减压术。严重颅内压增高内科治疗无效时可考虑外科手术治疗，如去骨瓣减压等。

2.癫痫

常用药物包括丙戊酸钠、卡马西平等，首次癫痫发作伴有脑实质损害时，应尽早使用抗癫痫药物控制痫性发作，不伴有脑实质损害的首次癫痫发作，早期使用抗癫痫药物可能有益，但预防性使用抗癫痫药物并无益处。

3.其他治疗

(1)溶栓治疗：目前缺乏 CVST 患者溶栓治疗的随机对照试验，但是越来越多的非对照病例研究提示局部溶栓治疗对 CVST 有肯定疗效，与抗凝治疗相比，尽管局部溶栓能迅速实现血管再通，但出血性并发症风险较高，特别是治疗前存在颅内出血的患者，由于缺乏比较局部溶栓治疗与肝素治疗的对照研究，亦无溶栓治疗临床转归优于单用肝素的证据。因此，并不积极建议在 CVST 患者中使用全身或局部的溶栓治疗。指南推荐经足量抗凝治疗无效且无颅内严重出血的重症患者，可在严密监护下慎重实施局部溶栓治疗，但全身静脉溶栓治疗 CVST

并无支持证据。

(2)机械碎栓术:对抗凝治疗开始后症状持续加重或经溶栓治疗出现新发症状性出血或入院时有意识障碍或严重颅内出血的CVST患者,在有神经介入条件的医院可以施行机械血栓碎取治疗。试验及临床研究结果显示,CVST行血管内治疗的时间窗以发病30天内(急性和亚急性患者)为宜,然而,这些研究只是基于回顾性的病例报告,对于CVST机械取栓术和手术取栓术的有效性和安全性仍有待于进一步评估。

(3)血管成形术:对于伴有静脉窦狭窄的颅内高压患者,有条件的医院可行逆行静脉造影测压,如发现狭窄远近端压力梯度超过1.6 kPa时,支持静脉窦狭窄或闭塞的诊断,可考虑行狭窄部位静脉窦内支架植入术,但长期疗效和安全性仍需进一步评估

第五节 结核性脑膜炎

结核性脑膜炎(tuberculous meningitis,TBM,简称结脑)是结核分枝杆菌(简称结核杆菌)侵犯脑膜和脊髓膜所致的非化脓性炎症,约占全身性结核病的6%。常继发于粟粒性结核以及肺、淋巴、肠、骨、肾等器官的结核病灶,多见于儿童,是儿童脑膜炎中最常见的一种,是小儿结核病中最严重的类型,也是小儿结核病死亡的主要原因。近年来,成人发病率有所增加。

一、病因与发病机制

本病大多由原发结核病灶经淋巴、血行播散而来,常为全身播散性粟粒性结核的一部分;少数可由脑内结核瘤、结核性中耳炎或脊椎结核直接蔓延。婴幼儿结核性脑膜炎往往因纵隔淋巴结的干酪样坏死溃破到血管,结核杆菌大量侵入血循环,在脑部形成小病灶以后,病灶破裂而蔓延及软脑膜、蛛网膜及脑室,形成结核性脑膜炎。在成人,大多发生在结核感染后一年内,肺外结核如泌尿生殖系、骨与关节结核常是结核杆菌血行播散的来源。主要病理改变为脑膜广泛性慢性炎症反应,形成结核结节,蛛网膜下腔有大量炎症和纤维蛋白性渗出,尤其在脑基底部的Willis动脉环、脚间池、视交叉池及环池等处,充满黄厚黏稠的渗出物,脑膜增厚、粘连,压迫颅底脑神经及阻塞脑脊液循环通路,引起脑积水。脑膜血管因结核性动脉内膜炎及血栓形成而引起多处脑梗死及软化。

二、诊断

(一)结核病史

患者有肺、骨或泌尿生殖系结核感染史,或有结核患者密切接触史,尤其是幼儿。诱发因素有麻疹、百日咳、中耳炎、头部外伤、结核病灶手术、全身麻醉、日晒等。

(二)临床表现特点

1.结核中毒症状

多起病隐袭,慢性病程,也可急性或亚急性起病。症状轻重不一,主要表现有发热、盗汗、倦怠无力、纳差、消瘦、萎靡不振、睡眠不安、易激惹及精神改变等。

2.脑膜刺激症状和颅内压增高

早期表现为发热、头痛、恶心、呕吐及脑膜刺激征(颈抵抗、Kernig 征及 Brudzinski 征阳性)。颅内压增高在早期由于脑膜、脉络丛和室管膜炎性反应,CSF 生成增多,蛛网膜颗粒吸收下降,形成交通性脑积水所致。颅内压多为轻、中度增高,通常持续 1～2 周。晚期蛛网膜、脉络丛粘连,呈完全或不完全性梗阻性脑积水,颅内压多明显增高,表现头痛、呕吐和眼底视盘水肿。少数可出现瞳孔散大、呼吸衰竭等脑病征象。婴幼儿可有头围增大和前囟饱满隆起。严重时出现去脑强直发作或去大脑皮质状态。

3.脑实质损害症状

如早期未能及时治疗,发病 4～8 周时常出现脑实质损害症状,如精神萎靡、淡漠、谵妄或妄想、意识障碍、癫痫发作等;肢体瘫痪如因结核性动脉炎所致,可呈卒中样发病,出现偏瘫、交叉瘫等;如由结核瘤或脑脊髓蛛网膜炎引起,表现为类似肿瘤的慢性瘫痪。

4.脑神经损害症状

颅底炎性渗出物的刺激、粘连、压迫,可致脑神经损害(常见的是面神经、动眼神经、视神经和展神经受损害),表现为视力减退、复视和面神经麻痹等。

5.老年人结脑的特点

头痛、呕吐较轻,颅内压增高症状不明显,约半数患者 CSF 改变不典型,但在动脉硬化基础上发生结核性动脉内膜炎而引起脑梗死的较多。

(三)病程分期

根据病情发展,可将其临床表现分为 3 期,但各期之间并无明显界限。

1.早期

早期(前驱期)为 1～2 周。早期症状为患者的性情改变,如精神淡漠、懒动、少言、易怒、好哭、睡眠不安或易疲倦，时有双目凝视、嗜睡，并有低热、纳差、消瘦、便秘等。婴幼儿发病急.可表现为急起高热，开始即出现脑膜刺激征，或以惊厥为首发症状，常致误诊或漏诊。

2.中期

中期（脑膜刺激期）为1～2周。头痛及呕吐加剧，逐渐出现嗜睡或嗜睡与烦躁交替。可有惊厥发作。有典型的脑膜刺激征、颅内高压症和脑神经障碍等表现。

3.晚期

晚期（昏迷期）为1～3周。中期症状逐渐加重，病儿由意识蒙眬、浅昏迷而进入完全昏迷。阵挛性或强直性惊厥发作频繁，可出现角弓反张或去大脑强直。

（四）临床分型

根据病变的主要部位、病理改变、临床表现和脑脊液改变可分为4个类型。

1.浆液型（Ⅰ型）

浆液性渗出物局限于脑底部视交叉附近。症状轻微，脑膜刺激征及脑神经障碍不明显，没有局灶症状。脑脊液改变轻微，可能类似病毒性脑膜炎，但培养结核杆菌阳性。病程短，抗结核药疗效较好，偶可不药自愈。

2.脑底脑膜炎型（Ⅱ型）

炎症位于脑底，纤维蛋白渗出物弥散。临床上脑膜刺激征明显，合并脑神经障碍。脑脊液呈典型的结核性脑膜炎改变。脑底脑膜炎型为最常见的一型。

3.脑膜脑炎型（Ⅲ型）

炎症病变由脑膜蔓延到脑实质，脑实质可有炎症、软化、坏死及出血，可有结核结节形成。临床上除有脑膜刺激征外，尚有脑炎表现如肢体瘫痪、意识障碍、惊厥等。

4.脑脊髓型（Ⅳ型）

炎症病变不仅限于脑膜且蔓延到脊髓膜及脊髓，除脑及脑膜炎症状较明显外，常见神经根症状，脊髓受损症状如截瘫、肢体活动障碍，盆腔障碍如尿潴留等。

（五）辅助检查

1.脑脊液检查

CSF压力升高，外观清或呈毛玻璃状，但少数可稍现混浊。白细胞计数增多，通常不超过500×10^6/L，偶有1 000$\times10^6$/L以上者，早期以中性粒细胞为主，以后则以淋巴细胞为主。蛋白质轻至中度增加，1～2 g/L，亦有高达5.0 g/L以上者（颅底有梗阻时）。血糖早期可正常，但以后逐渐减少，常在1.68 mmol/L（30 mg/dL）以下，CSF糖含量与血糖浓度有关，通常为血糖的60%～70%。氯化物减少，常在102 mmol/L(600 mg/dL)以下。CSF 糖和氯化物减低，蛋白质增高是本病的典型改变。CSF 荧光素钠试验在结核性脑膜炎病例几乎全部是阳性，具有可靠的早期诊断价值。对 CSF 改变不典型者须重复化验，观察动态变化。CSF 静置12～24 小时后有蜘蛛网状薄膜形成。CSF 沉渣或薄膜涂片检出抗酸杆菌或采用培养方法分离出结核分枝杆菌是诊断结脑的金标准，但二者检出的阳性率均很低。

结核性脑膜炎时，CSF 乳酸盐＞30 mg/dL，病毒性脑膜脑炎则＜30 mg/dL；CSF 免疫球蛋白测定，前者以 IgG 和 IgA 增高为主，后者仅 IgG 轻度升高。这有助于二者的鉴别诊断。

2.胸部 X 线检查

胸部 X 线检查发现原发性或继发性结核病变，可助诊断；但阴性不能否定诊断。

3.眼底检查

眼底检查可发现脉络膜上血管附近有圆形或椭圆形苍白色外绕黄圈的结核结节(约 1/3 病例)，有重要参考价值。

4.颅脑 CT 或 MRI 检查

颅脑 CT 或 MRI 检查有助于结核性脑膜炎颅脑并发症的诊断，主要表现为脑积水，病程愈长，脑积水的发生率愈高，可达 76%～87%。在脑室周围可见透亮区，表示颅内压增高，脑底部较大血管的动脉炎可导致脑梗死。约 10%病例可见结核瘤。

(六)诊断注意事项

根据结核病病史或接触史，出现头痛、呕吐等症状，脑膜刺激征，CSF 淋巴细胞增多及糖含量降低等特征性改变，CSF 沉渣或薄膜涂片检出抗酸杆菌或采用培养方法分离出结核分枝杆菌等可作出诊断。

应与隐球菌脑膜炎鉴别，两者的临床过程和 CSF 改变极为相似，应尽量寻找二者感染的实验室证据。还需要与脑膜癌病相鉴别，后者是由身体其他脏器的恶性肿瘤转移到脑膜所致，通过全面检查可发现颅外的癌性病灶。极少数患者合并结核瘤，需与脑脓肿及脑肿瘤相鉴别。

三、治疗

治疗原则是早期给药、合理选药、联合用药和系统治疗。只要患者临床症状、体征及实验室检查高度提示本病，即使 CSF 抗酸涂片阴性亦应立即开始抗结核治疗，以免耽误了有利时机。

(一)抗结核药物联合治疗

早期、合理治疗是改善预后的关键。在选用抗结核药物时,要考虑到药物是杀菌或抑菌药,能否透过血-脑屏障以及剂量与不良反应等问题,并应联合用药。异烟肼(INH)和吡嗪酰胺(PZA)是抗结核首选药物,因能迅速进入 CSF 并达到治疗浓度,利福平(RFP)、链霉素(SM)、乙胺丁醇(EMB)在脑膜炎症时也可进入脑脊液中。他们是治疗结脑最有效的联合用药方案,但儿童因 EMB 的视神经毒性作用、孕妇因 SM 对听神经的影响而尽量不选用。世界卫生组织建议应至少选择三种药联合治疗:常用 INH、RFP 和 PZA,轻症患者治疗 3 个月后可停用 PZA,继续用 INH 和 RFP 7 个月。耐药菌株可加用第四种药如 SM 或 EMB,RFP 不耐药菌株,总疗程 9 个月;RFP 耐药菌株需连续治疗 18~24 个月。

1.异烟肼(INH)

INH 可抑制结核杆菌 DNA 合成,破坏菌体内酶活性,对细胞内、外结核杆菌均有杀灭作用。其杀菌效力高,毒性低,且易透过血-脑屏障,无论脑膜有无炎症,均能迅速渗透到 CSF 中,是治疗结脑的首选药物。每日剂量:成人 0.6~0.9 g,儿童为 10~20 mg/kg,通常清晨一次顿服,如有不良反应时可分次服用。疗程至少 1 年以上。病情危重者,可用 300~600 mg 加入 5%葡萄糖或生理盐水 20~40 mL 缓慢静脉注射,或加入 5%~10%葡萄糖注射液 250~500 mL 中静脉滴注,每日 1 次,连用 14~30 天。一般剂量很少引起不良反应,主要不良反应有中毒、变态反应及内分泌功能紊乱。中毒反应包括末梢神经炎、中枢神经功能障碍及中毒性肝炎,一旦发生应停用 INH 及换药。治疗期间同时加用维生素 B_6 可预防周围神经病变的发生。变态反应常表现为皮疹、发热,偶尔引起肝炎、粒细胞数减少、血小板数减少及贫血;变态反应发生后应停用 INH 及换药,严重者短期给予泼尼松治疗。内分泌功能紊乱包括性欲降低、甲状腺功能障碍、库欣综合征、男性乳房女性化及女性子宫痉挛性痛经等;应予以对症治疗,必要时停用 INH 及换药。

2.利福平(RFP)

RFP 与细菌的 RNA 聚合酶结合,干扰 mRNA 的合成,抑制细菌的生长繁殖,导致细菌死亡。对细胞内、外结核杆菌均有杀灭作用。RFP 不能透过正常的脑膜,只部分通过炎性脑膜,是治疗结脑的常用药物。成人每日剂量为 450~600 mg,儿童 10~20 mg/kg,于晨空腹顿服,疗程 6~12 个月。单独应用易产生耐药性。用药后尿、泪及汗呈橘黄色,但无妨碍。主要不良反应有肝脏损害及变态反应,前者多发生于用药 0.5~1 个月,注意尽可能不要同时用对肝脏有损害的药物，一旦发生肝损害，应停用及换药。变态反应见于早期，减量及对症治疗，常能缓解，一般无须停用 RFP。对老年人、幼儿、嗜酒者、营养不良者慎用，妊娠3个月禁用。

3.链霉素(SM)

仅对吞噬细胞外的结核杆菌有杀灭作用，为半效杀菌剂。主要通过干扰氨酰基-tRNA 与核蛋白 30 S 亚单位结合，抑制 70 S 复合物的形成，抑制肽链延长、蛋白质合成，致细菌死亡。此药虽不易通过正常的血-脑屏障，但能透过发炎的脑膜，故适用于结核性脑膜炎的急性炎症反应期。须与其他抗结核药合用。成人剂量为每日 0.75 g，小儿 20～30 mg/kg，肌内注射，连续 2 个月，以后改为隔日 1 次或每周 2 次。成人链霉素总剂量为 90 g，达到总剂量即停药；若因不良反应而无法达到总剂量者，可提前停药。主要不良反应为第Ⅷ对脑神经损害，引起持久性耳聋及平衡失调；其次为肾损害，表现为蛋白尿、管型尿，严重者可发生氮质血症。应密切观察，一旦出现 SM 的毒性反应，应及时停药。

4.吡嗪酰胺(PZA)

吡嗪酰胺能杀灭酸性环境中(pH 值 5.5 时杀菌作用最强)缓慢生长的吞噬细胞内的结核杆菌，对中性和碱性环境中的结核杆菌几乎无作用。PZA 渗入吞噬细胞后进入结核杆菌体内，菌体内的酰胺酶使其脱去酰胺基，转化为吡嗪酸而发挥杀菌作用。PZA 能自由通过正常和炎性脑膜，是治疗结脑的重要药物。主要与第一线药物联合(INH、RFP 等)。成人剂量为每日 1.5 g，小儿 20～30 mg/kg，分 3～4 次服用。疗程 2～3 个月。但本药毒性较大，主要有肝损害、关节酸痛、肿胀、强直、活动受限、血尿酸增高等。

5.乙胺丁醇(EMB)

乙胺丁醇与二价锌离子络合，干扰多胺和金属离子的功能，影响戊糖代谢和 DNA、核苷酸的合成，抑制结核杆菌的生长。仅对生长繁殖状态的结核杆菌有作用，对静止状态的细菌几无影响。成人每日剂量为 0.75 g，儿童 15～20 mg/kg，顿服。疗程 2～3 个月。主要不良反应有视神经损害、末梢神经炎、变态反应等。糖尿病、乙醇中毒、乳幼儿均禁用，孕妇、肾功能不全者慎用。

(二)肾上腺皮质激素

肾上腺皮质激素(简称激素)能迅速减轻中毒症状、脑实质及脑膜的炎症反应与脑膜刺激症状，减轻脑水肿，降低颅内压，防止脑室诸孔道以及颅底部纤维性粘连，从而防止脑积水的发生。因此，在强力、有效的抗结核治疗同时，及早应用激素，对减轻症状、改善预后有良好的效果。一般成人剂量：泼尼松 30～60 mg/d，口服;不能口服者可用地塞米松 5～10 mg/d 或氢化可的松 100～300 mg/d静脉滴注。待症状及脑脊液检查开始好转后,逐渐减量以至停药。总疗程为 8～12 周(早期及部分中期患者 8～10 周即可),一般不超过 3 个月,以免引起其他细菌或真菌感染。不能排除真菌性脑膜炎时,激素应与抗真菌药物合用。

(三)药物鞘内注射

CSF 蛋白定量明显增高、有早期椎管阻塞、肝功能异常致使部分抗结核药物停用、慢性、复发或耐药的情况下,在全身药物治疗的同时可辅以药物鞘内注射。用法:异烟肼 100 mg(儿童 25～50 mg)、地塞米松 5～10 mg、α-糜蛋白酶 4 000 U、透明质酸酶 1 500 U,注药宜缓慢,每隔 2～3 天 1 次,症状消失后每周 2 次,体征消失后 1～2 周 1 次,直至 CSF 检查正常。CSF 压力较高的患者慎用此法。

(四)颅内高压症的治疗

除使用肾上腺皮质激素、脱水剂如甘露醇等外,尚可用乙酰唑胺。本品为碳酸酐酶抑制剂,可能由于抑制脑室脉络丛中碳酸酐酶的作用,使 CSF 的生成减少,降低颅内压。每日 10～30 mg/kg,分 2～3 次口服。疗程数周至数月,可按病情持续或间歇用药。

(五)对症与支持疗法

卧床休息,精心护理以防止发生压疮及吸入性肺炎等并发症。给予营养丰富而又易于消化的食物,维持水、电解质的平衡。应用改善脑细胞营养代谢的药物如三磷酸腺苷(ATP)、辅酶 A、细胞色素 c 等。

(六)手术治疗

在积极的抗结核治疗下,有两种并发症需加以处理。①脑积水:急性期可考虑侧脑室穿刺引流,慢性者则可行脑脊液分流术。②脊髓腔部分阻塞:可酌情手术处理。

四、预后

本病的预后取决于病情的严重程度、药物的敏感性以及治疗的早晚和是否彻底。临床症状体征完全消失,CSF 的细胞数、蛋白、糖和氯化物恢复正常提示预后良好。婴幼儿和老年预后差。3 岁以下患儿的病死率达 18%～55%,有神志改变如谵妄、昏迷者的病死率达 30%以上。成人结核性脑膜炎的病死率仍在 15%左右。治疗宜彻底,治疗 1～1.5 年者复发率为 6.6%,不足 1 年者复发率高达 25%。后遗症有蛛网膜粘连、脑积水、脑神经麻痹、肢体瘫痪、癫痫发作、智力障碍及垂体功能不足等。

第三章

心血管系统急危重症的诊疗

第一节　高血压急症

高血压急症是指原发性或继发性高血压患者，在某些诱因作用下，血压突然和明显升高(一般超过 24.0/16.0 kPa)，同时伴有进行性心、脑、肾等重要靶器官功能不全的表现。包括高血压脑病、颅内出血(脑出血和蛛网膜下腔出血)、脑梗死、急性心力衰竭、肺水肿、急性冠状动脉综合征、主动脉夹层、子痫等。高血压亚急症是指血压明显升高但不伴靶器官损害。患者可以有血压明显升高造成的症状，如头痛、胸闷、鼻出血和烦躁不安等。区别高血压急症与高血压亚急症的标准不是血压升高的程度，而是有无新近发生的急性进行性的严重靶器官损害。高血压急症与亚急症总体的发病率并不高，占高血压患者的 1%～2%。结合我国高血压患者基数大(至少 2 亿)，患病率、增长趋势及危害性高，但知晓率、治疗率和控制率低的特点，实际发生率可能更高，预计每年至少 200 万人会因高血压急症或亚急症就诊于急诊科。在急性高血压治疗注册研究中，高血压急症与亚急症患者急性期死亡率高达 6.9%，发病后 90 天死亡率和再住院率分别高达 11%和 37%，其中 1/4 是由于反复发作急性严重的高血压。

一、临床表现与发病机制

高血压患者的临床表现会因不同的临床类型而表现各具不同，但其共同临床特征是短时间内血压急剧升高，收缩压可高达 24.0～32.0 kPa，舒张压可达 16.0～17.3 kPa，出现明显的头痛、眩晕、烦躁、出汗、恶心、呕吐、心悸、呼吸困难、肢体麻木、皮肤潮红或面色苍白和视物模糊等靶器官急性损害的表现。常见高血压急症的临床表现见表(表 3-1)。

高血压急症的早期识别和及时处理是改善患者预后的重要环节。当患者血压重度升高时，应进行详尽的病史采集、体格检查和实验室检查，评估靶器官受累情况，必要时需行影像学检查，例如患者出现精神状态改变或定位神经体征，应行颅脑 CT 评估有无出血或梗死。

表 3-1　高血压急症靶器官损害的临床表现

	高血压急症靶器官损害的临床表现
神经系统症状	剧烈头痛伴烦躁不安、兴奋或精神萎靡、嗜睡、意识模糊，严重者可出现昏迷。脑水肿颅内压增高出现喷射性呕吐、颈项强直、视物模糊等；脑实质受损表现为精神神经症状，偏瘫、抽搐等
急性肺水肿	突发呼吸困难、端坐呼吸、发绀、咳粉红色泡沫样痰，烦躁大汗窒息感，心率增快，两肺布满湿啰音及哮鸣音
急性冠脉综合征	胸闷、胸痛、恐惧感或伴有大汗，心电图有典型的缺血表现，心肌损害标志物阳性
主动脉夹层	骤发剧烈胸痛，呈撕裂样或切割样，伴有血压的持续增高或降低
肾功能损害	少尿、无尿、蛋白尿、管型、血肌酐和尿素氮升高
眼底改变	视物模糊或突然失明，眼底检查出现视盘水肿、视网膜出血和渗出

原发性和继发性高血压患者在其发展过程中均可出现高血压急症，其发病原因目前尚不甚清楚，可能与遗传因素、精神刺激、创伤等应激、内分泌激素水平异常以及不恰当的降压治疗等有关。多数高血压急症患者大多都是在原有高血压的基础上，由于某种因素通过触发内源性的缩血管物质释放，外周血管阻力突然增加导致血压急骤上升。血压上升随后产生了血流剪切力的变化和血管内皮的损伤，凝血瀑布链和血小板被激活，纤维蛋白聚集，随着血压进一步的明显升高，继而造成内皮细胞的广泛受损和小动脉纤维素样坏死。如果这些环节不能被及时打断，就会造成组织缺血和更多血管活性物质的释放，陷入更严重的进行性损伤的恶性循环。血压升高时体内肾素-血管紧张素系统常被激活，导致血管进一步收缩及促炎症因子白细胞介素-6 等的产生。烟酰胺腺嘌呤二核苷酸(NADH)氧化酶的活性增加，可产生大量氧自由基，此外由于尿钠增多导致的容量衰竭，可进一步促进肾脏释放血管收缩物质。多种机制共同作用，导致患者出现血压急剧升高、靶器官灌注不足、缺血和功能下降等高血压急症的临床表现。

二、治疗

高血压急症的处理原则是根据患者不同情况给予个体化治疗，迅速而适当地将血压控制在目标范围内，并去除诱因，最大限度地防止或减轻心、脑、肾等靶器官损害。在 2013 年欧洲高血压学会(ESH)/欧洲心脏病协会(ESC)高血压指南中再次强调，在高血压急症治疗中，是否需要立即降压不依赖于血压的绝对值，而取决于血压增高对靶器官的影响。

(一)监护与血压的控制

高血压急症患者应收入重症监护室(ICU)，建立静脉通道、吸氧，监测生命体征及靶器官损害情况，必要时使用镇静止痛药，稳定患者情绪；积极寻找及治疗原发病；应用起效快、半衰期短的静脉降压药物将血压迅速而适度地控制在合适水平；在降压过程中，注意血压控制。有学者认为若血压过快纠正到血管床自动调节阈以下，可导致灌注明显下降从而引起局部组织缺血及梗死。对正常血压和无并发症的高血压患者的脑血流的研究显示，脑血流自动调节的下限大约比休息时平均动脉压低25%。欧洲2013年ESH/ESC高血压指南和美国JNC8指南均建议：1小时内使平均动脉血压迅速下降但不超过治疗前水平的25%。在达到初期目标后，应减慢静脉给药速度，加用口服降压药。在以后的2～6小时内将血压降至21.3/(13.3～14.7)kPa，根据患者具体病情适当调整。如果这种水平的血压患者能够耐受且临床情况稳定，可在随后的24～48小时内逐步将血压降至目标值。2014年美国JNC8指南对于降压目标的范围进行了重大调整，在≥60岁的一般人群中，将血压降至SBP＜20.0 kPa和DBP＜12.0 kPa作为目标值。而对于降压目标的调整也是围绕保护脏器功能这一核心，对目前的随机对照试验结果进行分析设定的，但争论也仍在继续。

(二)降压药物

降压药物的选择应同时考虑到药物及患者两方面的因素，包括药物的药代学和不良反应，患者靶器官受累情况、年龄、用药史、血压升高的程度等。在我国，目前常用的高血压静脉用药有硝普钠、硝酸甘油、乌拉地尔、尼卡地平、地尔硫䓬、拉贝洛尔、艾司洛尔、袢利尿剂等。国外指南推荐用药主要包括尼卡地平、氯维地平、拉贝洛尔和艾司洛尔。

1.钙通道阻滞剂(CCBs)

(1)尼卡地平：二代二氢吡啶类钙通道阻滞剂，作用于L-型钙离子通道，舒张外周血管平滑肌。能通过血-脑屏障，缺血性卒中时可在缺血组织快速集聚扩张血管，出血时能减轻血管痉挛，不影响颅内压。尼卡地平能减轻心脏缺血，增加冠状动脉血流，有助于心肌氧平衡的维持，但对动脉重度狭窄者应慎用。常见不良反应有头痛、低血压、恶心、呕吐和心动过速等。

(2)氯维地平：是第三代二氢吡啶类钙通道阻滞剂，目前在急诊针对难治性高血压有重要地位，通过阻断L-型钙离子通道选择性地抑制细胞外Ca^{2+}内流，从而起到舒张小动脉平滑肌、降低外周血管阻力的作用，同时可以增加每搏出量和心排血量。因其超短半衰期（大约 1 分钟），氯维地平静脉应用起效迅速，停药后失效迅速，便于短时间内滴定式调整剂量，减少因过量导致的低血压的风险，降压治疗可控性更高。氯维地平的代谢和清除所需的血浆酯酶广泛存在，不依赖基础肝、肾功能。氯维地平治疗重症高血压有效性研究评价了氯维地平的安全性和有效性。该研究共入组 126 例高血压危象患者，其中 81%已有靶器官损害，在应用氯维地平 30 分钟后，89%的患者降到了目标血压，达到目标血压平均用时为 10.9 分钟，平均用量为 5.7 mg/h。氯维地平禁用于对大豆和豆制品、鸡蛋和蛋制品过敏的患者及脂代谢功能缺陷者（如病理性高脂血症、脂性肾病或急性胰腺炎合并高脂血症）。对于老年患者，通常从最低有效剂量开始给药。

2.一氧化氮血管扩张剂

（1）硝普钠：直接扩张动脉和静脉，降低心脏前、后负荷。作用迅速可逆，易于调量，半衰期较短，适用于大多数高血压急症，尤其是合并急性心力衰竭的患者。但既往研究发现颅内压升高与硝普钠有直接相关性，因此对于高血压脑病者应慎用。有学者的研究发现对于恶性高血压患者，给予硝普钠后出现“脑血管窃血样效应”，即血流优先分配至低循环阻力血管床，而非脑血管床。硝普钠能显著降低冠心病患者的冠状动脉血流灌注，导致“冠状动脉窃血”，增加患者死亡风险，禁用于急性心肌梗死者。给予硝普钠时有条件的要行有创动脉血压监测。使用时注意做血氰化物检测，因硝普钠经肝肾代谢，伴肾功能不全的患者慎用。

（2）硝酸甘油：剂量敏感性的个体差异较大，一般小剂量扩张静脉，大剂量时扩张动脉。通过降低前负荷（大剂量时降低后负荷）降低血压。与硝普钠相似，可降低脑灌注压，因此禁用于高血压脑病的患者。当容量不足时，高血压急症者心肌前负荷的降低可导致心排血量下降，故对于心脑肾灌注不全者不推荐给予硝酸甘油。通常用于高血压急症合并急性肺水肿或急性冠脉综合征的患者，注意未纠正的血容量过低患者，尤其与扩血管药同用时，要警惕直立性低血压的发生。青光眼患者禁用。

3.肾上腺素受体阻滞剂

（1）酚妥拉明：外周 α_1 受体和 α_2 受体阻滞剂，适用于儿茶酚胺升高（如嗜铬细胞瘤、可乐定停药综合征等）所致的高血压急症。因其能诱导心绞痛和心肌梗死，冠心病患者应慎用。

（2）艾司洛尔：β_1 受体阻滞剂，起效迅速，持续时间短，在降低动脉压的同时维持正常脑灌注，不增加脑血流量，不增加颅内压，艾司洛尔适用于主动脉夹层、高血压脑病、脑卒中和围术期血压重度升高者，对于心肌缺血或梗死的患者也是安全有效的，但能降低心力衰竭患者的心脏指数。禁用于已口服β受体阻滞剂、心动过缓和急性失代偿性心力衰竭的患者。

(3)拉贝洛尔：α_1受体阻滞剂和非选择性β受体阻滞剂。作用迅速，持续时间长。无须有创血压监测，能在不影响脑血管和冠状动脉血流灌注的情况下降低外周循环阻力，故美国卒中学会推荐用于卒中后给予组织纤溶酶原激活剂(rt-PA)的高血压患者。另外，基于其脂溶性的特点，不通过胎盘，故可用于妊娠期子痫所致高血压急症。拉贝洛尔禁用于慢性阻塞性肺部疾病、二度或三度房室传导阻滞和心动过缓者。

4.非诺多泮

外周多巴胺受体-1(D1)拮抗剂，舒张外周动脉、肾脏和肠系膜血管，可在不影响肾血流灌注的情况下降低血压。禁用于有眼内压或颅内压升高风险的患者及青光眼患者。荟萃分析表明给予非诺多泮后，有急性肾损伤风险的患者肾移植率、院内死亡率和急性肾损伤发生率均较低。常见不良反应有头痛、面部潮红、心动过速、头晕和剂量相关性颅内压升高。

5.奈西立肽

奈西利肽是一种以血管扩张为主兼有利尿作用的血管扩张剂，是静脉、动脉和冠状动脉扩张剂，可降低心脏前、后负荷，增加心排血量而不影响心率，改善心脏舒张功能，减轻急性失代偿性心力衰竭合并急性肺水肿患者的呼吸困难症状。既往研究发现对于高血压急症合并急性失代偿性心力衰竭患者给予奈西立肽后，对死亡率无明显影响。最近研究发现，当常规治疗(主要为利尿剂)时，加用此药会使急性心力衰竭(acute heart failure，AHF)患者的呼吸困难减轻并有统计学意义。

三、合并症的处理

(一)神经系统急症

1.高血压脑病

血压急剧增高导致的全面脑功能障碍，脑血管有压力自动调节机制，但当平均动脉压>18.7 kPa或血压突然升高超过脑血流自动调节的阈值(24.0 kPa)时，可导致高灌注，血-脑屏障破坏，出现微出血和脑水肿。如不及时处理，则可进展为致死性脑出血，甚至死亡。降压速度过快会降低颅脑灌注，导致病情加重和卒中的发生，在最初的1～2小时内使收缩压下降20%～25%或舒张压降至13.3～

14.7 kPa。在治疗时要同时兼顾减轻脑水肿、降颅压，避免使用降低脑血流量的药物，常用药物有尼卡地平、拉贝洛尔、氯维地平和非诺多泮。给予硝普钠时应监测颅内压。

2.急性缺血性脑卒中

2013 年 AHA/ASA 指南推荐在发病后 24 小时内，如无急诊溶栓适应证，或需要尽快控制血压的其他严重伴随疾病(主动脉夹层、心力衰竭等)，除非 SBP ＞29.3 kPa或 DBP＞16.0 kPa，一般不给予急诊降压治疗。但如进行溶栓治疗，则需要静脉输注降压药物，将 SBP 降低到 24.7 kPa 以下，DBP 降低到 14.7 kPa 以下。如血压不能控制到 24.7/14.7 kPa 以下，则应放弃溶栓。溶栓过程中或之后，应将血压持续控制在 24.0/14.0 kPa 或以下，并密切监测血压，2 小时内每 15 分钟测血压，此后 6 小时，每 30 分钟测血压，在此后 16 小时，每 1 小时测血压。基于目前相关研究的有限性，不同指南的推荐也有不同。2013 年欧洲 ESH/ESC 高血压指南在急性卒中血压管理中明确提出不论血压情况如何，在急性卒中发生后的第一周都不推荐进行降压的干预治疗。

3.急性出血性脑卒中

是否紧急降压应根据颅压、年龄、全身情况、出血病因及基线血压情况决定，主要目的是在保证脑组织灌注的基础上，避免再次出血。根据 2010 年美国心脏协会(AHA)/美国卒中协会(ASA)的指南，如果 SBP＞26.7 kPa 或 MAP ＞20.0 kPa，应在密切监测血压的情况下(每 5 分钟测血压)，持续静脉输注降压药物控制血压，一般建议维持 SBP≤24.0 kPa 和(或)MAP＜17.3 kPa。如果 SBP ＞24.0 kPa或 MAP＞17.3 kPa，且有颅内压升高的证据或怀疑颅内压升高，应考虑监测颅内压，可间断或持续静脉给药降压，维持脑灌注压＞10.7 kPa。

拉贝洛尔和尼卡地平是脑血管意外患者首选降压药物，尼莫地平通常用于蛛网膜下腔出血时预防脑血管痉挛。

(二)心血管急症

1.急性冠脉综合征

在给予患者有效的原发病治疗(抗血小板、抗凝、再灌注治疗等)基础上，合理的血压管理十分重要。血压控制的意义在于降低血压、减少心肌耗氧量，改善预后，但不影响冠状动脉灌注压及冠脉血流量。治疗时首选硝酸酯类药物，可以减少心肌耗氧量、改善心内膜下缺血、增加缺血组织周围血供。急性冠脉综合征患者易发生心律失常，拉贝洛尔为 β 受体阻滞剂，理论上优于其他降压药。ST 段抬高心肌梗死患者溶栓前应将血压控制在 21.3/14.7 kPa 以下。治疗同时需注意缺血性胸痛、心电图及心肌标记物的动态性变化，并动态观察血压、心率及血流动力学变化。

2.急性失代偿性心力衰竭

治疗的目标是减轻左心室前、后负荷，改善心肌缺血，维持足够通气，消除肺水肿。一般建议在1小时内将血压降至正常水平或SBP降低至少10%～15%，一般不超过25%，此后降压的速度应根据患者个体情况评估调整。2012年欧洲心脏病学会发布的心衰指南明确指出：SBP>14.7 kPa，存在容量负荷过重的AHF患者，在应用袢利尿剂的基础上，应该使用血管扩张剂，如硝酸甘油、硝普钠、乌拉地尔或奈西立肽。对于严重或后负荷增加为主的患者，如高血压性AHF推荐应用硝普钠。乌拉地尔具有外周和中枢双重降压作用，肝、肾双通路排泄，对存在肾功能不全的患者，较硝普钠更安全。对于合并急性冠脉综合征(acute coronary syndrome，ACS)患者，硝酸酯类药物在减轻肺淤血的同时不影响搏出量或增加心肌耗氧量可以作为首选。奈西立肽对血流动力学的改善更有效，不良反应更少。2013年美国心脏病学院/美国心脏协会(ACCF/AHA)心力衰竭指南建议，住院的急性失代偿性心力衰竭患者，可考虑静脉使用奈西利肽，以辅助利尿治疗缓解呼吸困难。

3.急性主动脉夹层

治疗原则是在保证脏器足够灌注的前提下，迅速将血压降低并维持在尽可能低的水平。一般认为30分钟内SBP降至13.3 kPa(12.0～14.7 kPa/8.0～9.3 kPa)最为理想，心率控制在60～75次/分。如果患者不能耐受上述治疗或者伴有心、脑、肾缺血情况，也应尽量将血压维持在16.0/10.7 kPa以下，为进一步诊治(手术或介入)赢得时机。血管扩张剂联合β受体阻滞剂是标准的药物降压方案。降压药物可以选择硝普钠、尼卡地平、乌拉地尔等静脉滴注。若诊为A型主动脉夹层则需立即手术治疗。

(三)急性肾损伤

通常为药物所致而非高血压本身引起。关于其降压速度目前尚无明确的证据，但推荐在最初1～2小时内使平均动脉压下降10%～20%，随后的6～12小时内再降低10%～15%。应选择不降低肾血流量的药物，避免应用肾毒性的药物。研究表明非诺多泮在促进尿钠排泄、利尿和升高肌酐清除率上优于硝普钠。

(四)子痫和先兆子痫

2013年欧洲高血压指南推荐对于严重妊娠高血压疾病(SBP>21.3 kPa或

DBP >14.7 kPa)的患者进行药物治疗。重度妊娠高血压疾病患者的治疗目的是最大限度降低母亲子痫和先兆子痫的患病率和病死率,同时顾及母亲和胎儿的安全。目前最常用于治疗子痫和先兆子痫的降压药物包括拉贝洛尔、尼卡地平、乌拉地尔、肼屈嗪,这些药物不影响子宫胎盘血流量且更容易控制,妊娠期间禁用血管紧张素转换酶抑制剂或血管紧张素Ⅱ受体阻滞剂类药物。对先兆子痫,建议首先静脉应用硫酸镁,有预防抽搐和协助降压作用,用药时密切观察血压、尿量、腱反射、呼吸,避免发生中毒反应,并根据患者病情及产科情况确定终止妊娠的时机。降压目标目前尚无统一的标准,应在严密观察母婴状态的前提下谨慎确定,一般 SBP 应控制在 18.7～21.3 kPa,DBP 12.0～14.0 kPa。在治疗时应注意避免血压过快下降,影响胎儿血供,须保证分娩前 DBP 在 12.0 kPa 以上,否则会增加胎儿死亡风险。

高血压急症是临床常见的急危重症,临床医师对高血压急症的准确评估和正确处理决定患者预后,应以循证医学为依据,综合考虑药物作用机制、不良反应和患者自身情况选择合适的降压药物。迅速将血压降至目标范围,保护重要脏器功能是高血压急症治疗的核心部分。

第二节 心脏性猝死

心脏性猝死(sudden cardiac death,SCD)通常是指急性症状发作后 1 小时内发生的,以意识突然丧失为特征的、由心脏原因所引起的自然死亡。患者在发病前可以有或没有心脏病表现。目前,美国每年有 30 万～40 万人死于 SCD,在我国,国家“十五”攻关课题“中国 SCD 研究”结果显示,每年 SCD 的患者为 54.4 万,每天将近有 1 480 名患者死于 SCD。院外发生 SCD 的存活率不及 15%,而即使能及时送进医院,出院时存活率也不及 20%。SCD 中约 88%为恶性心律失常所致,其最主要的病因是急性冠脉综合征。对于发生 SCD 的患者,抢救是争分夺秒的,研究显示,一旦发生心脏骤停,抢救每延长 1 分钟,抢救成功率就降低7%～10%。因此,如何早期识别 SCD 危险因素,并早期干预,对预防 SCD 发生及改善 SCD 预后至关重要。

一、心脏性猝死的预测指标

(一)心功能不全与左室射血分数

研究显示,纽约心功能分级Ⅱ级的患者,年病死率为6%,其中60%为SCD,纽约心功能分级Ⅲ级者年病死率增至20%,其中30%为SCD。心功能不全的患者SCD是主要的死亡原因。心衰患者是否发生过晕厥是SCD独立的危险预测因子,有晕厥史者1年SCD发生率为45%,而无晕厥史者为12%。

多数研究证实左室射血分数是SCD的独立危险预测因子,LVEF越低,SCD的危险性就越大,通常把射血分数等于0.40作为危险分度的临界值,LVEF<0.40属于高危人群,研究发现,LVEF 31%~40%、<30%者SCD发生率分别为5.1%、7.5%;LVEF<30%者SCD的发生率超过心功能正常患者的6倍。

(二)心脏自主神经功能受损(室颤阈值明显降低)

心率变异性(heart rate variability,HRV)是指心率快慢随时间所发生的变化。时域指标窦性心搏RR间期标准差是指正常窦性RR间期的总体标准差,窦性心搏RR间期标准差<100毫秒,心率变异性轻度受损,窦性心搏RR间期标准差<50毫秒心率变异性明显受损。

窦性心律震荡是指正常人,在室性期前收缩后常有窦性心律先加速,后减速的双相式变化。而心肌梗死后猝死高危患者常存在室性间期收缩后心率震荡现象减弱或消失。窦性心律震荡可有效预测心肌梗死后患者的危险性。

(三)心室晚电位

心室晚电位是出现在QRS终末部和ST段起始部的高频(约100 Hz)低幅(<20~25 μv,持续时间>100毫秒,呈多形性尖波,在尖波间有时存在等电位线)的一种电活动。心室晚电位多见于心肌梗死患者,在梗死区有变性、坏死、纤维化病灶,与岛状存活心肌混杂相间,在组织形态学或电生理功能上都呈现不均一状态。激动在此区域传导呈现单向阻滞、缓慢传导、心肌应激性时间的不一致的特点。心室晚电位具有重大预测价值,特别是在心肌梗死后,更有价值,是判断心肌梗死、溶栓再通、室性心律危险程度、左室功能、室壁瘤存在与否及预后和猝死的一项可靠指标,其价值优于运动负荷试验、动态心电图等。

(四)运动后心率恢复

运动后心率恢复是预测死亡的新指标。交感神经张力增高者,其运动后心率恢复减慢,死亡率也会增高。通过测量运动停止后1分钟心率下降值进行危险评估，如果运动后1分钟内心率下降≤12 bpm，结果即为阳性，同时运动停止5分钟内，出现频发或严重室性期前收缩与死亡率有关。

二、心电图对高危冠心病猝死的预测价值

(一)心脏性猝死的常见心律失常

1.交感电风暴

交感电风暴(心室电风暴、电风暴、儿茶酚胺风暴)是指24小时内自发的室速或室颤≥2次，需紧急治疗的临床综合征。发生机制是交感过度激活，导致恶性心律失常。其临床特点是突然起病，急剧恶化，反复发作晕厥，需反复电除颤，平时治疗有效的药物如胺碘酮等变得无效或疗效不佳。常伴有血压升高、呼吸增快。

心电图特征：交感电风暴出现前常为窦性心动过速，其先兆是室性期前收缩，簇集式的室速或室颤紧随其后。室性期前收缩可为单形、多形，多源，联律间期多较短，室性心动过速多为多形性、扭转型，心室率一般在250～350 bpm，极易恶化为室颤。

2.多形性室速

多形性室速可引起室颤、晕厥、猝死。发作时心电图示QRS波形态连续变化，节律不规则，频率>200次/分，持续10个心动周期以上。

3.双向性室速

双向性室速可蜕变为多形性室速甚至室颤而发生猝死。

4.尖端扭转型室速

尖端扭转型室速可由QT间期延长所致。QRS波极性、振幅进行性改变，围绕等电位线扭转，频率在200～250 bpm，可自行终止或进展为室颤。

5.室颤

室颤与室速、室早同源，可以互相转变。

6.缓慢性心律失常

三度房室传导阻滞特别是交界性逸搏频率很慢或心室逸搏律时，可能造成SCD。单纯一度、二度房室传导阻滞一般不会引起SCD。但如在窦性心律很慢的基础上发生二度房室传导阻滞，则有可能发生SCD。

(二)急性冠脉综合征患者猝死的心电学预测

1.左主干病变心电图表现

(1)左主干急性闭塞的心电图。①广泛前壁及正后壁导联ST段抬高：Ⅰ、

aVL、V_1～V_6 导联 ST 段抬高；V_7～V_9 导联 ST 段抬高；aVR 导联 ST 段抬高 >0.05 mV；合并下壁导联 ST 段抬高时，Ⅱ导联 ST 上抬幅度超过Ⅲ导联。②广泛前壁导联 ST 段抬高合并心房梗死：PTa 段抬高。③前壁导联 ST 段广泛下移。

(2)左主干严重病变引起心肌缺血的心电图：Ⅰ、aVL 导联 ST 段下移，V_4～V_6 导联 ST 段下移≥2 mm，Ⅱ、Ⅲ、aVF 导联 ST 段下移，以Ⅱ导联下移最明显，aVR 导联 ST 段抬高超过 V_1 导联。

2.巨 R 波形 ST 段抬高

巨 R 波形 ST 段抬高指 QRS 波与 ST-T 融合在一起，ST 段呈尖峰状或下斜形抬高，J 点消失，R 波下降支与 ST-T 融合成一斜线下降，致使 QRS 波、ST 段与 T 波形成单个三角形，呈峰尖边直底宽的宽波，难以辨认各波段的交界，酷似"巨 R 波形"。巨 R 波形常出现在 ST 段抬高最显著的导联，规则的巨 R 波形 ST 段抬高连续出现时，特别当心率较快时，P 波融合在前面的 T 波中不易辨认，易误诊为室性心动过速或室上性心动过速伴差传或束支阻滞，需要鉴别。

3."墓碑形"ST 段抬高

"墓碑形"ST 段抬高指 ST 段向上凸起并快速上升高达 8～16 mm，凸起的 ST 段其顶峰高于 R 波，R 波矮小，时限通常<0.04 秒，抬高的 ST 段与其后的 T 波升支融合，难以辨认单独 T 波，且 T 波常无倒置。"墓碑形"ST 段抬高是急性心肌梗死早期或超急性期严重心肌损伤的表现形式。"墓碑形"ST 段抬高急性心肌梗死均发生透壁性心肌梗死，入院 1 周内发生泵衰竭、严重心律失常、完全性房室传导阻滞/束支阻滞、梗死扩展明显增多，死亡率显著增高，此种心电图改变是急性心肌梗死预后的独立指标。其病理特点是前降支完全闭塞且无侧支循环，三支冠脉闭塞发生率高。

(三)缺血性 J 波

冠状动脉因阻塞性病变或功能性痉挛引起严重的急性心肌缺血事件发生时，心电图可以新出现 J 波或原来存在的 J 波振幅增高或时限延长时，称为缺血性 J 波。缺血性 J 波是心肌严重缺血时伴发的一种超急性期的心电图改变。缺血性 J 波是心电活动极不稳定的标志，心肌复极离散度较大，容易发生恶性心律失常。缺血性 J 波是 SCD 高危的预警指标。缺血性 J 波伴 ST 段抬高是 SCD 更高危的预警指标。

(四)QT 间期、QT 离散度(QTd)

QT 间期是心室除极和复极的过程，正常值为 320～440 毫秒，随心率变化，通常用校正的 QT 间期。心脏性猝死与 QT 间期相关，男性＞450 毫秒，女性＞470 毫秒，是 SCD 的独立预测因子。QT 间期延长易导致室速/室颤发作。QT 离散度(QTd)代表心室肌复极的不稳定性和不均一性，QTd 增加，容易发生各种室性心律失常。

QTd(ms)＝最长 QT 间期－最短 QT 间期

QTcd(ms)＝最长 QTc 间期－最短 QTc 间期

(五)T 波电交替

T 波电交替是指在规整心律时，T 波形态、电压和极性随着心搏而变化的特性，通常呈交替性改变，反映了心肌在复极过程中，细胞和分子水平电活动的不均一性。电活动的不均一性可使不同区域心肌复极的差异性增大，从而导致心律失常。T 波电交替是预测心律失常强有力的指标，与 SCD 的风险增加显著有关。在心电图上，常在左胸前导联发生，表现为巨大倒置的 T 波，常伴 Q-Tc 间期延长，可达 0.62～1.09 秒。近年来研究证实，T 波电交替是心脏性猝死及危重心律失常高度敏感的预测指标。缺血性 J 波、ST 段抬高与 T 波电交替三者共存是室颤及猝死最强的预警指标。

三、SCD 的应对策略

(一)急救处理

SCD 发生后，若能在 4 分钟内进行有效的心肺复苏(cardiopulmonary resuscitation，CPR)，可以提高生存率。时间是 CPR 成功与否的最关键因素，开始复苏越早，存活率越高。如果能在 SCD 发生后的 4 分钟内实施 CPR，将有 50%的人可能存活，超过 6 分钟者存活率仅为 4%，10 分钟以上者几乎无存活可能，每延迟 1 分钟，CPR 成功率将下降 7%～10%。急救措施包括胸外心脏按压、人工呼吸、电除颤及后期高级生命支持。

(二)预防策略

1.基本原则

SCD 起病急骤，死亡率高，正确识别 SCD 高危患者，针对高危患者，遵循个体化原则，根据患者不同情况，针对性地选择预防和治疗手段，可以有效降低心脏性猝死发生率。通过改变生活方式和一级预防的规律治疗来预防冠心病、缺血事件及心力衰竭的发生。应用抗心律失常药物来预防恶性心律失常的发生，常用药物Ⅰc 类和Ⅲ类抗心律失常药物。对于已经出现缺血事件的患者，除进行药物治疗外，还要及时进行血运重建的治疗。对于左室射血分数降低，程序电刺激能够诱发室速或室颤的患者，考虑给予植入型心律转复除颤器(implantable cardioverter defibrillator,ICD)治疗。

2.ICD

目前的研究资料显示，ICD是SCD一级预防和二级预防的治疗基石，疗效优于抗心律失常药物。有关SCD的二级预防临床研究证实，ICD在心脏性猝死的二级预防试验中使全因死亡率降低20%～31%，心律失常相关死亡率降低33%～59%，其疗效显著优于抗心律失常药物。同时，多项SCD一级预防临床研究证实，ICD使全因死亡率降低31%～54%，心律失常相关死亡率降低61%～76%。

ICD植入的适应证：无可逆性原因的室颤或血流动力学不稳定的室性心动过速患者；结构性心脏病患者，合并自发性持续性室性心动过速，无论血流动力学是否稳定；既往心肌梗死LVEF≤35%，心肌梗死后至少40天，纽约心功能分级Ⅱ级或Ⅲ级；心肌梗死后导致非持续性室性心动过速患者，LVEF≤40%，电生理检查可诱发出心室纤颤或持续性室性心动过速等。

虽然ICD能及时终止室速、室颤，降低心力衰竭患者的死亡率，但是ICD只能及时终止恶性心律失常，并不能减少或抑制恶性心律失常的发生。恶性心律失常频繁发作可能导致ICD高频度治疗，加速电池耗竭，诱发电风暴，加重心力衰竭，从而加速死亡。ICD联合抗心律失常药物治疗可降低恶性心律失常的发病率，减少ICD电击治疗，防止心力衰竭恶化。抗心律失常药物的使用应遵循个体化原则，综合判断患者发生ICD电击可能性大小来确定。对于ICD一级预防适应证患者，首选β受体阻滞剂，一般不推荐使用其他抗心律失常药物。ICD二级预防适应证患者，在植入ICD的同时，应根据患者恶性心律失常发作诱因是否消除，发作时心律失常的类型及是否伴有血流动力学障碍相关症状等情况，综合判断加用抗心律失常药物的必要性。ICD误放电后应针对原因及早应用抗心律失常药物以防止再发。

第三节 急性心力衰竭

一、定义和分类

急性心力衰竭是指心力衰竭的临床症状和体征突然出现或迅速恶化，是危及生命的急症，需要紧急评估和处理。15%～20%为首次发作的急性心力衰竭，大部分为原有慢性心力衰竭急性加重。急性心力衰竭可由心脏本身功能障碍导致，也可由外部因素诱发。急性心肌舒缩功能障碍(缺血、炎症或毒物等均可导致)、急性瓣膜功能不全以及心脏压塞是导致急性心力衰竭最常见的心源性病因。慢性心力衰竭失代偿常见的诱因包括感染、血压控制不良、心律失常、药物或饮食依从性差等等。

关于急性心力衰竭，有很多分类方法，临床上最有指导意义的分类方法是基于患者来诊时的临床表现，便于临床医师识别高危患者，及时给予目标治疗。绝大多数情况下，急性心力衰竭表现为收缩压正常(12.0～18.7 kPa)或升高(>18.7 kPa)，仅有5%～8%的患者表现为低血压(<12.0 kPa)，提示预后不良，尤其出现低灌注的临床症状时。临床分类可以按照有无充血性心力衰竭及组织低灌注来进行，共分为4种类型：有充血性心力衰竭无组织低灌注(最常见)、充血性心力衰竭合并组织低灌注、有组织低灌注无充血性心力衰竭、无充血性心力衰竭及组织低灌注(代偿)。这种分类方法有助于指导起始治疗，提供预后信息。急性心肌梗死继发的心力衰竭可按照Killip分级，Ⅰ级无心力衰竭的临床表现，Ⅱ级肺内湿啰音小于1/2肺野，Ⅲ级存在急性肺水肿，Ⅳ级出现心源性休克、低血压。

二、诊断以及初始评估

急性心力衰竭的诊断宜从院前开始，我们应该树立一个理念，急性心力衰竭早期诊治的获益与ACS相同，而且并存的危及生命的临床情况以及需要紧急处理的诱因应尽早识别干预。急性心力衰竭的诊断需要依靠病史及相应的辅助检查。病史需要全面的评估，包括临床症状、既往心血管疾病情况、潜在心源性及非心源性诱因、是否存在充血性心力衰竭及组织低灌注表现。急性心力衰竭的临床表现主要分为两大部分：一是水负荷过重的表现，包括肺水肿及外周水肿，二是心排血量下降甚至组织低灌注的表现。

临床表现诊断急性心力衰竭的特异性和敏感性通常不尽如人意，还需要相应的辅助检查进一步确证，包括心电图(electrocardiogram，ECG)、胸片、实验室检查及超声心动图。

(一)胸部X线检查

胸部X线检查是诊断急性心力衰竭非常重要的辅助检查之一，通常表现为肺静脉淤血、胸腔积液、肺水肿以及心影增大，但是有20%左右的患者胸部X线可以完全正常。卧位胸部X线片对于急性心力衰竭的诊断价值有限。胸片还有助于除外其他的疾病如肺炎。

(二)ECG

急性心力衰竭患者ECG几乎都有异常,对于发现心衰的病因及诱因很有帮助,如房颤伴快速心室率、急性心肌梗死等。

(三)超声心动图

对于血流动力学不稳定尤其合并心源性休克、存在危及生命的心脏结构和功能异常的急性心力衰竭患者,应行急诊超声心动描记术,其余应在48小时以内尽早完成。

(四)实验室检查

1.钠尿肽

所有疑诊急性心力衰竭的患者均应行钠尿肽检测。钠尿肽有很好的阴性预测价值,脑钠肽(BNP)<100 pg/mL、脑钠肽前体(NT-proBNP)<300 pg/mL、心房钠尿肽前体中肽段(MR-proANP)<120 pg/mL基本可排除急性心力衰竭。但是钠尿肽升高不能就此确诊心衰,因为它受很多因素的影响。而且在某些终末期心衰、急性右心衰竭的患者,钠尿肽可以低水平升高。

2.其他实验室检查

其他实验室检查包括心肌钙蛋白、血尿素氮及肌酐、电解质、肝功能、甲状腺功能、血常规、疑诊肺栓塞时完善*D*-二聚体。

(1)心脏肌钙蛋白检测有助于发现ACS,但是绝大多数急性心力衰竭患者在没有ACS的情况下肌钙蛋白都有升高,提示急性心力衰竭患者存在心肌损伤甚至坏死。除此之外,肌钙蛋白还有助于肺栓塞的危险分层。

(2)由于心排血量下降肝脏缺血以及静脉回流障碍肝脏淤血,急性心力衰竭患者经常有肝功能异常,且常常提示预后不良。

(3)甲状腺功能减退和甲状腺功能亢进均可成为急性心力衰竭的诱因,对于新诊断的急性心力衰竭患者,应行甲状腺功能检测。

三、处理

急性心力衰竭是一种危及生命的急症,应就诊于最近的医院,优先选择有心内科及冠心病监护病房/重症监护病房的医院。早期诊断至关重要,所有疑诊急性心力衰竭的患者应行相关的辅助检查,并迅速给予药物及非药物性治疗措施。

对于合并呼吸衰竭及血流动力学不稳定的患者,应立即给予呼吸循环支持。

(一)识别需要紧急处理的病因和诱因

(1)ACS 与急性心力衰竭并存时,提示患者为高危人群,急性非 ST 段升高性心肌梗死的处理应类似于 ST 段抬高型心肌梗死,无论心动图及心肌坏死标志物如何,均应尽早再血管化治疗,通常在来诊后 2 小时之内。

(2)高血压急症由血压突然升高引起的急性心力衰竭通常表现为急性肺水肿,迅速降低血压是第一目标,静脉扩血管药联合袢利尿剂,将血压在最初的数小时之内降低 25%。

(3)心律失常伴有血流动力学不稳定的房性或室性快速性心律失常,应立即电复律,严重的缓慢性心律失常,应予临时起搏。

(4)急性机械性因素包括 ACS 相关的机械并发症(心室游离壁破裂、室间隔穿孔、急性二尖瓣反流)、胸部创伤、感染性心内膜炎导致的自体或人工瓣膜功能不全、主动脉夹层以及罕见的心脏肿瘤造成的梗阻,确诊依靠超声心动图,治疗上通常需要外科或介入干预稳定血流动力学。

(5)肺栓塞:识别及处理参见相关章节。

(二)早期处理

1.氧疗及机械通气

对血氧饱和度(SpO_2)<90%或血氧分压(PaO_2)<8.0 kPa,常规给予氧疗。当患者出现呼吸窘迫,表现为呼吸频率>25 次/分、SpO_2<90%,应尽早给予无创正压通气,缓解呼吸窘迫,降低有创机械通气的概率,通常选择气道持续正压、气道双相正压通气模式。如果仍然存在无创通气难以纠正的呼吸衰竭[PaO_2<8.0 kPa或动脉血二氧化碳分压($PaCO_2$)>6.7 kPa 或 pH 值<7.35],应考虑气管插管,有创机械通气。

2.出入量管理

肺淤血、体循环淤血及水肿明显者应严格限制饮水量和静脉输液速度,对无明显低血容量因素(大出血、严重脱水、大汗淋漓等)者的每天摄入液体量一般宜在 1 500 mL 以内,不要超 2 000 mL。保持每天水出入量负平衡约 500 mL/d,严重肺水肿者的水负平衡为 1 000~2 000 mL/d,甚至可达 3 000~5 000 mL/d,以减少水钠潴留和缓解症状。3~5 天后,如淤血、水肿明显消退,应减少水负平衡量,逐渐过渡到出入水量大体平衡。在水负平衡下应注意防止发生低血容量、低血钾和低血钠。

3.利尿剂

利尿剂是急性心力衰竭治疗的基石，所有存在水负荷过重表现的患者，均应给予利尿剂。对于新发的急性心力衰竭或既往未口服利尿剂的慢性心力衰竭急性加重的患者，可予呋塞米 20～40 mg(或等同剂量的其他利尿剂)静脉注射，对于长期口服利尿剂的患者，静脉利尿剂的起始剂量至少等同于口服剂量，但最佳剂量目前尚无定论。利尿剂的给药方式可以间断静脉注射，也可以持续静脉滴注。对于顽固性水肿的患者，可以考虑袢利尿剂联合噻嗪类或螺内酯，但需要严密监测电解质、肾功能。

4.血管扩张剂

血管扩张剂是急性心力衰竭第二位常用的药物，同时扩张静脉和动脉，前者优化前负荷，后者降低后负荷，进而增加每搏输出量。常用的血管扩张剂见表 3-2，小剂量开始，逐渐加量，避免血压的过度降低。当收缩压＜12.0 kPa 时，禁用；有严重二尖瓣、主动脉瓣狭窄患者慎用。

表 3-2　急性心力衰竭常用的血管扩张剂

血管扩张剂	用法	主要不良反应	其他
硝酸甘油	10～20 μg/min 起始，最大剂量 200 μg/min	低血压、头痛	连续应用可产生耐药
硝酸异山梨酯	1 mg/h 起始，最大剂量 10 mg/h	低血压、头痛	连续应用可产生耐药
硝普钠	0.3 μg/(kg・min)起始，最大剂量 5 μg/(kg・min)	低血压、氰化物中毒	见光分解

5.升压药及正性肌力药物

急性心力衰竭患者出现明显低血压时，可应用主要收缩外周血管为主的升压药如去甲肾上腺素、多巴胺等等，提升血压，并使血液再分部以保证重要脏器的血液供应。有研究表明与多巴胺相比，去甲肾上腺素不良反应更少、死亡率更低。在心排血量明显下降、器官灌注不足时，可应用正性肌力药物，但是该类药物尤其是有肾上腺素能机制者，可以导致窦性心动过速，甚至诱发心肌缺血及心律失常。而且有研究表明，无论是间断用药还是持续滴注，都有可能增加死亡率，这也是人们一直以来担心的问题。

6.阿片类药物

急性心力衰竭的患者不建议常规应用阿片类药物，仅在患者有严重的呼吸困难、肺水肿的情况下考虑应用，不良反应呈剂量依赖性，包括恶心、低血压、心动过缓及呼吸抑制。吗啡是否有增加死亡的潜在风险，目前尚无定论。

7.肾脏替代治疗

超滤可以清除心衰患者体内过多的液体，仅用于对利尿剂无效或抵抗的患者。

8.机械辅助装置

(1)主动脉内球囊反搏：适应证包括急性机械性因素（室间隔破裂、急性二尖瓣反流）手术前以及可逆病因如重症心肌炎的循环支持，以及急性心肌缺血患者血运重建的术前、术中和术后支持。对其他原因的心源性休克，主动脉内球囊反搏是否有益尚无确切的证据。

(2)心室辅助装置：此类装置有体外模式人工肺氧合器、心室辅助泵（如可植入式电动左心辅助泵、全人工心脏）。根据急性心力衰竭的不同类型，可选择应用心室辅助装置，在积极纠治基础心脏病的前提下，短期辅助心脏功能，可作为心脏移植或心肺移植的过渡。

(三)心源性休克的处理

心源性休克是指低血压（SBP＜12.0 kPa）同时伴有组织低灌注表现。疑诊心源性休克患者应立即行 ECG 及超声心动图检查，因 ACS 所致者应尽快冠脉造影、血运重建。药物治疗的首要目标是提升血压、增加心排血量，改善脏器灌注。如果没有明显液体潴留表现，首先在 15～30 分钟输入超过 200 mL 液体，如果仍无改善，加用升压药及正性肌力药物，升压药首先去甲肾上腺素，正性肌力药物首选多巴酚丁胺，在联合应用升压药的情况下，可考虑应用左西孟坦。治疗过程中应持续监测血流动力学及器官灌注状态。

第四节　急性冠状动脉综合征抗栓治疗合并出血

抗栓治疗已成为急性冠状动脉综合征（ACS）药物治疗的基石。然而，与抗栓治疗相关的各种出血并发症也日渐增加。ACS 抗栓治疗合并出血的防治既需要兼顾缺血和出血风险，又往往涉及多个学科专业，加之缺乏相关研究和指南共识，临床上面临的困难和挑战不言而喻。

一、出血的危险因素与出血风险评估

（一）抗栓治疗合并出血的高危因素

1.患者因素

如高龄、女性、低体重、慢性肾脏病、贫血、心力衰竭、高血压、糖尿病、原有血管疾病、血小板减少症、既往出血病史、抗血小板药物高反应性等。

2.药物因素

如抗栓药物的种类、剂量、时程、联合用药的数量以及交叉重叠使用等。

3.介入操作与器械因素

如血管径路、血管鞘外径、血管鞘置入时间以及是否应用血管缝合器等。

然而，出血往往是多种因素共同作用的结果，单一因素预测出血的能力有限，通常采用综合因素评分的方法进行风险评估。

（二）抗栓治疗合并出血的风险评分

目前，国内外指南共识多推荐应用 CRUSADE 评分评估 ACS 患者的总体出血风险。CRUSADE 评分的 8 个要素包括患者的基线特征（性别、糖尿病史、既往外周血管疾病史或脑卒中史），入院时临床特点（心率、收缩压和充血性心力衰竭的体征）以及实验室检查指标（基线血细胞比容和血清肌酐清除率）。根据评分将出血风险分为很低危（＜20）、低危（21～30）、中危（31～40）、高危（41～50）和很高危（＞50），其相应的在院出血风险分别为 3.1％、4.5％、8.6％、11.9％和 19.5％。

二、ACS 抗栓治疗合并出血的预防策略

ACS 抗栓治疗合并出血一旦发生，其处理将面临极大困境，如临床处理需兼顾缺血和出血风险；出血处理往往涉及多个专业，学科整合困难；临床研究证据不足，缺乏明确指南共识。因此，ACS 抗栓治疗合并出血的防治关键是预防出血。

（一）合理选择和使用抗栓药物

1.抗血小板药物的合理应用

抗血小板治疗是 ACS 药物治疗的关键。国内外指南共识一致推荐，所有无禁忌证的 ACS 患者发病后应立即口服水溶性阿司匹林或嚼服阿司匹林肠溶片 300 mg，继以 100 mg/d 长期维持，且在阿司匹林基础上联合使用一种 P2Y12 受体抑制剂。研究发现，服用阿司匹林的剂量与出血风险呈正相关；服用双联抗血

小板药物较单服阿司匹林患者出血风险更高；新型抗血小板药物的应用使缺血事件进一步降低，但出血风险也有随之升高的风险。因此，根据患者的病情合理选择合理抗血小板治疗方案，对于预防出血并发症至关重要。

阿司匹林可通过全身作用和局部作用引起胃肠道黏膜损伤，长期服用宜选择肠溶制剂，不宜掰开或咬碎服用，不建议餐后服用（多建议睡前服用），使阿司匹林快速通过以降低胃肠道损伤风险。双联抗血小板治疗（DAPT）治疗时程仍有较大争议。基于近期研究结果和国外指南建议，建议对长期使用 DAPT 的患者进行 DAPT 风险评分，以评估 1 年后继续使用的风险与获益。

2.抗凝药物的合理应用

ACS 急性期和经皮冠状动脉介入治疗（percutaneous coronary intervention，PCI）术中均推荐应用抗凝药物。目前临床应用的抗凝药物包括普通肝素和依诺肝素、磺达肝癸钠和比伐芦定等，分别作用于凝血瀑布的不同部位，通过抑制一个或多个凝血因子发挥抗凝作用。不同抗凝药物抗凝的机制和效果各不相同。因此，根据不同患者病情选择合理的抗凝治疗方案对于预防抗栓治疗出血十分关键。

一般建议，出血高危的持续性 ST 段抬高型急性冠脉综合征患者应优选磺达肝癸钠。OASIS-5 研究入选 20 078 例持续性 ST 段抬高型急性冠脉综合征患者随机分为磺达肝癸钠组合依诺肝素组。结果显示，磺达肝癸钠显著降低严重出血发生率和 30 天死亡率。2015 年 ESC 发布的持续性 ST 段抬高型急性冠脉综合征管理指南强调，磺达肝癸钠在持续性 ST 段抬高型急性冠脉综合征的抗凝治疗中具有最佳的疗效-安全性。对于拟行 PCI 且出血风险为中、高危的 ACS 患者，术中选用比伐芦定抗凝更安全。ACUITY 研究入选 13 819 例高危 NSTE-ACS 患者，结果显示，与普通肝素或低分子肝素联合血小板糖蛋白（GP）Ⅱb/Ⅲa 抑制剂（GPI）组相比，PCI 围术期单用比伐芦定组联合缺血终点事件发生率降低不明显，但严重出血发生率显著降低。此外，对于肝素诱导的血小板减少症患者，PCI 术中亦推荐使用比伐芦定，但术后不强调高剂量维持应用。

3.抗栓药物的常见临床误区

ACS 抗栓治疗过程中存在诸多误区，这些误区是导致出血并发症的重要原因。常见临床误区如下。

（1）常规上游使用 GPI：多项研究显示，常规上游使用（如急救车和急诊室）使用 GPI 增加出血风险，不宜推荐。高危患者（如血清肌钙蛋白阳性）、造影提示血栓负荷较重或未给予适当负荷量 $P2Y_{12}$ 受体抑制剂的患者可考虑静脉使用

GPI。如需联用 GPI,PCI 术中使用普通肝素的剂量应调整为 50～70 U/kg。

(2)交叉使用普通肝素和依诺肝素:SYNERGY 研究发现,在 PCI 围术期交叉使用普通肝素和依诺肝素能增加出血风险,应尽量避免。

(3)PCI 术前使用磺达肝癸钠,术中未调整普通肝素剂量:使用磺达肝癸钠并行 PCI 的患者,术中使用普通肝素(70～85 U/kg,如同时使用 GPI 则将剂量调整为50～60 U/kg)。

(4)ACS 急性期抗凝治疗不规范:目前认为,持续性 ST 段抬高型急性冠脉综合征延长使用抗凝剂非但无明显获益,还可能增加出血时间。原则上,持续性 ST 段抬高型急性冠脉综合征患者在 PCI 术后应停用一切抗凝药物,溶栓治疗的 STEMI 患者使用抗凝剂最少 48 小时,(最多至血管再通,或在住院期间使用最多至 8 天)。

(5)使用口服抗凝剂的患者联合用药不规范:对于合并房颤等长期使用口服抗凝剂的 ACS 患者,尽管阿司匹林、氯吡格雷与口服抗凝剂的三联抗栓治疗能减少缺血事件发生率,但其出血发生率显著高于双联抗栓治疗(即阿司匹林 100 mg/d或氯吡格雷 75 mg/d 选择其一与口服抗凝剂联合使用)。合并房颤的 ACS 患者 PCI 术后建议采用 HAS-BLED 评分法评估出血风险,指导抗栓治疗策略的制定。

(二)优化介入操作减少血管径路相关出血

在 PCI 术后患者中,穿刺及操作相关的出血达 42.1%。规范介入操作,尽量避免发生与穿刺,推送导管或导丝等相关的出血,可有效减少抗栓治疗出血并发症的发生。RIVAL 试验和 MATRIX 试验结果均表明,与股动脉径路相比,采用桡动脉径路可显著降低 PCI 术后出血和血管并发症的发生率。建议尽量优选桡动脉径路以减少穿刺部位出血。

(三)应用质子泵抑制剂预防消化道出血

在阿司匹林的基础上加用质子泵抑制剂显著降低消化性溃疡出血风险 COGENT 研究显示,接受 DAPT 的患者预防性应用奥美拉唑显著降低上消化道出血风险,而且并不增加心血管事件。以下患者胃肠出血风险较高,建议同时使用质子泵抑制剂。①有胃肠道溃疡或出血病史。②长期使用非甾体抗炎药或泼尼松。③具有下列两项或更多危险因素:年龄≥65 岁、消化不良、胃食管反流病、幽门螺杆菌(Hp)感染或长期饮酒。建议在 DAPT 基础上合用质子泵抑制剂(3～6 个月),6 个月后可考虑继续或间断服用。

需要注意的是，应用氯吡格雷时应选择对 CYP2C19 影响较小的质子泵抑制剂，其中泮托拉唑和雷贝拉唑对 CYP2C19 的抑制强度较低，不建议使用奥美拉唑、兰索拉唑和埃索美拉唑等。

（四）特殊人群抗栓药物和剂量的调整

1.高龄

高龄（≥75 岁）患者由于全身器官退化、合并症多发、药代动力学改变、对药物敏感性增加，常同时存在缺血和出血双重高危因素，药物治疗的剂量与时间窗口均较窄。高龄患者应根据患者病情制订合适的抗栓治疗方案，如高出血风险的高龄患者术中抗凝可采用比伐芦定；需长期服用 OAC 的高龄患者，为降低出血风险，应加大 INR 的监测频率，INR 范围应随年龄增加而适当降低。

2.低体重

低体重（<60 kg）往往与高龄、女性、肾功能不全等因素并存。研究表明，根据体重调整普通肝素剂量，其抗凝效果明显优于使用固定剂量。

3.肾功能不全

肾功能不全是 ACS 患者出血事件的独立危险因素。建议应用估算的肾小球滤过率评价患者的肾功能，尤其高龄、女性、低体重或血清肌酐升高的患者，依据肾小球滤过率挑战抗栓药物的种类和剂量。

4.脑血管病

ACS 合并缺血性卒中/短暂性脑缺血发作的患者同时为缺血与出血事件高危人群。此类患者使用抗栓药物需要格外谨慎，并全面评估治疗的获益与风险。既往有脑出血病史的 ACS 患者，抗血小板或抗凝治疗是否会增加再次脑出血风险尚不明确。建议临床上结合 ACS 的危险分层、缺血与出血风险以及脑血管病史的类型与时间等因素，由心内科与神经内科医师联合评估既往有脑出血病史患者抗栓治疗的必要性，并制定合理的用药方案。

三、ACS 抗栓治疗合并出血的处理策略

ACS 合并大出血本身增加死亡风险，而发生出血后停用抗栓药物可能导致缺血事件，后者亦增加死亡风险。对于抗栓治疗合并出血的 ACS 患者，如何做到迅速控制出血并兼顾缺血风险，是临床医师经常面临的两难境地。一旦发生出血首先应评估出血程度，推荐应用 BARC 出血分级，再进行综合评估并兼顾缺血与出血风险，制定个体化的临床方案。

(一)出血相关评估

依据出血程度(血流动力学状态、是否需要输血、血红蛋白下降程度等)、出血部位(穿刺部位、皮下、腹膜后、消化道、颅内等)、出血原因(器械操作引起血管损伤、强化抗栓药物、溃疡病史或幽门螺杆菌感染、肝素诱导的血小板减少症等)及止血方法(药物、局部压迫、手术等)对出血患者进行综合评估并采取根据评估结果给予合理干预措施(如调整抗栓治疗策略、药物止血治疗、压迫止血、手术等)。

(二)缺血相关评估

与缺血事件相关的因素较多,临床医师需结合临床特征(ACS 的类型、高龄、糖尿病、恶性肿瘤等)、血管病变特征(左主干病变、主动脉-冠状动脉开口病变、分叉病变、小血管病变、严重钙化病变、冠状动脉瘤样扩张等)、PCI 复杂程度(分叉病变双支架术、弥漫长支架、重叠支架等)、支架性能、术中并发症(高血栓负荷、无复流、夹层、急性闭塞、贴壁不全、支架脱载等)、距 PCI 时间(一周以内、一个月内、3～6 个月、≥12 个月)等综合评估。

对于 ACS 抗栓治疗合并出血的患者应首先考虑保留抗栓药物的基础上行止血治疗(如压迫止血、药物治疗等)。对于保留抗栓药物无法止血或特殊部位、类型的出血必须调整抗栓治疗策略。在调整抗栓治疗策略时,应制定充分考虑停用抗栓药物的种类(如停用所有抗栓药物、仅停用抗凝药物等)、停用抗栓药物的时间、如何恢复抗栓药物(如单药抗血小板治疗等)及恢复抗栓药物后维持多长时间。另外,在调整抗栓治疗策略的基础上,选择合理的止血治疗方案(如压迫止血、药物治疗、内镜治疗、外科手术等)。

四、ACS 抗栓治疗合并不同部位出血的处理策略

有研究显示,在 PCI 术后患者中,穿刺及操作相关的出血占 42.1%,非穿刺部位出血占 57.9%。其中,消化道出血占 16.6%,腹膜后出血占 13.3%,泌尿生殖道出血占 5.0%,其他出血占 23.0%。抗栓治疗因涉及不同部位出血,出血处理往往需多学科协作。在非穿刺部位出血中,以消化道出血最为常见。尽管颅内出血的发生率相对较低,但其致死与致残率极高。因此,本文主要围绕上述两类出血探讨多学科联合处理的过程。

(一)消化道出血

ACS 抗栓治疗过程中一旦发生消化道出血,心内科医师应尽快联合消化内

科、普外科等，依据患者的依据临床症状、实验室检查及内镜检查行风险评估。根据评估结果合理调整抗栓治疗策略（如何停用抗栓药物、何时恢复抗栓药物等）并积极行止血治疗（输注新鲜血小板、内镜治疗、手术治疗等）。内镜既可明确出血的病因和部位，还能通过其进行止血治疗，是抗栓治疗合并出血处理的重要环节。然而，内镜操作因停用抗栓药物可导致缺失事件，操作过程又可损伤消化道加重出血。因此，内镜检查应兼顾缺血、出血及内镜操作的风险。利用内镜处理抗栓治疗出血的患者时，应根据患者病情合理选择内镜检查时机和治疗策略，建议及早完成。

（二）颅内出血

颅内出血是抗栓治疗的严重并发症之一，严重者可致残甚至致命。抗栓治疗前应充分评估脑出血风险，对于既往曾发生脑出血或存在顽固性高血压的ACS患者，应在和患者及家属充分沟通的基础上，谨慎制定抗栓方案，并在治疗过程严密监测。一旦发生颅内出血，应尽快联合神经内科、神经外科等依据患者的评估患者病情严重程度（临床评估、影像学评估、出血量评估等），由心血管科与神经科医师共同制定出血治疗和抗栓治疗方案。发生脑出血的ACS患者应在神经内科医师配合下给予针对脑出血的相关治疗（如控制血压、降低颅内压等）。对于大多数抗栓治疗合并颅内出血的患者，手术的作用尚不清楚，不主张无选择的常规使用外科或微创手术。手术治疗需严格把握适应证。

（三）其他部位出血的评估与对策

ACS抗栓治疗出血还可导致穿刺相关出血、呼吸道、泌尿系、生殖道、皮肤黏膜、口腔牙龈等多部位出血。一旦发生出血应积极和相关科室协作，共同评估患者病情，依据评估结果共同调整抗栓治疗策略、制订合适的药物或手术止血方案及各专科治疗方案等。

第五节 急性心肌梗死

急性心肌梗死（acute myocardial infarction，AMI）是在冠状动脉病变的基础上，发生冠状动脉血供急剧减少或中断，以致供血区域的心肌产生持久而严重的缺血性损害，心肌组织代谢和血液营养成分及氧的供需不平衡，形成不可逆的坏死。临床表现为持久的胸骨后剧烈疼痛、发热、白细胞计数和血清心肌酶增高以及心电图进行性改变，可发生心律失常、休克或心力衰竭，属冠心病的严重类型，需进行特别护理。

一、病因

冠状动脉粥样硬化造成管腔狭窄和心肌供血不足，而侧支循环尚未建立时，由于下述原因加重心肌缺血即可发生心肌梗死。

（一）冠状动脉完全闭塞

病变血管粥样斑块内破溃或内膜下出血，管腔内血栓形成或动脉持久性痉挛，使管腔发生完全的闭塞。

（二）心排血量骤降

休克、脱水、出血、严重的心律失常或外科手术等引起心排出量骤降，冠状动脉灌流量严重不足。

（三）心肌需氧需血量猛增

重度体力劳动、情绪激动或血压剧升时，左心室负荷剧增，儿茶酚胺分泌增多，心肌需氧需血量增加。

AMI 亦可发生于无冠状动脉粥样硬化的冠状动脉痉挛，也偶有由于冠状动脉栓塞、炎症、先天性畸形所致。

心肌梗死后发生的严重心律失常、休克或心力衰竭，均可使冠状动脉灌流量进一步降低，心肌坏死范围扩大。

二、症状

（一）梗死先兆

多数患者于发病前数日可有前驱症状，心电图检查，可显示 ST 段一时性抬高或降低，T 波高大或明显倒置，此时应警惕患者近期内有发生心肌梗死的可能。

（二）症状

1.*疼痛*

疼痛为此病最突出的症状。发作多无明显诱因，且常发作于安静时，疼痛部位和性质与心绞痛相同，但疼痛程度较重，持续时间久，有长达数小时甚至数天，用硝酸甘油无效。患者常烦躁不安、出汗、恐惧或有濒死感。少数患者可无疼痛,起病即表现休克或急性肺水肿。

2.休克

20%患者可伴有休克,多在起病后数小时至1周内发生。患者面色苍白、烦躁不安、皮肤湿冷,脉搏细弱,血压下降<10.7 kPa,甚至昏厥。若患者只有血压降低而无其他表现者称为低血压状态。休克发生的主要原因:由于心肌遭受严重损害,左心室排出量急剧降低(心源性休克);剧烈胸痛引起神经反射性周围血管扩张;因呕吐、大汗、摄入不足所致血容量不足。

3.心律失常

75%~95%的患者伴有心律失常,多见于起病1~2周内,而以24小时内最多见,心律失常中以室性心律失常最多,如室性期前收缩,部位患者可出现室性心动过速或因心室颤动而猝死。房室传导阻滞、束支传导阻滞也不少见,室上性心律失常较少发生。前壁心肌梗死易发生束支传导阻滞,下壁心肌梗死易发生房室传导阻滞,室上性心律失常多见于心房梗死。

4.心力衰竭

梗死后心脏收缩力显著减弱且不协调,故在起病最初几天易发生急性左心衰竭,出现呼吸困难、咳嗽、烦躁、不能平卧等症状。严重者发生急性肺水肿,可有发绀及咳大量粉红色泡沫样痰,后期可有右心衰竭,右心室心肌梗死者在开始即可出现右心衰竭。

5.全身症状

全身症状有发热、心动过速、白细胞计数增高和红细胞沉降增快等。此主要由于坏死组织吸收所引起,一般在梗死后1~2天内出现,体温一般在38 ℃左右,很少超过39 ℃,持续一周左右。

三、辅助检查

(一)心电图

1.特征性改变

(1)在面向心肌坏死区的导联上出现宽而深的Q波。

(2)在面向坏死区周围心肌损伤区的导联上出现ST段抬高呈弓背向上型。

(3)在面向损伤区周围心肌缺血区的导联上出现T波倒置。心内膜下心肌梗死一般无病理性Q波。

2.动态性改变

(1)超急性期:发病数小时内,可出现异常高大两肢不对称的T波。

(2)急性期:数小时后,ST 段明显抬高,弓背向上,与直立的 T 波连接,形成单向曲线,1～2 日内出现病理性 Q 波,同时 R 波减低,病理性 Q 波或 QS 波常持久不退。

(3)亚急性期:ST 段抬高持续数日于两周左右,逐渐回到基线水平,T 波变为平坦或倒置。

(4)恢复期:数周至数月后,T 波呈 V 形对称性倒置,此可永久存在,也可在数月至数年后恢复。

3.判断部位和范围

可根据出现特征性改变的导联来判断心肌梗死的部位。如 V_1、V_2、V_3 和 V_4、V_5、V_6 反映左心室前壁和侧壁,Ⅱ、Ⅲ、aVF 反映下壁,Ⅰ、aVL 反映左心室高侧壁病变。

(二)超声心动图

超声心动图可发现坏死区域心肌运动异常,了解心脏功能。

(三)血液检查

1.血象

起病 24～48 小时后白细胞计数可增至(10～20)×10^9/L,中性粒细胞数增多,嗜酸性粒细胞计数减少或消失,红细胞沉降率增快,均可持续 1～3 周。

2.血清酶

血清心肌酶升高。磷酸肌酸激酶(CPK)及同工酶 MB(CK-MB)在 3～6 小时开始升高,24 小时达最高峰,2～3 日下降至正常。

3.血清心肌特异蛋白

血清肌钙蛋白 T 和肌钙蛋白 I 增高。

四、治疗

原则:保护和维持心脏功能,改善心肌血液供应,挽救濒死心肌,缩小心肌梗死范围,及处理并发症防止猝死。

(一)监护和一般治疗

监护;卧床休息 2 周;吸氧。

(二)对症处理

(1)解除疼痛:应尽早解除疼痛,一般可静脉注射吗啡 3～5 mg。

(2)控制休克:有条件者应进行血流动力学监测,根据中心静脉压、肺毛细血管楔嵌压判定休克的原因，给予针对性治疗。

(3)消除心律失常：心律失常是引起病情加重及死亡的重要原因。

(4)治疗心力衰竭：除严格休息、镇痛或吸氧外，可先用利尿剂，常有效而安全。

(5)其他疗法：抗凝疗法、硝酸酯类药物、血管紧张素转换酶抑制剂类、β受体阻滞剂、葡萄糖-胰岛素-钾(极化液)、抗血小板药物、他汀类药物。

(三)挽救濒死心肌和缩小梗死范围

(1)溶血栓治疗：应用纤溶酶激活剂激活血栓中纤溶酶原转变为纤溶酶而溶解血栓。目前常有的药物有链激酶、尿激酶和组织型纤溶酶原激活物(t-PA)等。

(2)冠状动脉内介入治疗。

(四)恢复期处理

恢复期可长期口服阿司匹林 100 mg/d，有抗血小板聚集，预防再梗死作用。广谱血小板聚集抑制剂噻氯匹定有减少血小板的黏附，抑制血小板聚集和释放凝血因子等作用，可预防心肌梗死后复发，剂量：250 mg，每日 1～2 次，口服。病情稳定并无症状，3～4 个月后，体力恢复，可酌情恢复部分轻工作，应避免过重体力劳动或情绪紧张。

五、院前急救

流行病学调查发现，AMI 死亡的患者中约 50%在发病后 1 小时内于院外猝死，死因主要是可救治的致命性心律失常。显然，AMI 患者从发病至治疗存在时间延误。原因：①患者就诊延迟。②院前转运、入院后诊断和治疗准备所需的时间过长，其中以患者就诊延迟所耽误时间最长。因此，AMI 院前急救的基本任务是帮助 AMI 患者安全、迅速地转运到医院，以便尽早开始再灌注治疗；重点是缩短患者就诊延误的时间和院前检查、处理、转运所需的时间。

应帮助已患有心脏病或有 AMI 高危因素的患者提高识别 AMI 的能力，以便自己一旦发病立即采取以下急救措施：①停止任何主动活动和运动；②立即舌下含服硝酸甘油片(0.5 mg)，每 5 分钟可重复使用。若含服硝酸甘油 3 片仍无效则应拨打急救电话，由急救中心派出配备有专业医护人员、急救药品和除颤器等设备的救护车，将其运送到附近能提供 24 小时心脏急救的医院。随同救护的医护人员必须掌握除颤和心肺复苏技术，应根据患者的病史、查体和心电图结果做出初步诊断和急救处理，包括持续心电图和血压监测、舌下含服硝酸甘油、吸氧、建立静脉通道和使用急救药物，必要时给予除颤治疗和心肺复苏。尽量识别

AMI 的高危患者[如有低血压(＜13.3 kPa)、心动过速(＞100 次/分)或有休克、肺水肿体征],直接送至有条件进行冠状动脉血运重建术的医院。

AMI 患者被送达医院急诊室后,医师应迅速作出诊断并尽早给予再灌注治疗。力争在 10～20 分钟完成病史采集、临床检查和记录 1 份 18 导联心电图以明确诊断。对 ST 段抬高的 AMI 患者,应在 30 分钟内开始溶栓,或在 90 分钟内开始行急诊经皮冠状动脉腔内血管成形术治疗。在典型临床表现和心电图 ST 段抬高已能确诊为 AMI 时,绝不能因等待血清心肌标志物检查结果而延误再灌注治疗的时间。

第八章 呼吸系统急危重症的诊疗

第一节　急性重症哮喘

支气管哮喘简称哮喘，是由多种细胞（如嗜酸性粒细胞、肥大细胞、T 细胞、中性粒细胞、气道上皮细胞等）和细胞组分参与的气道慢性炎症性疾病。临床上表现为反复发作性喘息、气急、胸闷或咳嗽等症状，典型症状为发作性伴有哮鸣音的呼气性呼吸困难。严重者被迫采取坐位或呈端坐呼吸，干咳或咳大量白色泡沫痰，甚至出现发绀等。发作时常有焦虑或烦躁，大汗淋漓。常在夜间和（或）清晨发作、加剧，多数患者可自行缓解或经治疗缓解。其诊断标准如下。①反复发作喘息、气急、胸闷或咳嗽，多与接触变应原、冷空气、物理、化学性刺激、病毒性上呼吸道感染、运动等有关。②发作时在双肺可闻及以呼气相为主的哮鸣音，呼气相延长。③上述症状可经支气管舒张药治疗后缓解或自行缓解。④除外其他疾病所引起的喘息、气急、胸闷或咳嗽。⑤临床表现不典型者（如无明显喘息或体征）应有下列 3 项中至少 1 项阳性：支气管激发试验（用以测定气道反应性）阳性；支气管舒张试验（用以测定气道的可逆性改变）阳性；昼夜呼气流量峰值（可客观反映气道阻塞的严重性）变异率≥20%。符合上述①～④条或④、⑤条者，可以诊断为哮喘。

有些患者尤其是青少年，哮喘症状表现为在运动时出现胸闷、咳嗽和呼吸困难，称为运动性哮喘。临床上还存在没有喘息症状的不典型哮喘，患者可表现为发作性咳嗽、胸闷或其他症状。对以咳嗽为唯一症状的不典型哮喘称为咳嗽变异性哮喘。对以胸闷为唯一症状的不典型哮喘称为胸闷变异性哮喘。

哮喘可分为急性发作期和非急性发作期（也称慢性持续期，指患者虽然没有哮喘急性发作，但在相当长时间内仍有不同频度和不同程度的喘息、咳嗽、胸闷等症状，可伴有肺通气功能下降）。哮喘急性发作期是指喘息、气急、胸闷或咳嗽等症状突然发生或症状加重，常因接触变应原等刺激物或治疗不当所致。哮喘急性发作时其程度轻重不一，病情加重可在数小时或数天逐渐出现，偶尔可在数分钟内危及生命，故应对病情做出正确评估，以便给予及时有效的紧急治疗。本节主要涉及急性重症哮喘发作的诊断和治疗。

一、病因与发病机制

（一）重症哮喘发生的有关因素

重症哮喘发生的有关因素主要有呼吸道感染，包括病毒、细菌、肺炎支原体和衣原体；抗原或刺激性物质持续存在或突然大量暴露；长期应用糖皮质激素过早减量或停用；长期单独使用短效 β_2 受体激动剂使 β_2 受体功能下调，加重气道炎症和高敏状态；中度哮喘发作未得到及时有效处理；精神过度紧张；缺氧和二氧化碳潴留所致酸中毒加重支气管痉挛；痰栓阻塞小气道或并发肺不张；阿司匹林或其他非甾体抗炎药物的使用；并发气胸、纵隔气肿、肺不张等。

（二）重症哮喘的病理和病理生理

重症哮喘的病理和病理生理改变主要是由于广泛支气管平滑肌痉挛、支气管黏膜及黏膜下嗜酸细胞性炎症、水肿和气道内黏液栓形成所致管腔狭窄，气道阻力增加，吸入气多于呼出气，肺泡过度充气，内源性呼气末正压（intrinsic positive end-expiratory pressure，PEEPi）增大，导致吸气功耗增大。由于气道阻塞部位和程度不一，各部肺泡潴留气量不同，肺内气体分布不均，肺泡内压不等，对肺泡周围毛细血管血流灌注产生不同影响，导致血流分布不均，通气血流比值失调。痰栓所致肺小叶不张和肺实质炎症增加肺内分流，进一步加重通气血流比值失调，导致低氧血症。动脉血氧降低，刺激颈动脉窦和主动脉体化学感受器，使呼吸频率增加，呼吸幅度加大。哮喘发作初期，通气可代偿性增加，动脉血二氧化碳分压降低；重症哮喘发作时其气道阻力进一步增加，可大于健康对照组的 10～20 倍，此时呼吸肌不仅要克服强大的气道阻力，还要克服肺弹性回缩力和胸部弹性回缩力，持续时间一长，易产生呼吸肌疲劳，使肺通气量降低，二氧化碳分压逐步上升。

此外，在重症哮喘，因肺泡过度充气，用力呼气时，胸膜腔内压更高，右心回心血量减少，在强有力的负压吸气期，回心血量增加，右心充盈，室间隔移向左心室，致使舒张期左心室充盈不全；同时吸气期巨大负压不利于收缩期心室排空，相当于心室后负荷增加，使吸气期收缩压下降，出现奇脉。

肺过度充气会加重吸气肌的负荷，降低肺的顺应性。PEEPi 也是增加呼吸肌肉负荷的一个重要因素，肺过度充气时膈肌血流减少。哮喘持续状态患者若血清肌酐和乳酸水平升高可能提示呼吸肌的疲劳，此时若气道阻塞不迅速解除，潮气量将进行性下降，最终将会发生呼吸衰竭。

（三）识别具有高死亡风险的哮喘患者

增加哮喘死亡风险的高危因素：①因哮喘急性发作需要气管插管或机械通气的病史；②在过去几年间曾有过因哮喘急性发作需住院治疗或急诊医疗措施紧急处理的情况；③近期应用口服糖皮质激素或停用糖皮质激素患者；④目前没有使用吸入糖皮质激素；⑤过量应用β受体激动剂患者，尤其是沙丁胺醇每月应用超过1瓶的患者；⑥精神疾病或心理问题的历史；⑦哮喘药物治疗依从性差及哮喘诊疗依从性差；⑧具有食物过敏史的哮喘患者。

二、诊断

急性重症哮喘多是在哮喘发作数天或数周后得不到有效控制的基础上再次急性加重，亦有少部分患者是在哮喘发作数小时甚至数分钟后就发生。哮喘急性加重表现为患者的症状及肺功能从正常状态下的恶化。相比以前患者的肺功能或预期值，患者的呼吸流速的下降可以通过呼气峰流速及第一秒用力呼气容积（forced expiratory volume in one second，FEV_1）的下降进行检测。在紧急情况下，这些数据是可信任的评估哮喘严重程度的指标。症状发作的频率是一个比呼气流量峰值更为可靠的评价指标。少许患者具有临床症状轻而肺功能下降严重的情况，这种情形尤其发生在具有致命性哮喘发病史及男性患者中。

（一）临床表现特点

1.急性重症哮喘的症状

多数患者表现为端坐前弓位，呼吸短促，喘鸣，一口气不能完成一句话，常有焦虑或烦躁，大汗淋漓。

2.急性重症哮喘的体征

（1）呼吸系统：呼吸浅快（≥30次/分），胸部由于过度充气而变得饱满，双肺可闻满布的哮鸣音。当气道极度痉挛或患者情况衰竭而无力呼气时，哮鸣音反而减弱甚至消失，表现为所谓“沉默胸”。呼吸肌疲劳征象常提示哮喘严重发作。长时间气喘可导致呼吸肌疲劳而出现吸气时下胸部和上腹部吸气时矛盾性内陷、胸式呼吸和腹式呼吸交替出现和吸气三凹征。发绀在一般哮喘发作中并不常见，一旦出现多为急性重症哮喘的征象。

（2）心血管系统：由于低氧血症、肺血管阻力增加以及精神紧张可导致心动过速(≥120 次/分)。此外由于胸腔内压波动幅度随呼吸动度增加而增大,临床上可观察到奇脉。不明显奇脉只有在听诊血压时方能发现,当听到收缩压动脉音时,水银柱停止下降,观察并记录呼气和吸气时水银柱的波动,如收缩压在吸气期较呼气期下降 1.3 kPa 以上,有诊断价值,急性重症哮喘常>3.3 kPa。但是当哮喘极重度发作,呼吸肌过度疲劳,患者呼吸变得浅快而不能使胸腔内压大幅度波动时,奇脉就会消失。

(3)神经系统:患者可出现烦躁不安,嗜睡,意识模糊,甚至昏迷。

(4)由于严重的呼吸困难而不能正常进食甚至饮水,再加上呼吸道非显性失水和汗液增加,重症哮喘患者每日摄入水量约 700 mL,而排出水量约 2 700 mL,从而导致不同程度的脱水,表现为皮肤弹性降低,口舌干燥,痰液黏稠不易咳出甚至形成痰栓阻塞气道。

(二)实验室检查

1.床旁肺功能测定

呼气高峰流量,其准确性取决于用力呼气前吸气的深度和用力呼气的速度,一般连续测量 3 次,以最佳 1 次为准。在初步使用解痉剂后如测定值低于预计值的 50%,成人<100 L/min 或反应持续时间<2 小时,昼夜变异率>30%,应视为严重哮喘发作。

2.动脉血气分析

当患者对初始治疗无反应或哮喘症状进行性恶化时应及时检查血气。当 PaO_2<8.0 kPa,$PaCO_2$升高>6.0 kPa 时,提示呼吸衰竭。呼吸衰竭提示 $PaCO_2$ 将进一步升高,有可能需要气管插管。

3.血清生化检查

患者因使用激素、β_2受体激动剂、呼吸性碱中毒以及进食减少等因素而有不同程度的低钾血症。低钾增加了心律失常的危险性,应尽早发现并纠正。

4.X 线检查

不建议作为常规检查。但如果怀疑有并发症,如气胸、纵隔气肿、肺不张或肺炎等或心脏疾病时,应该进行胸部 X 线检查。

5.心电图

急性重症哮喘有时很难与急性左心衰竭相鉴别,并发心律失常是导致哮喘症状不易缓解的原因之一。心电图、超声心动图有助于鉴别诊断,尤其是 50 岁以上的患者。

(三)哮喘急性发作时病情严重程度分级

哮喘急性发作的严重程度分为轻、中、重和危重 4 度。应注意:诊断重症哮喘的关键不在于其发作持续时间的长短,而在于其严重程度。

(四)鉴别诊断

哮喘主要应与下列疾病鉴别:①左心衰竭引起的呼吸困难若一时难以鉴别,可雾化吸入 β_2 受体激动剂或静脉注射氨茶碱缓解症状后进一步检查。忌用肾上腺素或吗啡。②慢性阻塞性肺疾病。③上气道阻塞:中央型支气管肺癌、气管支气管结核、复发性多软骨炎等气道疾病或异物气管吸入,导致支气管狭窄或伴发感染时,可出现喘鸣或类似哮喘样呼吸困难。依据病史,尤其是出现吸气性呼吸困难,结合胸部影像、支气管镜检查等,可明确诊断。④变态反应性支气管肺曲霉病:常以反复哮喘发作为特征,可咳出棕褐色黏稠痰块或咳出树枝状支气管管型。痰镜检或培养可查及曲霉。胸部 X 线或 CT 检查有相应改变。血清总 IgE 显著升高。

哮喘重度发作还应注意与肺栓塞、张力性气胸、过度通气综合征等相鉴别。

三、治疗

哮喘急性发作的治疗取决于发作的严重程度以及对治疗的反应。治疗的目的在于尽快缓解症状、解除气流受限和低氧血症,同时还需要制定长期治疗方案以预防再次急性发作。

(一)紧急处理

1.吸氧

采用鼻导管或面罩控制性吸氧,根据指脉氧调整吸入氧流量,维持血氧饱和度在 93%～95%。根据氧饱和度控制氧流量,较高流量纯氧吸入疗效更佳。

2.短效 β_2 受体激动剂(SABA)

短效 β_2 受体激动剂(SABA)是控制哮喘急性发作的首选药物。该类药物支气管解痉作用强、起效快(数分钟)但维持时间较短(4～6 小时),常用的药物有沙丁胺醇和特布他林。可通过压力定量气雾剂的储雾罐反复给药,第一个小时每 20 分钟给药一个剂量(沙丁胺醇 100～200 μg,特布他林250～500 μg)。重症哮喘建议通过射流雾化装置给药。在初始治疗时连续雾化给药,随后根据需要间断给药(沙丁胺醇 2.5 mg/0.5 mL,特布他林 5 mg/2 mL,每 4 小时 1 次)。但应注意严重高血压、心律失常、心率>120 次/分时应慎用,大剂量使用 β_2 受体激动剂可引起低血钾，应注意补充钾。

3.异丙托溴铵

异丙托溴铵为短效吸入型抗胆碱能药物，主要用于哮喘急性发作的治疗，多与 β_2 受体激动剂联合应用，有协同作用，尤其适用于夜间哮喘及多痰的患者。异丙托溴铵与短效 β_2 受体激动剂联合应用，可最大程度缓解支气管痉挛和减少过量使用单一药物的不良反应以及哮喘患者的住院率。第 1 小时雾化吸入异丙托溴铵 0.5 mg/2 mL，沙丁胺醇 2.5 mg/0.5 mL，每 20 分钟 1 次。

4.全身糖皮质激素的应用

全身糖皮质激素的应用可加速急性哮喘的改善速度。氢化可的松琥珀酸钠、泼尼松、泼尼松龙和甲泼尼龙为推荐的全身使用的糖皮质激素。地塞米松因作用时间长，对丘脑-垂体-肾上腺轴抑制作用较大，一般不作推荐，但在缺乏上述药品时，可考虑使用。口服糖皮质激素和静脉给药疗效相当。对于多数无激素依赖患者推荐泼尼松或泼尼松龙 0.5～1 mg/(k・d)，疗程一般 5～7 天。对正在使用或最近刚刚停用口服糖皮质激素者可通过静脉给药。氢化可的松琥珀酸钠(按游离型氢化可的松计算)10 mg/(k・d)；或甲泼尼龙 40～80 mg/d，分次给予；或地塞米松 0.1～0.2 mg/(k・d)。少数患者病情控制后可序贯口服给药，疗程一般 5～7 天。有激素依赖倾向者应延长给药时间，控制哮喘症状后改为口服给药，并逐渐减少激素用量。

5.茶碱

尽管目前在临床治疗重症哮喘时仍在静脉使用茶碱，但短效茶碱治疗哮喘发作或恶化还存在争议，因为它在舒张支气管方面，与足量使用速效 β_2 受体激动剂比较无任何优势，但是它可能改善呼吸驱动力。对于近期未使用过茶碱类药物的患者，可首先使用负荷量氨茶碱(4～6 mg/kg)，缓慢静脉推注，注射时间应 >20 分钟，然后给予维持量 0.6～0.8 mg/(k・h)。多索茶碱不良反应少，对氨茶碱有不良反应者可选用，静脉注射(0.2 g/12 h)或静脉滴注(0.3 g/d)。由于茶碱的“治疗窗”窄，以及茶碱代谢存在较大的个体差异，可引起心律失常、血压下降、甚至死亡，在有条件的情况下应监测其血药浓度，及时调整浓度和滴速。茶碱有效安全血药浓度范围应在 6～15 mg/L。影响茶碱代谢的因素较多，如发热性疾病、妊娠，抗结核治疗可以降低茶碱的血药浓度；而肝脏疾患、充血性心力衰竭以及合用西咪替丁或喹诺酮类、大环内酯类等药物均可影响茶碱代谢而使其排泄减慢，增加茶碱的毒性作用，应引起临床医师的重视，并酌情调整剂量。

6.镁剂

静脉应用硫酸镁不作为哮喘治疗的常规治疗，但对 FEV_1<25%预计值的患者，对于初始治疗失败，持续低氧血症，在20分钟内输注硫酸镁2 g可以减少一部分患者入院率。

7.抗生素

抗生素不推荐用于单纯哮喘急性加重。感染通常是哮喘急性加重的起因，而这种感染多半是由病毒引起，很少为细菌性，治疗重症哮喘常规使用抗生素并不能加快症状的缓解，如果确有细菌感染的依据(发热，黄脓痰，肺炎的影像学证据)，使用抗生素仍有必要。

8.纠正水、电解质紊乱和酸碱失衡

重症哮喘，尤其是哮喘持续状态的患者，由于长时间的过度通气和进食减少容易形成脱水、气道分泌物浓缩形成痰栓，因此而导致的气道阻塞是哮喘死亡的主要原因之一，所以充分水化在治疗急性重症哮喘中占有不可忽视的地位，此时如患者心脏情况许可，每日适当补充液体，有助于纠正脱水、稀释痰液和防治痰栓形成。每日静脉补液量2 500～3 000 mL。但对临床上无明显脱水的哮喘患者，则应避免过量补液，过多的补液并不能降低呼吸道分泌物的黏稠度，也不可能增加分泌物的清除，反而可造成血管内静水压的增加，降低血浆胶体渗透压，增加肺水肿的危险。尤其在哮喘急性发作的情况下，胸腔内的负压急剧增加，更易造成液体渗出的增加。重症哮喘患者由于抗利尿激素分泌增多，可出现低钾、低钠，如补液量过多可加重低钾、低钠，故大量补液时更应注意防止电解质紊乱。

重症哮喘患者由于缺氧、呼吸困难、呼吸功的增加等因素使能量消耗明显增加，往往合并代谢性酸中毒。由于严重的气道阻塞造成 CO_2 潴留，又可伴发呼吸性酸中毒。在酸血症的情况下，细支气管和肺血管发生痉挛，使气道阻力和通气/血流比例失调加剧。此外，在酸血症的情况下，许多支气管扩张剂均不能充分发挥疗效，故及时纠正酸中毒尤为重要。临床上通常把pH值<7.2作为补碱指征。但补充碳酸氢钠中和氢离子后可生成 CO_2，从而加重 CO_2 潴留。所以，临床上以呼吸性酸中毒为主的酸血症，应以改善通气为主。如pH值失代偿明显、且不能在短时间内迅速改善通气，为排出 CO_2，则可补充少量5%碳酸氢钠40～60 mL，使pH值升高到7.2以上，以代谢性酸中毒为主的酸血症可适当增加补碱量。

(二)紧急处理后病情监测和治疗

在紧急处理后1～2小时，应重复呼气高峰流量检查，然后每日测量3～

4次，并以表格记录。如治疗有效，呼气高峰流量值会逐渐增加，呼气高峰流量昼夜变异率在起初会有所增大，但会随气道阻塞的改善而逐渐缩小，如呼气高峰流量变异率大幅度波动持续，意味着病情不稳定，需要继续严密监护和延长紧急治疗方案。动脉血气分析在紧急处理后1～2小时亦有必要重复以确定吸氧浓度使动脉血氧分压维持在8.0 kPa以上，氧分压恢复到正常水平的速度要比患者自觉症状和呼气高峰流量的恢复慢，一般需要数天甚至数周。如果患者自觉症状和客观测量的数据证实病情已有明显好转，在紧急处理后48～72小时，可将静脉注射激素和氨茶碱改为口服泼尼松和氨茶碱控释片，改雾化吸入β_2受体激动剂为定量气雾吸入或口服。1/3～1/2的急性重症哮喘患者可在1～3天内迅速恢复，但多数患者需要1周或更长。经紧急处理后24小时如症状仍无缓解趋势，应考虑转入监护室准备实施人工机械通气。

（三）机械通气的应用

对于常规药物治疗症状持续不缓解的重症哮喘，机械通气是十分有效的治疗手段。无创机械通气在哮喘治疗中的地位较低，如果应用无创通气，应严格检测患者情况，情绪激动的患者不应使用无创机械通气，更不可使用镇静剂。若无效应及早行气管插管机械通气。尽管只有大约1%的重症哮喘需要进行人工通气，但是未能及时实施是造成哮喘死亡的原因之一，在呼吸、心跳停止前使用，其预后要比呼吸、心跳停止后好，而且使用周期短。多数作者认为重症支气管哮喘患者进行机械通气治疗可以达到下述目的：①迅速纠正严重的低氧血症和高碳酸血症，以及由此产生的一系列对机体的损害；②为支气管舒张剂等药物综合治疗取得疗效赢得时间；③让疲劳的呼吸肌得到充分的休息和恢复。

1.机械通气的适应证

适应证：①意识进行性恶化，患者出现谵妄、昏迷，不能有效保护自身气道的通畅；②呼吸困难进行性加重，自主呼吸微弱甚至停止；③呼吸肌衰竭，导致通气不足、二氧化碳潴留，$PaCO_2 \geqslant 6.0$ kPa；④经过积极、充分、全面的药物治疗，病情无好转仍呈进行性恶化趋势。其中，①、②条属绝对适应证，必须尽快行气管插管机械通气治疗，③、④条为相对适应证，需结合实际情况而定。临床具体应用时要灵活掌握，强调动态观察，适应证可适当放宽，估计病情发展机械通气治疗不可避免的患者，争取早插管、早拔管，减少并发症及死亡率。

2.气管插管的时机

决定气管插管的一个重要因素是看患者的临床状态以及对治疗的反应，若在强有力的解痉平喘治疗下，病情仍进行性加重，患者表现为极度疲劳、呼吸频率下降、说话困难、意识状态不佳,不能自行排痰,即使其CO_2不高,pH值也在可接受范围,也应立即进行气管插管机械通气。

3.人工气道的方式

常用人工气道方式有经口和经鼻气管插管,支气管哮喘进行人工通气时,多可在72小时内撤机,现多主张采用经口气管插管,避免使用经鼻插管,哮喘患者常有鼻息肉和鼻窦疾病,使经鼻插管发生困难或插管时发生鼻腔大出血。经口插管应选用管径较大的8 mm气管插管,以减少无效腔和阻力,方便吸痰。

4.机械通气初始参数的设置

出于对过高吸气峰压所造成严重损害的担忧,支气管哮喘患者进行机械通气治疗时,遵循“保证足够氧合而限制气道峰压”的原则,采取“控制性低通气”或“允许性高碳酸血症”通气策略。在机械通气的初期,参数设置提倡使用相对较小的潮气量(8~10 mL/kg),保证吸气峰压低于0.40~0.50 kPa,较小的分钟通气量(8~10 L/min),使血的碳酸控制在可接受水平。较高的吸气流速(100 L/min)和较高的吸呼比[1∶(2~4)]可延长呼气时间以减少功能残气量和内源性呼气末正压(positive end-expiratory pressure,PEEP)。低氧血症在短时间内可通过提高吸入气氧浓度(fractional concentration of inspired oxygen,FiO_2)来实现,为迅速缓解缺氧,FiO_2可超过60%,甚至短时间(30分钟以内)吸纯氧。高FiO_2和大通气量对过强的自主呼吸也有抑制作用,使之易于与机械通气同步。长时间持续机械通气时,为避免发生氧中毒,FiO_2应小于50%。初期不主张使用PEEP,因为PEEP可加重肺泡过度充气,有导致气压伤的危险。

机械通气模式应根据患者意识状态、自主呼吸频率与深度情况而定。对于无自主呼吸患者,可采用控制通气模式。自主呼吸过分亢进,难以与机械通气同步的患者,也可先经药物抑制自主呼吸后再采用上述通气方式。对于自主呼吸节律平稳的患者应采用同步间歇指令通气(synchronized intermittent mandatory ventilation,SIMV)或压力支持通气(pressure support ventilation,PSV),机控通气频率和支持压力水平的设定应根据患者吸气肌功能情况及病情、病程来调整,应由大到小逐渐降低,直至脱离呼吸机。

5.PEEP通气的应用

危重哮喘患者肺充气过度,在呼气末期由于呼气肌收缩使胸腔内压加大,气道易陷闭,造成气体滞留,呼气末肺容量增加,肺弹性回缩力增加,在肺泡内产生正压,称为PEEPi。当患者吸气时,为克服PEEPi,需增加吸气肌做功。采用PEEP通气保持呼气末气道内正压,可扩张气道、降低吸气阻力,减少吸气肌的负荷做功，同时可避免由于进一步肺充气过度所产生的 PEEPi，改善通气/血流比值。PEEP 通气本身并不构成通气模式，它是一种辅助功能，可应用于 PSV、SIMV 等各种通气模式中。在初期设置参数和模式使用后，患者仍有显著的呼吸困难或仍需要>50%FiO_2才能将血氧饱和度(SaO_2)维持在 90%以上，可考虑使用 PEEP 通气。

机械通气之初可逐步增加 PEEP 直至出现明显机械性气道扩张作用，如能监测 PEEPi，PEEP 应调至低于 PEEPi 的水平。为避免过高 PEEP 对循环系统的不良影响，最大值不要超过 0.20 kPa。特别应当注意的是，当治疗有效、气道阻力下降后应及时降低 PEEP，以减少气压伤发生的机会。重症支气管哮喘患者在进行气管插管机械通气的时候，如果出现患者躁动不安、严重人-机对抗，致使通气量严重不足、缺氧加重时可考虑选用镇静剂及肌松剂以促进人-机配合，减少患者呼吸做功，降低气道峰压。但如果患者神志清楚，应尽量告知患者机械通气的必要性，以取得患者自主呼吸与通气机的配合，避免使用镇静剂或肌松剂，从而可尽早脱离机械通气。

6.镇静剂与肌松剂的应用

(1)镇静剂的应用：地西泮为临床常用的镇静剂之一，具有镇静、催眠和中枢性骨骼肌松弛作用，且能增强箭毒及三碘季胺酚的肌肉松弛作用，大剂量可抑制呼吸，常规用量为 10～20 mg 静脉推注，4 小时可重复一次，该药在体内有蓄积作用。

(2)肌松剂的应用：如给予镇静剂后仍不能消除患者自主呼吸与通气机之间的拮抗，此时可加用肌松剂。肌松剂的主要作用是干扰神经肌肉接头处的神经冲动传导过程，致使骨骼肌松弛。推荐使用非去极化剂类神经肌肉阻断剂，如泮库溴铵，静脉注射后 3～4 分钟后即可显效，持续时间为 30 分钟左右，一般初量为 0.08～0.1 mg/kg，维持剂量 0.01～0.02 mg/kg。维库溴胺是近年来应用于临床较理想的非去极化型肌松剂，不诱发组胺释放，无积蓄作用，初量为 0.08～0.1 mg/kg，1 分钟内显效，维持时间 15～30 分钟，维持剂量 0.01～0.015 mg/kg，随着剂量增加，作用持续时间延长。

(四)氦-氧混合气体吸入

氦为低质量惰性气体，其质量为空气的 0.14 倍，为氧的 0.12 倍。哮喘患者气流速度增高，近端气道以涡流为主。在涡流情况下气道两端的压力消耗(ΔP)可用以下公式表示：$\Delta P = K\rho L/\pi r^2 \times V^2$，式中 L 为气道长度，r 为半径，V 为流速，K 为常数，ρ 代表气体的质量。也就是说 ΔP 与 ρ 成正比。另根据涡流系数原理，氦气比空气不易产生涡流。根据这些道理，吸入氦-氧混合气体比呼吸空气或吸入氧气时气道阻力要明显降低，结果减少了呼吸功氧耗量、二氧化碳产量，可防止呼吸肌疲劳的发生。氦气使二氧化碳弥散较氮氧混合气的二氧化碳弥散快 4～5 倍，又可使吸入气体在肺内分布均匀，有助于改善通气/血流比值失调。行此疗法时 FiO_2 在 25%～40%，流量为 12 L/min，据报道多数患者面罩吸入 He-O_2 混合气体后 20 分钟就可有明显好转，与药物治疗合用，可能使某些患者避免机械通气。

(五)机械通气的撤离

哮喘的机械通气治疗需时较短，大部分在 72 小时之内，一般不会发生撤机困难。当患者哮鸣音明显减少、呼吸音趋于正常、神志清醒、气道阻力(某些呼吸机附有监测装置)接近正常，即可试验停机。停止机械通气 1 小时，低流量吸氧条件下(FiO_2＜30%)能维持 PaO_2＞8.7 kPa，$PaCO_2$＜6.0 kPa，患者没有出现其他不适，即可拔除人工气道。对于体弱、一般状态差或有合并症发生的患者，撤机过程可能长一些，可经过 PSV、SIMV 或 PSV 加 SIMV 的方式来过渡，并注意能量与蛋白质的补充。

第二节 慢性阻塞性肺疾病急性加重

慢性阻塞性肺疾病(chronic obstructive pulmonary diseases，COPD)简称慢阻肺，是一种常见的、以持续气流受限为特征的可以预防和治疗的疾病，其气流受限多呈进行性发展，与气道和肺组织对香烟烟雾等有害气体或有害颗粒的异常慢性炎症反应有关。肺功能检查可确定气流受限。在吸入支气管扩张剂后，第一秒用力呼气容积(FEV_1)/用力肺活量(FVC)(FEV_1/FVC)＜70%表明存在持续气流受限。

慢性阻塞性肺疾病急性加重(acute exacerbation of chronic obstructive pulmonary diseases，AECOPD)指呼吸症状加重，变化超过正常的每日变异率，需要调整药物治疗的急性发作。急性加重的风险随着气流受限严重程度的升高而增加。急性加重和并发症影响着疾病的严重程度和个体的预后，需要入院治疗的 AECOPD 患者预后不良，死亡风险增加。

慢性支气管炎是指在除外慢性咳嗽的其他已知原因后，患者每年咳嗽、咳痰3个月以上并连续2年者。肺气肿是指肺部终末细支气管远端气腔出现异常持久的扩张，并伴有肺泡壁和细支气管的破坏，而无明显的肺纤维化。当慢性支气管炎、肺气肿患者肺功能检查出现持续气流受限时，则可诊断为COPD，若患者无持续气流受限，则不能诊断为COPD。一些已知病因或具有特征病理表现的疾病也可导致持续气流受限，如支气管扩张症、肺结核纤维化病变、严重的间质性肺疾病、弥漫性泛细支气管炎和闭塞性细支气管炎等，但均不属于慢阻肺。

一、病因

引起COPD的病因复杂，重要原因是吸入香烟烟雾和其他有毒颗粒，如生物燃料的烟雾导致的肺脏炎症，其中吸烟是世界范围内引起COPD最常见的危险因素，采用生物燃料取暖和烹饪所引起的室内污染，则是发展中国家贫穷地区女性COPD的重要危险因素；遗传性α1-抗胰蛋白酶缺乏症是非吸烟者患病的重要原因，并且增加吸烟者对COPD的易感性。此外，任何可能影响胚胎和幼儿肺部发育的原因，如低体重儿、呼吸道感染等，也是潜在可导致COPD的危险因素。

导致AECOPD的常见原因是呼吸道感染（病毒或细菌感染），最常见的有气管、支气管感染，主要为病毒、细菌感染。部分病例急性加重的原因难以确定，一些患者表现出急性加重的易感性，每年急性加重≥2次，被定义为频繁急性加重。环境、理化因素改变，稳定期治疗不规范等均可导致急性加重。肺炎、充血性心力衰竭、心律失常、气胸、胸腔积液和肺血栓栓塞症等的症状酷似慢阻肺急性发作，需要仔细加以鉴别。

二、发病机制

吸烟和吸入有害气体及颗粒引起肺部炎症反应，导致了COPD典型的病理过程。除炎症外，氧化应激在COPD的发病中也起重要作用。

（一）炎症

由吸入性暴露所触发的气道以及肺泡炎症反应。肺内各个部分中性粒细胞、巨噬细胞、T细胞（尤其是$CD8^+$细胞）数增加。部分患者可能会有嗜酸性粒细胞数增加，尤其在急性加重期。炎性细胞能够释放多种细胞因子和炎性介质。

（二）感染

呼吸道感染和吸入性暴露（吸烟等）协同作用，增加肺组织病变过程。感染是导致 AECOPD 的最常见病因。

(三)氧化应激

目前已在吸烟者和 COPD 患者的肺内、呼出气冷凝液和尿中检测出大量、不同种类的氧化应激标志物,包括过氧化氢、NO 和脂质过氧化反应产物。氧化应激通过多种途径促进 COPD 发病,氧化多种生物分子从而导致细胞功能障碍或坏死,破坏细胞外基质,使关键的抗氧化反应失活(或者激活蛋白酶),或者增强基因表达。

三、病理生理

COPD 的生理学异常主要表现为黏液过度分泌和纤毛功能障碍、气流受限和过度充气、气体交换障碍、肺动脉高压以及系统性效应。

(1)黏液过度分泌和纤毛功能障碍是 COPD 首发的生理学异常,前者是由于黏液腺肥大、分泌增加,后者是由于上皮细胞的鳞状化生。

(2)气流受限和过度充气。不可逆气流受限是 COPD 的典型生理特点。气流受限的主要部位是直径<2 mm 的传导气道,受限的原因主要是气道重塑。其他加重气流受限的因素包括弹性回缩消失、肺泡支撑破坏、炎性细胞聚集、支气管内黏液渗出、平滑肌收缩以及运动时肺动态性过度充气。动态性过度充气是 COPD 患者活动受限主要加重因素之一。

(3)气体交换障碍发生在进展期,其原因是通气-血流比例失调,特点为低氧血症伴有或不伴有高碳酸血症。弥散常数的异常与肺气肿的严重程度有很好的相关性。

(4)COPD 的病理生理改变不仅局限在肺部,还包括全身性效应。COPD 的肺外表现包括系统性炎症和骨骼肌萎缩,这些全身性效应进一步限制了 COPD 患者的活动能力,使预后更差。

四、病史及临床表现特点

COPD 的特征性症状是慢性和进行性加重的呼吸困难,咳嗽和咳痰。慢性咳嗽和咳痰常先于气流受限多年而存在。

(1)呼吸困难:是 COPD 最重要的症状,也是患者体能丧失和焦虑不安的主要原因。患者常描述为气短、气喘和呼吸费力等。早期仅在劳力时出现,之后逐渐加重,以致日常活动甚至休息时也感到气短.

(2)慢性咳嗽:通常为首发症状,初起咳嗽呈间歇性,早晨较重,以后早晚或整晚均有咳嗽,但夜间咳嗽并不显著,少数病例咳嗽不伴有咳痰,也有少数病例虽有明显气流受限但无咳嗽症状。

(3)咳痰:咳嗽后通常咳少量黏液性痰,部分患者在清晨较多,合并感染时痰量增多,常有脓性痰。

(4)喘息和胸闷:不是COPD的特异性症状,部分患者特别是重症患者有明显的喘息,听诊有广泛的吸气相或呼气相哮鸣音,胸部紧闷感常于劳力后发生,与呼吸费力和肋间肌收缩有关。

(5)其他表现:在COPD的临床过程中,特别是程度较重的患者可能会发生全身性症状,如体重下降、食欲减退、外周肌肉萎缩和功能障碍、精神抑郁和(或)焦虑等,长时间的剧烈咳嗽可导致咳嗽性晕厥。

(6)COPD后期出现低氧血症和(或)高碳酸血症,可合并慢性肺源性心脏病和右心衰竭。

依据出现呼吸困难、慢性咳嗽或咳痰,并有COPD危险因素暴露史,结合肺功能检查结果,可考虑诊断COPD;AECOPD的主要症状是气促加重,常伴有喘息、胸闷、咳嗽加剧、痰量增加、痰液颜色和(或)黏度改变等。此外亦可出现发热、心动过速、呼吸急促、全身不适、失眠、嗜睡、疲乏、抑郁和精神紊乱等全身症状。值得注意的是,少数患者早期无明显呼吸症状改变,而以全身表现如突发意识障碍就诊,常见于老年人等。

五、实验室检查及其他监测指标

(一)肺功能

肺功能是判断气流受限的客观指标,对COPD的诊断、严重程度评价、疾病进展、预后及治疗反应等均有重要意义。但不建议在AECOPD时行该项检查,因为此类患者难以完成检查,且检查结果也不够准确。

(二)脉氧和动脉血气分析

脉氧可用于评估患者的氧饱和度及实施氧疗的必要性,对于需住院治疗的患者,动脉血气分析是评估急性加重危险程度的重要指标。在吸入室内空气条件下PaO_2<8.0 kPa和(或)SaO_2<90%,伴或不伴$PaCO_2$>6.7 kPa提示发生呼吸衰竭。

(三)胸部X线检查和心电图

胸部X线(后前位+侧位)有助于AECOPD与其他有类似症状的疾病相鉴别。ECG对心律失常、心肌缺血及右心室肥厚的诊断有帮助。螺旋CT、血管造

影和血浆 D-二聚体检测在诊断 AECOPD 患者发生肺栓塞时有重要作用。

(四)实验室检查

血红细胞计数及血细胞比容有助于了解有无红细胞增多症或出血。部分患者血白细胞计数增高及中性粒细胞核左移可为气道感染提供佐证,但白细胞计数无改变不能否定感染存在。血液生化检查有助于确定引起 AECOPD 的其他因素,如电解质紊乱(低钠、低钾和低氯血症等),糖尿病危象或营养不良等,也可发现合并存在的代谢性酸碱失衡。

(五)痰培养及细菌药物敏感试验

AECOPD 有脓性痰者,应给予抗生素治疗,但抗生素治疗前应进行痰培养及细菌药物敏感试验。若患者对初始抗生素治疗反应不佳时,应根据痰培养及细菌药物敏感试验结果进行调整。

六、COPD 的评估

(一)症状评估

COPD 评估是根据患者的临床症状、急性加重风险、肺功能异常的严重程度及并发症情况进行综合评估,其目的是确定疾病的严重程度,包括气流受限的严重程度,患者的健康状况和未来急性加重的风险程度,最终目的是指导治疗。

(二)肺功能评估

应用气流受限的程度进行肺功能评估,即以 FEV_1 占预计值%为分级标准。慢阻肺患者气流受限的肺功能分级分为 4 级(表 4-1)。

表 4-1 气流受限严重程度的肺功能分级

肺功能分级	气流受限程度	FEV_1 占预计值(%)
Ⅰ	轻度	≥80%
Ⅱ	中度	50%～79%
Ⅲ	重度	30%～49%
Ⅳ	极重度	<30%

注:为吸入支气管舒张剂后的 FEV_1 值

(三)急性加重风险评估

上一年发生≥2 次急性加重史者,或上一年因急性加重住院 1 次,预示以后频繁发生急性加重的风险大。临床上评估 COPD 急性加重风险也有 2 种方法:①常用的是应用气流受限分级的肺功能评估法,气流受限分级Ⅲ级或Ⅳ级表明具有高风险；②根据患者急性加重的病史进行判断，在过去 1 年中急性加重次数 >2 次或上一年因急性加重住院≥1 次，表明具有高风险。当肺功能评估得出的风险分类与急性加重史获得的结果不一致时，应以评估得到的风险最高结果为准，即就高不就低。

（四）COPD 的综合评估

综合评估（表 4-2）的目的是改善 COPD 的疾病管理。目前临床上采用 mMRC 分级或采用 COPD 患者自我评估测试（COPD assessment test，CAT）问卷评分作为症状评估方法，mMRC 分级>2 级或 CAT 评分≥10 分表明症状较重，通常没有必要同时使用 2 种评估方法。

表 4-2　COPD 的综合评估

组别	特征		肺功能分级（级）	急性加重（次/年）	呼吸困难分级（级）	CAT 评分（分）
	风险	症状				
A	低	少	Ⅰ～Ⅱ	<2	<2	<10
B	低	多	Ⅰ～Ⅱ	<2	≥2	≥10
C	高	少	Ⅲ～Ⅳ	≥2	<2	<10
D	高	多	Ⅲ～Ⅳ	≥2	≥2	≥10

七、COPD 的病程分期

COPD 的病程可分为急性加重期和稳定期。①急性加重期：患者呼吸道症状超过日常变异范围的持续恶化，并需改变药物治疗方案，在疾病过程中，患者常有短期内咳嗽、咳痰、气短和（或）喘息加重，痰量增多，脓性或黏液脓性痰，可伴有发热等炎症明显加重的表现；②稳定期：患者的咳嗽、咳痰和气短等症状稳定或症状轻微，病情基本恢复到急性加重前的状态。

八、诊断注意事项

（1）AECOPD 的诊断和严重程度评价：AECOPD 的诊断主要依靠患者急性起病的临床过程，其特征是呼吸系统症状恶化超出日间的变异，并由此需要改变其药物治疗。主要表现有气促加重，常伴有喘息、胸闷、咳嗽加剧、痰量增加、痰液颜色和（或）黏度改变及发热等，也可出现全身不适、失眠、嗜睡、疲乏、抑郁和意识不清等症状。当患者出现运动耐力下降、发热和（或）胸部影像学异常时也可能为 AECOPD 的征兆。气促加重，咳嗽、痰量增多及出现脓性痰常提示有细菌感染。

(2)AECOPD 的评价:基于患者的病史、反映严重程度的体征及实验室检查。病史包括 COPD 气流受限的严重程度、症状加重或出现新症状的时间、既往急性加重次数(总数/住院次数)、合并症、目前治疗方法和既往机械通气使用情况。与急性加重前的病史、症状、体征、肺功能测定、动脉血气检测结果和其他实验室检查指标进行对比,对判断慢阻肺急性加重及其严重程度评估甚为重要。对于严重慢阻肺患者,意识变化是病情恶化和危重的指标,一旦出现需及时送医院救治。是否出现辅助呼吸肌参与呼吸运动、胸腹矛盾呼吸、发绀、外周水肿、右心衰竭和血流动力学不稳定等征象,也有助于判定 COPD 急性加重的严重程度。急性加重期间不推荐进行肺功能检查,因为患者无法配合且检查结果不够准确。动脉血气分析示 PaO_2<8.0 kPa 和(或)$PaCO_2$>6.7 kPa,提示有呼吸衰竭。如 PaO_2<6.7 kPa,$PaCO_2$>9.3 kPa,pH 值<7.30 提示病情严重,需进行严密监护或入住 ICU 行无创或有创机械通气治疗。

(3)AECOPD 的诊断须注意排除其他具有类似临床表现的疾病,如肺炎、充血性心力衰竭、心律失常、气胸、胸腔积液、肺血栓栓塞症等可加重患者原有症状或引起类似 AECOPD 的症状,需要仔细加以鉴别。

九、AECOPD 的处理

AECOPD 的治疗目标为最小化本次急性加重的影响,预防再次急性加重的发生。根据急性加重期的原因和病情严重程度,决定患者院外治疗或住院治疗。多数患者可以使用支气管舒张剂、激素和抗生素在院外治疗。AECOPD 可以预防,减少急性加重及住院次数的措施有戒烟,接种流感和肺炎疫苗,掌握吸入装置用法等与治疗有关的知识,吸入长效支气管舒张剂或联合应用吸入激素,使用磷酸二酯酶-4 抑制剂。

(一)院外治疗

AECOPD 早期、病情较轻的患者可以在院外治疗(居家治疗),但需注意病情变化,及时决定送医院治疗的时机。院外治疗:①适当增加以往所用支气管舒张剂的剂量及频度,单一吸入短效 β_2受体激动剂或联合应用吸入短效 β_2受体激动剂和短效抗胆碱药物。对较严重的病例可给予较大剂量雾化治疗数日,如沙丁胺醇 2 500 μg、异丙托溴铵 500 μg,或沙丁胺醇 1 000 μg 加用异丙托溴铵 250~500 μg 雾化吸入,每日 2~4 次。②症状较重及有频繁急性加重史的患者除使用支气管舒张剂外,还可考虑口服激素,泼尼松龙 30~40 mg/d,连用 10~14 天,也可用激素联合短效 β_2受体激动剂(SABA)雾化吸入治疗。全身使用糖皮质激素对加重期治疗有益,可促进病情缓解和肺功能恢复。③慢阻肺症状加重,特别是有脓性痰液时应积极给予抗生素治疗。抗生素的选择应依据患者急性加重的严重程度及常见的致病菌,结合患者所在地区致病菌及耐药菌的流行情况,选择敏感的抗生素,疗程为5～10天。

患者院外治疗期间需密切观察病情变化,以免贻误送医院治疗的时机。

(二)住院治疗

1.AECOPD到医院急诊科就诊或住院治疗的指征

指征:①症状明显加重,如突然出现静息状况下呼吸困难;②重度慢阻肺;③出现新的体征或原有体征加重(如发绀、意识改变和外周水肿);④有严重的伴随疾病(如心力衰竭或新近发生的心律失常);⑤初始治疗方案失败;⑥高龄;⑦诊断不明确;⑧院外治疗无效或条件欠佳。

2.AECOPD患者收入ICU的指征

指征:①严重呼吸困难且对初始治疗反应不佳;②意识障碍(如嗜睡、昏迷等);③经氧疗和无创机械通气低氧血症(PaO_2<6.7 kPa)仍持续或呈进行性恶化,和(或)高碳酸血症($PaCO_2$>9.3 kPa)无缓解甚至恶化,和(或)严重呼吸性酸中毒(pH值<7.30)无缓解,甚至恶化。

3.AECOPD住院治疗方案

(1)氧疗:氧疗是AECOPD患者的基础治疗。氧疗目的是改善低氧血症,氧疗目标为血氧浓度达88%～92%。氧疗30分钟后应复查动脉血气,以确认氧合满意,且未引起二氧化碳潴留和(或)呼吸性酸中毒。给氧途径包括鼻导管或文丘里面罩,其中文丘里面罩更能精确地调节吸入氧浓度。

(2)支气管舒张剂:治疗AECOPD的支气管舒张剂首选短效支气管舒张剂,β_2受体激动剂联用或不联用胆碱能受体拮抗剂。

(3)糖皮质激素:糖皮质激素在AECOPD中的疗效已被肯定,全身性应用糖皮质激素可缩短患者的康复时间,改善其肺功能(FEV_1)及动脉低氧血症(PaO_2);并能减少患者病情的早期复发、治疗失败,及其住院时间延长等风险。由于大剂量使用肾上腺皮质激素与不良反应风险增加相关,要权衡疗效及安全性。一般推荐剂量为泼尼松每天40 mg,疗程5～7天。延长疗程不会增加有效性,反而导致不良反应(如高血糖、肌萎缩症等)风险增加。对特殊患者(合并糖尿病、高血压、消化性或应激性溃疡等)应用时需考虑到激素的不良反应,酌情减量或适时停药。

(4)抗生素:适用于具有下列3种主要症状者。①呼吸困难增加、痰量增多,以及脓痰增多;②脓痰增多,且伴有一项其他的主要症状;③需要机械通气者。通常 AECOPD 主要为病毒或细菌感染,其中主要致病菌多为肺炎链球菌、流感嗜血杆菌及卡他莫拉菌。除以上常见细菌外,尚可有肠杆菌科细菌、铜绿假单胞菌及耐甲氧西林金黄色葡萄球菌。长期应用广谱抗生素和糖皮质激素易继发深部真菌感染,应密切观察真菌感染的临床征象并采用防治真菌感染措施。

初始抗菌治疗的建议:①对无铜绿假单胞菌危险因素者,主要依据急性加重严重程度、当地耐药状况、费用和潜在的依从性选择药物,病情较轻者推荐使用青霉素、阿莫西林加或不加用克拉维酸、大环内酯类、氟喹诺酮类、第一代或第二代头孢菌素类抗生素,一般可口服给药,病情较重者可用β内酰胺类/酶抑制剂、第二代头孢菌素类、氟喹诺酮类和第三代头孢菌素类;②有铜绿假单胞菌危险因素者如能口服,则可选用环丙沙星,需要静脉用药时可选择环丙沙星、抗铜绿假单胞菌的β内酰胺类,不加或加用酶抑制剂,同时可加用氨基糖苷类药物;③应根据患者病情的严重程度和临床状况是否稳定选择使用口服或静脉用药,静脉用药 3 天以上,如病情稳定可以改为口服。

(5)机械通气:机械通气可有无创或有创两种方式,根据病情需要,可首选无创性机械通气。无论是无创或有创机械通气都只是一种生命支持方式,在此支持条件下,通过药物治疗消除 COPD 加重的原因使急性呼吸衰竭得到逆转。进行机械通气患者应有动脉血气监测。

无创正压机械通气:COPD 急性加重期患者应用无创正压机械通气可降低 $PaCO_2$,减轻呼吸困难,从而降低气管插管和有创呼吸机的使用率,缩短住院天数,降低患者病死率。使用 NIPPV 要注意掌握合理的操作方法,提高患者依从性,避免漏气,从低压力开始逐渐增加辅助吸气压和采用有利于降低 $PaCO_2$ 的方法,从而提高 NIPPV 的效果。其应用适应证:中至重度呼吸困难,辅助呼吸肌参与运动以及出现胸腹矛盾运动;中至重度酸中毒(pH 值<7.35),和(或)高碳酸血症(PCO_2>6.0 kPa);呼吸频率>25 次/分。相对禁忌证:呼吸停止;心血管系统功能不稳定(低血压、心律失常、心肌梗死);精神异常,或不能配合;存在高误吸风险;气道大量分泌物;近期面部或胃食管手术;颅颌面外伤;固有的鼻咽部异常;烧伤;极度肥胖。

有创性机械通气:在积极的药物和无创通气治疗后,患者的呼吸衰竭仍进行性恶化,出现危及生命的酸碱失衡和(或)意识改变时,宜用有创机械通气治疗,待病情好转后,可根据情况采用无创通气进行序贯治疗,具体应用指征:①不能耐受无创通气,或无创通气失败,或存在使用无创通气的禁忌证;②呼吸或心脏骤停;③呼吸暂停导致意识丧失或窒息;④意识模糊、镇静无效的精神运动性躁动;⑤严重误吸;⑥持续性气道分泌物排出困难;⑦心率<50 次/分且反应迟钝;⑧严重的血流动力学不稳定,补液和血管活性药无效;⑨严重的室性心律失常;⑩危及生命的低氧血症,且患者不能耐受无创通气。在决定终末期慢阻肺患者是否使用机械通气时,还需充分考虑到病情好转的可能性,患者本人及家属的意愿,以及强化治疗条件是否许可。使用最广泛的 3 种通气模式包括 SIMV、PSV 和 SIMV 与 PSV 联合模式。由于慢阻肺患者广泛存在内源性呼气末正压,导致吸气功耗增加和人机不协调,因此,可常规加用适度的外源性呼气末正压,压力为内源性呼气末正压的 70%~80%。

(6)辅助治疗:①维持适当的体液平衡(对于使用利尿剂者尤须注意),注意营养支持等。②因 AECOPD 住院的患者,具有较高的深静脉血栓形成及肺栓塞风险,需加强针对血栓形成的预防性治疗。③积极排痰治疗(如刺激咳嗽,叩击胸部,体位引流等)。④及时识别并治疗伴随疾病(冠心病、糖尿病、高血压等)及合并症(休克、弥散性血管内凝血、上消化道出血、胃功能不全等)。

(三)出院和随访

AECOPD 患者出院标准:吸入 β_2 受体激动剂频率低于 4 小时 1 次,患者可在室内行走,可正常进食和睡眠(不被呼吸困难中断),症状稳定达 12~24 小时,血气稳定达 12~24 小时,患者(家属)充分理解并配合医嘱,完成随访以及居家照护事宜安排,患者、家属和医师均确定患者病情适合居家治疗和巩固疗效。

十、COPD 稳定期的处理

目标是减轻当前症状,包括缓解症状、改善运动耐量和改善健康状况;降低未来风险:包括防止疾病进展、防止和治疗急性加重及减少病死率。

(一)教育

劝导患者戒烟;避免或防止吸入粉尘、烟雾及有害气体等。

(二)药物治疗

药物治疗用于预防和控制症状,减少急性加重的频率和严重程度,提高运动耐力和生命质量。根据病情的严重程度不同,选择的治疗方法也有所不同。

1.支气管舒张剂

支气管舒张剂可松弛支气管平滑肌、扩张支气管、缓解气流受限,是控制 COPD 症状的主要治疗措施。短期按需应用可缓解症状,长期规律应用可预防和减轻症状，增加运动耐力，但不能使所有患者的 FEV_1 得到改善。与口服药物相比，吸入剂的不良反应小，因此多首选吸入治疗。联合应用不同作用机制与作用时间的药物可以增强支气管舒张作用，减少不良反应。联合应用 β_2 受体激动剂、抗胆碱药物和(或)茶碱，可以进一步改善患者的肺功能与健康状况。

(1) β_2 受体激动剂：主要有沙丁胺醇和特布他林等，为短效定量雾化吸入剂，数分钟内起效，15～30 分钟达到峰值，疗效持续 4～5 小时，每次剂量 100～200 μg(每喷 100 μg)，24 小时内不超过 8～12 喷。主要用于缓解症状，按需使用。福莫特罗为长效定量吸入剂，作用持续 12 小时以上，较短效 β_2 受体激动剂更有效且使用方便，吸入福莫特罗后 1～3 分钟起效，常用剂量为 4.5～9.0 μg，每日 2 次。茚达特罗是一种新型长效 β_2 受体激动剂，该药起效快，支气管舒张作用长达 24 小时，每日 1 次吸入 150μg 或 300 μg 可以明显改善肺功能和呼吸困难症状。

(2)抗胆碱药：短效制剂有异丙托溴铵气雾剂，定量吸入，起效较沙丁胺醇等短效 β_2 受体激动剂慢，但其持续时间长，30～90 分钟达最大效果，可维持 6～8 小时，使用剂量为 40～80 μg(每喷 20 μg)，每日 3～4 次，不良反应小。噻托溴铵是长效抗胆碱药，可以选择性作用于 M_1 和 M_2 受体，作用长达 24 小时以上，吸入剂量为 18 μg，每日 1 次。

(3)茶碱类药物：茶碱缓释或控释片，0.2 g，每 12 小时 1 次；氨茶碱 0.1 g，每日 3 次。

2.激素

对高风险 COPD 患者(C 组和 D 组患者)，长期吸入激素与长效 β_2 受体激动剂的联合制剂可增加运动耐量、减少急性加重发作频率、提高生活质量。目前常用剂型有氟地卡松/沙美特罗、布地奈德/福莫特罗。不推荐对 COPD 患者采用长期口服激素及单一吸入激素治疗。

3.祛痰药

常用药物有盐酸氨溴索 30 mg，每日 3 次，N-乙酰半胱氨酸 0.2 g，每日 3 次，或羧甲司坦 0.5 g，每日 3 次。

4.中医治疗

某些中药具有祛痰、支气管舒张和免疫调节等作用，可用于 COPD 治疗。

(三)氧疗

长期氧疗的目的是使患者在静息状态下达到 $PaO_2 \geq 8.0$ kPa 和(或)使

SaO_2升至 90%。COPD 稳定期患者进行长期家庭氧疗，可以提高有慢性呼吸衰竭患者的生存率，对血流动力学、血液学特征、运动能力、肺生理和精神状态都会产生有益的影响。长期家庭氧疗应在极重度慢阻肺患者中应用，具体指征：①$PaO_2 \leqslant 7.3$ kPa 或 $SaO_2 \leqslant 88\%$，有或无高碳酸血症；②PaO_2为 7.3～8.0 kPa 或 $SaO_2 < 89\%$，并有肺动脉高压、心力衰竭水肿或红细胞增多症（血细胞比容 >0.55）。长期家庭氧疗一般是经鼻导管吸入氧气，流量 1.0～2.0 L/min，每日吸氧持续时间>15 小时。

（四）通气支持

无创通气已广泛用于极重度慢阻肺稳定期患者。无创通气联合长期氧疗对某些患者，尤其是在日间有明显高碳酸血症的患者或许有一定益处。无创通气可以改善生存率但不能改善生命质量。COPD 合并阻塞性睡眠呼吸暂停综合征的患者，应用持续正压通气在改善生存率和住院率方面有明确益处。

（五）康复治疗

康复治疗对进行性气流受限、严重呼吸困难而很少活动的慢阻肺患者，可以改善其活动能力，提高生命质量。康复治疗包括呼吸生理治疗、肌肉训练、营养支持、精神治疗和教育等多方面措施。

（六）其他措施

1.免疫调节剂

该类药物对降低 COPD 急性加重的严重程度可能具有一定作用，但尚未得到确证，不推荐作为常规使用。

2.疫苗

流行性感冒（流感）疫苗有灭活疫苗和减毒活疫苗，应根据每年预测的流感病毒种类制备，该疫苗可降低 COPD 患者的严重程度和病死率，可每年接种 1 次（秋季）或 2 次（秋、冬季）。肺炎链球菌疫苗含有 23 种肺炎链球菌荚膜多糖，虽已用于慢阻肺患者，但尚缺乏有力的临床观察资料。

第三节　急性肺栓塞

肺栓塞（pulmonary embolism，PE）是由内源或外源性栓子阻塞肺动脉引起肺循环和右心功能障碍的临床综合征，包括肺血栓栓塞症(pulmonary thromboembolism，PTE)、脂肪栓塞、羊水栓塞、空气栓塞、肿瘤栓塞等。肺血栓栓塞症是最常见的急性肺栓塞类型，由来自静脉系统或右心的血栓阻塞肺动脉或其分支所致，以肺循环和呼吸功能障碍为主要病理生理特征和临床表现，占急性肺栓塞的绝大多数，通常所称的急性肺栓塞即 PTE。

一、流行病学

肺栓塞作为三大常见的致死性心血管疾病之一，多数情况下急性肺栓塞继发于下肢深静脉血栓(deep vein thrombosis，DVT)，现流行病学多将静脉血栓栓塞症(venous thromboembolism，VTE)作为一个整体来进行危险因素、自然病程等研究，其年发病率为(100～200)/10 万人，在美国每年的发病率高达 60 万，死亡率高达 11%，而在我国的误诊漏诊率高达 80%。急性肺栓塞死亡率高且发病迅速，发展成慢性疾病或者致残的概率也很高。高达 15%的肺栓塞患者在患病后 1 个月内死亡，而 30%幸存的患者在未来的 10 年内复发。肺栓塞的非完全缓解能够继发慢性血栓栓塞性肺动脉高压，其发生率在肺栓塞发病 2 年后预计可达到 0.1%～4.0%。目前，肺栓塞的预后主要基于患者入院时血流动力学状态、影像学资料(如 CT、心脏彩超、CT 血管造影)以及患者的基础情况(年龄、心率、肿瘤病史、心肺疾病病史等)。

二、自然病程

从 20 世纪 60 年代起就有人研究肺栓塞的自然病程，当时多于术后发生。手术后的两周肺栓塞的发生率最高，术后的 2～3 个月风险逐渐下降，但仍然存在。抗血栓预防措施能明显降低围术期下肢深静脉血栓的风险，活动期肿瘤和抗凝剂未快速达标是复发风险增高的独立预测因素。VTE 复发史的患者更易反复发作，抗凝治疗期间或停药后 *D*-二聚体水平升高者复发风险增加。肺栓塞的高危因素除了 VTE，还有 COPD，心肌梗死、心力衰竭及恶性肿瘤等。

三、病理生理

急性肺栓塞可导致肺循环阻力增加，肺动脉压升高。当 30%～50%的肺血管横截面被血栓阻断时，肺动脉压力开始升高。肺血管床面积减少 40%～50%时肺动脉平均压可达 5.3 kPa，右心室充盈压升高，心脏指数下降；肺血管床面积减少 50%～70%时可出现持续性肺动脉高压；肺血管床面积减少>85%时可导致猝死。右心室的代偿机制与体循环血管收缩共同增加了肺动脉压力，以维持阻塞肺血管床的血流，暂时稳定体循环血压。但这种即刻的代偿程度有限，未预适应的薄壁右心室无法产生 5.3 kPa 以上的压力以抵抗增高的肺动脉阻力，最终可发生右心功能不全。有研究表明，急性肺栓塞患者右室心肌的神经递质过度激活，亦可能会导致右室张力改变，在急性肺栓塞发生 48 小时内死亡的患者，他们的右室心肌炎症反应能够解释某些急性肺栓塞发生的 24～48 小时内，血流动力学的不稳定情况。另外，急性肺栓塞患者心肌损伤标志物的升高提示，肺栓塞后发生的右室梗死并不常见，可能是由于缺氧导致的心肌损伤，并进一步产生负性肌力所致。

四、临床表现

肺栓塞的临床表现并不典型，很多时候缺乏特异性的临床症状和体征，容易漏诊。传统的肺栓塞三联征——呼吸困难、咯血、胸痛在临床上并不常见；2011 年某急诊科对疑似肺栓塞患者的临床表现调查显示，在急性肺栓塞患者中，呼吸困难占 80%～90%，胸痛占 40%～70%，晕厥占 11%～20%，咯血占 10%～20%。

五、诊断

2014 年欧洲心脏病学会指南在前期研究的基础上，进一步强化了危险分层的概念。对于临床上怀疑急性肺栓塞的患者，首先应进行临床可能性评估，然后进行初始危险分层，最后逐级选择检查手段明确诊断。常用的临床可能性评估标准有加拿大 Wells 评分和修正的 Geneva 评分。

2014 年欧洲心脏病学会急性肺栓塞诊断和治疗指南简化了肺栓塞严重指数评分(PESI)，同时纳入包括患者的血流动力学(休克或低血压)、简化肺动脉栓塞严重指数(sPESI)评分以及右心室心肌损伤(心功能不全和心肌损伤标记物)在内的 3 项指标，简化 PESI(sPESI)只纳入年龄、肿瘤、慢性心力衰竭和(或)肺部疾病、脉搏≥110 次/分、收缩压＜13.3 kPa 和动脉血氧饱和度＜90%这6 个项目，每项计 1 分，见表 4-3。将急性血栓性肺动脉栓塞分为高危、中危和低危 3 层。PESI 评分Ⅲ～Ⅴ级或简化版 PESI 评分≥1 分均分层为中危。以上条件均不成立的患者风险评估分层为低危。

表 4-3 肺栓塞严重指数(PESI)及其简化版本(sPEPI)的评分标准

	原版	简版
年龄	以年龄为分数	1(年龄＞80 岁)
男性	10	—

续表

	原版	简版
肿瘤	30	1
慢性心力衰竭	10	1
慢性肺部疾病	10	
脉搏≥110 次/分	20	1
收缩压<13.3 kPa	30	1
呼吸频率>30 次/分	20	—
体温<36 ℃	20	—
精神状态改变	60	—
动脉血氧饱和度<90%	20	1

注:原始版本评分中,总分≤65 分为Ⅰ级,66～85 分为Ⅱ级,86～105 分为Ⅲ级,106～125 分为Ⅳ级,>125 分为Ⅴ级;简化版本中存在慢性心力衰竭和(或)慢性肺部疾病评为 1 分

同时也明确对中危患者进行进一步分层,根据右心功能和心肌损伤标记物,将中危患者分为中高危(右心功能不全和心肌损伤标记物同时阳性)和中低危(右心功能不全和心肌损伤标记物两者之一阳性或均为阴性)。最新的中危肺动脉栓塞溶栓治疗研究应用了该危险分层模型,同时也发现,年龄≤75 岁的患者,溶栓优于抗凝;年龄>75 岁的患者,溶栓并不优于抗凝,所以,将其纳入危险分层,使中危患者界定更清晰。见表 4-4。

表 4-4 基于早期死亡风险的急性肺栓塞患者危险分层

早期死亡		风险参数评分			
		休克或低血压	PESIⅢ～Ⅳ级或 sPESI≥1	影像证实右心室功能不全	心肌损伤标记物
高危		+	+	+	+
中危	中高危	−	+	均为阳性	
	中低危	−	+	仅一个或均不是阳性	
低危		−	−	机动,如评估均阴性	

注:PESI 评分Ⅲ～Ⅴ级提示发病 30 天内有很高的死亡风险,sPESI 评分≥1 分提示 30 天内高度死亡风险,存在低血压或休克的患者,不需要进行 PESI 评分

最近有研究指出,危险分层同时还需要甄选患者,并根据患者病情的不断变化进行动态评估。对危险分层的进一步细化,有助于更好地调整治疗策略,同时让合适的患者得到更有利的治疗,对于危险分层应考虑的因素以及各自所占的

比例还须进一步研究。

六、治疗

首先，对于确诊或疑诊为肺栓塞的患者，应注意连续监护呼吸、血压及心率等体征，首要保证的是血流动力学的稳定，其次呼吸支持。对于合并有 DVT 的患者，建议绝对卧床休息以防栓子脱落。急性右心衰竭导致的心排血量不足是急性肺栓塞患者死亡的首要原因，一味扩容治疗有可能使右心功能情况恶化。对血压正常的急性肺栓塞患者，给予适度的补液治疗(500 mL)有助于增加心排血量。对于血压低的急性肺栓塞患者，肾上腺素兼具去甲肾上腺素和多巴酚丁胺的优点，而无体循环扩血管效应，对患者有益。因此对于这类患者，是有必要置入 PICCO 监测仪，对血流动力学参数进行监测的。在呼吸支持治疗方面，急性肺栓塞患者常伴中等程度的低氧血症和低碳酸血症，如果有需要给予机械通气的患者，当给予机械通气时高 PEEP 会减少静脉回流，因此，机械通气时调整 PEEP 要谨慎，通过给予较低的潮气量以保持一个较低的吸气末平台压力，尽量减少不良血流动力学效应。

急性期前 5～10 天是给予抗凝治疗的时机。对于高或中度临床可能性的患者，等待诊断结果的同时，应给予静脉抗凝剂，常用的有普通肝素、低分子量肝素或磺达肝癸钠等，均有即刻抗凝作用。初始抗凝治疗，普通肝素具有半衰期短、抗凝效应容易监测、可迅速被鱼精蛋白中和的优点，所以目前在我国，临床上仍偏向于使用肝素。如有条件，建议使用前和使用中检测抗凝血酶活性，如果活性下降，则需考虑更换抗凝药物。除了上面提到 3 种抗凝药，近年来，还有依诺肝素、那屈肝素、达肝素等多种肝素相继面世。在使用肝素时需要定时检查 APTT 水平，保证 APTT 维持在 1.5～2.5 倍正常对照值。口服抗凝药应尽早给予，最好与静脉抗凝剂同日，与静脉抗凝剂重叠应用。维生素 K 拮抗剂一直是口服抗凝治疗的基石，其中华法林国内最常用。亚洲人华法林肝脏代谢酶与西方人存在较大差异，中国人的推荐初始剂量为 1～3 mg。为达到快速抗凝的目的，应与肝素重叠应用 5 天以上，当国际标准化比值(INR)达到目标范围(2.0～3.0)并持续 2 天以上时，停用肝素。

近年来大规模临床试验为非维生素 K 依赖的新型口服抗凝药用于急性肺栓塞或 VTE 急性期治疗提供了证据，包括达比加群、利伐沙班、阿哌沙班和依度沙班，新型口服抗凝剂有利也有弊，无需监测国际标准化比值(INR)，但无拮抗剂，目前已开始逐渐广泛应用。REMEDY、RE-SONATE、EINSTEIN 研究和

AMPLIFY扩展研究分别评估了新型口服抗凝剂达比加群、利伐沙班和阿哌沙班治疗VTE的长期抗凝效果，结果显示有效，且较常规华法林治疗更安全。

急性肺栓塞的溶栓时间窗为发病48小时内，此时为疗效最好的时机，对于有症状的急性肺栓塞患者在6～14天内溶栓治疗仍有一定作用。其主要目的是尽早溶解血栓疏通血管，减轻血管内皮损伤，减少慢性血栓栓塞性肺高压的发生。欧美多项随机临床试验证实，溶栓治疗能够快速改善肺血流动力学指标，提高患者早期生存率。目前我国大多数医院采用的方案是rt-PA 50～100 mg持续静脉滴注，无需负荷量。我国VTE研究组开展了rt-PA治疗急性肺栓塞的临床研究，结果显示半量rt-PA溶栓治疗急性肺栓塞与全量相比有效性相似且更安全。在非高危肺栓塞中，溶栓的临床获益一直备受争议，最近一个多中心随机双盲的欧洲试验在1 006例中危患者中，比较替奈普酶溶栓联合肝素与安慰剂联合肝素治疗，结果提示替奈普酶较安慰剂显著减少死亡。但替奈普酶目前尚未被批准用于急性肺栓塞治疗。

关于下肢静脉滤器的使用，尽管在部分国家的使用率在逐年增加，但指南仍然不推荐急性肺栓塞患者常规置入下腔静脉滤器。在有抗凝药物绝对禁忌证以及接受足够强度抗凝治疗后仍复发的急性肺栓塞患者，可选择静脉滤器置入。静脉滤器的观察性研究提示其可能减少急性期肺栓塞相关的病死率，但复发风险增加。置入非永久性滤器后，一旦可安全使用抗凝剂，应尽早取出。

最近也有多个研究表明，通过超声辅助导管引导下介入治疗（包括低剂量溶栓治疗）与常规治疗比较，不仅疗效相当，而且可以显著降低大出血发生的风险及相关并发症。有学者的研究也发现，超声引导下导管内溶栓治疗与单纯肝素抗凝治疗比较，24小时内超声引导下导管内溶栓治疗对右心功能的改善效果更佳。介入疗法适用于复发肺栓塞及大面积肺栓塞，但超声辅助下导管内介入溶栓治疗应具备必要的基础设施、专用器械及具有丰富介入经验的专家，因此，该项技术的发展和推广受到了一定的限制。对于内科治疗效果不理想、肺主干血管高度堵塞、肺梗死及巨块型肺栓塞，则应考虑采用手术疗法。

第四节　急性呼吸窘迫综合征

急性呼吸窘迫综合征（acute respiratory distress syndrome，ARDS）是指严

重感染、创伤、休克等肺内外疾病后出现的以肺泡-毛细血管损伤为主要表现的临床综合征，是急性肺损伤(acute lung injury，ALI)的严重阶段或类型。其临床特征为呼吸频速和窘迫，难以纠正的进行性低氧血症。

一、发病机制

ARDS发病的共同基础是肺泡-毛细血管的急性损伤。肺损伤可以是直接的，如胃酸或毒气的吸入，胸部创伤等导致内皮或上细胞物理化学性损伤，更多见的则是间接性肺损伤。虽然肺损伤的机制迄今未完全阐明，但已经确认它是全身炎症反应综合征(systemic inflammatory response syndrome，SIRS)的一部分。

(一)全身炎症反应

临床上严重感染、多发创伤是导致急性肺损伤和ARDS最主要的病因，其中主要病理生理过程是SIRS。在ARDS的复杂病理生理机制中包含着对损伤的炎性反应和抗炎性反应两者之间微妙的平衡与失衡关系。事实上，机体对损伤产生的炎性反应物质会被内源性抗炎性物质所对抗，这种在SIRS和代偿性抗炎症反应综合征(compensatory anti-inflammatory response syndrome，CARS)之间的平衡是机体对损害因素适当反应的关键。如果出现过度SIRS反应，则可能发展为多脏器功能障碍综合征(multiple organ dysfunction syndrome，MODS)，如果发生过度CARS，则可能导致免疫抑制或感染并发症，因此，在ARDS危重患者中，这两种拮抗的反应综合征可能决定了患者的最终命运。

(二)炎症细胞

几乎所有肺内细胞都不同程度地参与ARDS的发病，最重要的效应细胞是多形核白细胞、单核-巨噬细胞等。ARDS时，多形核白细胞在肺毛细血管内大量聚集，然后移至肺泡腔。多形核白细胞呼吸暴发和释放其产物是肺损伤的重要环节。近年发现肺毛细血管内皮细胞和肺泡上皮细胞等结构细胞不单是靶细胞，也能参与炎症免疫反应，在ARDS次级炎症反应中具有特殊意义。

(三)炎症介质

炎症细胞激活和释放介质是同炎症反应伴随存在的，密不可分。众多介质参与ARDS的发病：①脂类介质如花生四烯酸代谢产物、血小板活化因子。②活性氧如超氧阴离子(O_2^-)、过氧化氢(H_2O_2)等。③肽类物质如多形核白细胞、补体底物、参与凝血与纤溶过程的各种成分等。近年对肽类介质尤其是前炎症细胞因子和黏附分子更为关注,它们可能是启动和推动 ARDS“炎症瀑布”、细胞趋化、跨膜迁移和聚集、炎症反应和次级介质释放的重要介导物质。

(四)肺泡表面活性物质

研究表明肺泡表面活性物质(pulmonary surfactant,PS)具有降低肺泡表面张力、防止肺水肿、参与肺的防御机制等功能。ARDS 过程中,PS 的主要改变为功能低下、成分改变和代谢改变等。

另外,细胞凋亡和一些细胞信号转导通路与 ARDS 的发病密切相关,如G 蛋白、肾上腺素能受体、糖皮质激素受体等。同时还发现核转录因子、蛋白激酶的活化参与 ARDS 发病机制。

二、临床表现

ARDS 的临床表现可以有很大差别,取决于潜在疾病和受累器官的数目与类型,而不取决于正在发生的肺损伤所导致的表现。

(1)ARDS 多发病迅速,通常在受到发病因素攻击(如严重创伤、休克、败血症、误吸有毒气体或胃内容物)后 12~48 小时发病,偶有长达 5 天者。一旦发病后,很难在短时间内缓解,因为修复肺损伤的病理改变通常需要 1 周以上的时间。

(2)呼吸窘迫是 ARDS 最常见的症状,主要表现为气急和呼吸次数增快。呼吸次数大多在 25~50 次/分,其严重程度与基础呼吸频率和肺损伤的严重程度有关。

(3)难以纠正的低氧血症、严重氧合功能障碍。其变化幅度与肺泡渗出和肺不张形成的低通气或无通气肺区与全部肺区的比值有关,比值越大,低氧血症越明显。

(4)无效腔/潮气比值增加,≥0.6 时可能与更严重的肺损伤相关(健康人为 0.33~0.45)。

(5)重力依赖性影像学改变,在 ARDS 早期,由于肺毛细血管膜通透性一致增高,可呈非重力依赖性影像学变化。随着病程进展,当渗出突破肺泡上皮防线进入肺泡内后,肺部斑片状阴影主要位于下垂肺区。

三、诊断标准

ARDS 诊断标准:①有原发病的高危因素。②急性起病,呼吸频数和(或)呼吸窘迫。③低氧血症 ALI 时 $PaO_2/FiO_2 \leqslant 40.0$ kPa，ARDS 时 $PaO_2/FiO_2 \leqslant 26.7$ kPa。④胸部 X 线检查两肺浸润阴影。⑤肺动脉楔压≤2.4 kPa 或临床上能除外心源性肺水肿。

凡符合以上 5 项可诊断 ALI 或 ARDS。由于 ARDS 病程进展快、一旦发生多数病情已相当严重，故早期诊断十分重要，但迄今尚未发现有助于早期诊断的特异指标。

四、治疗

ARDS 应积极治疗原发病，防止病情继续发展。更紧迫的是要及时纠正患者严重缺氧。在治疗过程中不应把 ARDS 孤立对待，而应将其视为 MODS 的一个组成部分。在呼吸支持治疗中，要防止呼吸机所致肺损伤、呼吸道继发感染和氧中毒等并发症的发生。

(一)呼吸支持治疗

1.机械通气

机械通气是 ARDS 治疗的主要方法，是近年发展较为迅速的领域，机械通气以维持生理功能为目标，选用模式应视具体条件及医师经验，参数设置高度个体化。目前多主张 PEEP 水平稍高于压力-容积曲线的下拐点作为最佳 PEEP 选择。近年来基于对 ARDS 的病理生理和机械通气相关性肺损伤的新认识，一些新的通气策略开始应用于 ARDS 的临床治疗。

(1)允许性高碳酸血症策略：为避免气压-容积伤，防止肺泡过度充气，而故意限制气道压或潮气量，允许 $PaCO_2$ 逐渐升高达 6.7 kPa 以上。

(2)肺开放策略：肺开放策略指的是 ARDS 患者机械通气时需要“打开肺，并让肺保持开放”，实施方法有多种，包括应用压力控制通气、反比通气及加用高的 PEEP 等，近年来也有学者主张用高频振荡法来实施肺开放策略。

(3)体位：若一侧肺浸润较明显，则取另一侧卧位，俯卧位更加有效，有效率达 64%～78%，其主要作用是改善通气血流比值和减少动-静脉分流和改善膈肌运动。

其他新的通气方式：部分液体通气、气管内吹气和比例辅助通气等也在 ARDS 的治疗中得到应用。

2.膜式氧合器

ARDS 经人工气道机械通气、氧疗效果差，呼吸功能在短期内又无法纠正的场合下，有人应用体外膜肺模式，经双侧大隐静脉用扩张管扩张，分别插入导管深达下腔静脉。配合机械通气可以降低机械通气治疗的一些参数，减少机械通气并发症。

(二)改善肺微循环、维持适宜的血容量

(1)有研究表明短期大剂量皮质激素治疗对早期 ARDS 或严重脓毒症并没有取得明确的疗效。目前认为对刺激性气体吸入、外伤骨折所致的脂肪栓塞等非感染性引起的 ARDS，以及 ARDS 后期，可以适当应用糖皮质激素。尤其当 ARDS 由肺外炎症所致时，可尝试早期大剂量应用糖皮质激素冲击治疗。ARDS 伴有脓毒症或严重呼吸道感染早期不主张应用。

(2)抗凝治疗如肝素的应用，可改善肺微循环，其他如组织因子、可溶性血栓调节素等正在进行临床试验。

在保证血容量、稳定血压前提下，要求出入液量轻度负平衡(－1 000～－500 mL/d)。在内皮细胞通透性增加时，胶体可渗至间质内，加重肺水肿，故在 ARDS 的早期不宜给胶体液。若有血清蛋白浓度低则当别论。

(三)营养支持

ARDS 患者处于高代谢状态，应及时补充热量和高蛋白、高脂肪营养物质。应尽早给予强有力的营养支持，鼻饲或静脉补给。

(四)其他治疗探索

1.肺表面活性物质替代疗法

目前国内外有自然提取和人工制剂的表面活性物质，治疗婴儿呼吸窘迫综合征有较好效果，但在成人的 4 个随机对照研究结果表明，对严重 ARDS 并未取得理想效果。这可能与 PS 的制备、给药途径和剂量以及时机有关。由于近年来的研究表明 PS 在肺部防御机制中起重要作用，将来 PS 的临床应用可能会出现令人兴奋的前景。

2.吸入一氧化氮(NO)

NO 在 ARDS 中的生理学作用和可能的临床应用前景已有广泛研究。近来有报道将吸入 NO 与静脉应用阿米脱林甲酰酸联合应用，对改善气体交换和降低平均肺动脉压升高有协同作用。NO 应用于临床尚待深入研究，并有许多具体操作问题需要解决。

3.氧自由基清除剂、抗氧化剂

过氧化物歧化酶、过氧化氢酶可防止 O_2 和 H_2O_2 氧化作用所引起的急性肺损伤，维生素 E 具有一定抗氧化剂效能。脂氧化酶和环氧化酶途径抑制剂，如布

洛芬等可使血栓素 A_2 和前列腺素减少，抑制补体与多形核白细胞结合，防止多形核白细胞在肺内聚集。

4.免疫治疗

免疫治疗是通过中和致病因子，对抗炎性介质和抑制效应细胞来治疗 ARDS。目前研究较多的有抗内毒素抗体，抗肿瘤坏死因子（tumor necrosis factor，TNF）、白细胞介素-1（interleukin-1，IL-1）、IL-6、IL-8，以及抗细胞黏附分子的抗体或药物。由于参与 ALI 的介质十分众多，互相之间的关系和影响因素十分复杂，所以仅针对其中某一介质和因素进行干预，其效应十分有限。

第五章

消化系统急危重症的诊疗

第一节　上消化道出血

消化道出血是急诊经常遇到的诊治问题。消化道是指从食管到肛门的管道，包括胃、十二指肠、空肠、回肠、盲肠、结肠及直肠。消化道出血可因消化道本身的炎症、机械性损伤、血管病变、肿瘤等因素引起，也可因邻近器官的病变和全身性疾病累及消化道所致。

上、下消化道的区分是根据其在 Treitz 韧带的位置不同而分的。位于此韧带以上的消化管道称为上消化道，Treitz 韧带以下的消化管道称为下消化道。Treitz 韧带，又称十二指肠悬韧带，是从膈肌右角的一束肌纤维索带，向下与十二指肠空肠曲相连，将十二指肠空肠固定在腹后壁。Treitz 韧带为确认空肠起点的重要标志。

上消化道出血部位指 Treitz 韧带以上的食管、胃、十二指肠、上段空肠以及胰管和胆管的出血。Treitz 韧带以下的肠道出血称为下消化道出血。本节仅讲述上消化道出血。

一、病因

（一）食管疾病

食管炎（反流性食管炎、食管憩室炎）、食管癌、食管溃疡、食管贲门黏膜撕裂症、器械检查或异物引起损伤、放射性损伤、强酸和强碱引起的化学性损伤等。

（二）胃、十二指肠疾病

消化性溃疡、急慢性胃炎（包括药物性胃炎）、胃黏膜脱垂、胃癌、急性胃扩张、十二指肠炎、残胃炎、残胃溃疡或癌、淋巴瘤、平滑肌瘤、息肉、肉瘤、血管瘤、神经纤维瘤、膈疝、胃扭转、憩室炎、钩虫病等。

(三)术后溃疡

胃肠吻合术后的空肠溃疡和吻合口溃疡。

(四)门静脉疾病

门静脉高压伴食管胃底静脉曲线破裂出血、门脉高压性胃病、肝硬化门静脉炎或血栓形成的门静脉阻塞、肝静脉阻塞。

(五)上消化道邻近器官或组织的疾病

(1)胆道出血:胆管或胆囊结石、胆道蛔虫病、胆囊或胆管病、肝癌、肝脓肿或肝血管病变破裂。

(2)胰腺疾病累及十二指肠:胰腺脓肿、胰腺炎、胰腺癌等。

(3)胸或腹主动脉瘤破入消化道。

(4)纵隔肿瘤或脓肿破入食管。

(六)全身性疾病在胃肠道表现出血

(1)血液病:白血病、再生障碍性贫血、血友病等。

(2)泌尿系统疾病:尿毒症。

(3)结缔组织病:血管炎。

(4)应激性溃疡:严重感染、手术、创伤、休克、肾上腺糖皮质激素治疗,及某些疾病引起的应激状态,如脑血管意外、肺源性心脏病、重症心力衰竭等。

(5)急性感染性疾病:流行性出血热、钩端螺旋体病。

二、诊断

(一)出血量的诊断

1.分类

许多国家的教科书里把出血量超过 1 000～1 500 mL/d 时称为大出血。在我国多数学者主张把出血量在 500 mL/d 称为少量出血,把 500～1 000 mL/d 称为中等量出血,超过 1 000～1 500 mL/d 时则叫作大出血。

2.出血量

实际上在临床工作中并不能精确地测定出血量。因为所谓呕血量,其中也会包含一部分胃液,而“黑便”仅能估计排出体外的血量,留滞肠道的积血还是个未知数。所以,一般估计失血量是用间接方法估算。即恢复血红蛋白至正常所需要的输血量就是出血量。

3.部位

一般急速的出血且部位较高时，可引起呕血。少量出血或部位较低时，多发生黑便。如食管静脉曲张、胃溃疡等出血时常有呕血，而胃十二指肠溃疡出血多表现为黑便。

4.速度

黑便不总是柏油样的，大便颜色与出血的程度和在胃肠道滞留的时间有关。非常急速的出血时大便可呈暗红色。缓慢出血即使部位较低也可以呈黑便。

5.血尿素氮

判定出血是在十二指肠还是在结肠有困难时，检查血尿素氮有鉴别意义。如果血尿素氮正常，出血部位在结肠。而如果血尿素氮升高，为十二指肠出血。因为大量血液经过整段小肠时，会引起蛋白质大量吸收，从而导致血尿素氮升高。

(二)病史

1.危重患者

倘若出血病情危重或者发生休克，甚至意识障碍时，要全面详细地采集病史是有困难的。但是应当力求多了解到一些有用的线索，如慢性有规律的腹痛史、反酸嗳气史、慢性肝病史、饮酒或服用某种药物史等。

2.溃疡出血

绝大多数都会有长期腹痛或反酸，甚至典型的有规律性的空腹或者进食后腹痛的病史。以往反复发作的梗阻或者出血也常提示有溃疡病存在。如果过去由内镜或者X线钡餐检查证实有溃疡存在，对诊断更有帮助。

3.肝硬化

肝病历史，并有慢性消化道症状如厌油、腹胀、食欲不振等要怀疑有肝硬化的可能。以往的肝功能化验异常，腹胀，水肿或黄疸病史，也要警惕有食管静脉曲张出血的危险。

4.Malory-Weiss 综合征

明确的呕吐史，特别是剧烈的反复的恶心呕吐发作，常提示有 Malory-Weiss 综合征存在。

5.出血性胃炎

对于那些以往无胃痛或者消化道症状的出血患者，如果没有肝病的证据，也没有凝血功能障碍的线索，应当多考虑为出血性胃炎或者良性肿瘤。

6.腹痛

急性出血后一般腹痛能够缓解。如果平时有慢性典型的溃疡型腹痛，在近期内突然加重，那么应当警惕有出血的可能性。一旦溃疡侵蚀了较大的血管，像胃左动脉、脾动脉或者胃十二指肠动脉时，则表现为大出血，常需采取手术方法止血。

7.药物

饮酒或者服用阿司匹林、保太松、吲哚美辛、索米痛片或者激素等药物都会造成出血性胃炎，这种因素不仅是引起出血的直接原因，也可以是慢性溃疡病出血的诱发因素。

（三）体格检查

（1）急性消化道出血查体的重点，首先是仔细观察皮肤颜色、脉搏、血压和周围循环状况，目的是判断血液循环的变化情况。

（2）发现有肝掌和蜘蛛痣等体征，说明有肝硬化的可能。

（3）黄疸、腹壁静脉曲张、腹水、脾功能亢进等提示有肝功能失代偿及门脉高压存在。

（4）胃癌进展期常能在上腹部触及包块，但不是大出血的常见原因。

（5）皮下淤血或出血点等则是罕见的遗传性毛细血管扩张症的表现。

三、临床表现

（一）病史

胃病病史、慢性肝病史、服用非甾体抗炎药、大量酗酒、应激状态（大面积烧伤、严重创伤、脑血管意外、休克、脓毒血症、心肺功能不全）。

（二）症状

1.呕血与黑便

上消化道出血后均有黑便，如出血量很大，血液在肠内推进快，粪便亦可呈暗红色或鲜红色。如伴呕血常提示幽门以上的病变出血，但幽门以下的病变出血量大、速度快、血液也可反流入胃，引起恶心、呕吐而发生呕血。呕血多呈棕褐色、咖啡渣样。但如出血量大，未经胃酸充分混合即呕出，则为鲜红或兼有血块。应注意有少数患者在出现呕血与黑便之前即发生严重周围循环衰竭，此时进行直肠指检如发现黑便或血便则对诊断有帮助。

2.失血性周围循环衰竭

失血性周围循环衰竭是急性失血的后果，其程度的轻重与出血量及速度有关。少量出血可因机体的自我代偿而不出现临床症状。中等量以上的出血常表现为头昏、心悸、冷汗、恶心、口渴;体检可发现面色苍白、皮肤湿冷、心率加快、血压下降。大量出血可出现黑矇、晕厥,甚至休克。应注意在出血性休克的早期血压可因代偿而基本正常,甚至一时偏高,但此时脉搏细速,皮肤苍白、湿冷。老年人大量出血可引起心、脑、肾的并发症。

3.发热

多数患者在出血后24小时内出现低热,常低于38.5 ℃,持续3～5天降至正常。少数大量出血的患者可出现难以控制的高热,提示病情严重,原因不明,可能与失血后导致体温调节中枢的功能障碍有关。

4.氮质血症

上消化道出血后因血红蛋白在肠道被分解、吸收和肾血流量减少而导致血中尿素氮升高,24～48小时达高峰,一般不超过14.3 mmol/L,3～4天降至正常。若同时检测血肌酐水平正常,出血后血尿素氮浓度持续升高或一度下降后又升高,常提示活动性出血或止血后再出血。

四、辅助检查

(一)实验室检查

(1)血常规:在出血早期,可因血管和脾脏代偿性收缩和血液浓缩,而使红细胞和血红蛋白基本正常甚至升高,一般在急性出血后3～4小时后开始下降,此时也应注意治疗过程中,快速大量输液造成的血液稀释对血常规结果的影响,以正确评估出血程度。血小板、白细胞可因出血后的应激反应而在短期内迅速增加。

(2)呕吐物隐血试验和粪便隐血反应强阳性。

(3)血尿素氮:出血后数小时内开始升高,24～48小时内达高峰,3～4天降至正常。应同时测定血肌酐浓度,以排除原有肾脏疾病。

(二)特殊检查

1.胃镜检查

胃镜检查是诊断上消化道出血最常用的准确方法,尤其是出血后48小时内的紧急胃镜检查更具有价值,可发现近90%的出血病因。除出现活动性呕血、昏迷或垂死者外,宜在积极纠正休克的同时进行紧急胃镜诊治。单纯保守的等待血压回升可能导致失去治疗的有限机会,尤其是对于活动性大出血者。对活动性出血者,胃镜检查前宜插胃管抽吸胃内积血,并以生理盐水灌洗干净以免积血影响观察。

2.X 线钡餐检查

此法在急性上消化道大出血时对出血病因的诊断价值有限。早期 X 线钡餐检查还可能引起再出血。一般主张在出血停止和病情稳定数日后行 X 线钡餐检查。

3.选择性腹腔动脉造影

对于出血速度>0.5 mL/min 的活动性出血，此法可能发现一些经胃镜或 X 线钡餐检查未能发现的出血病灶，并可在该动脉插管内滴入垂体加压素而达到止血目的。

4.放射性核素

^{99m}Tc 标记红细胞扫描，注射^{99m}Tc 标记红细胞后，连续扫描腹部 10～60 分钟，如发现腹腔内异常放射性浓聚区，则提示该处可能为出血部位。

5.剖腹探察术

少数患者经上述内科检查仍不能找到出血病灶，而又在活动性大出血者，可在积极输血和其他抗休克处理的同时行剖腹探察术，必要时还可行术中内镜检查，常可获明确诊断。

五、治疗

以经内镜治疗活动性出血，以药物提高胃内 pH 值、促进止血反应防止再出血是上消化道出血基本治疗原则，因此所有上消化道出血的处理均应遵循 3 个原则：正确的内镜诊断，内镜下及时止血治疗和静脉内使用质子泵抑制剂奥美拉唑等使胃内 pH 值升至 6.0 以上。

(一)病情观察

严密监测病情变化，患者应卧位休息，保持安静，保持呼吸道通畅，避免呕血时血液阻塞呼吸道而引起窒息。

(二)抗休克

积极抗休克，尽快补充血容量是最主要的措施。应立即配血，有输血指征时：即脉搏>110 次/分，红细胞<3×10^{12}/L，血红蛋白<70 g/L，收缩压<12.0 kPa可以输血。在输血之前可先输入生理盐水、林格液、右旋糖酐或其他血浆代用品。

(三)胃内降温

通过胃管吸净胃内容物后，注入 4 ℃的冰生理盐水灌洗而使胃降温。从而可使其血管收缩、血流减少，并可使胃分泌和消化受到抑制，出血部位纤维蛋白溶解酶活力减弱，从而达到止血目的。

(四)口服止血剂

消化性溃疡的出血是黏膜病变出血，采用血管收缩剂如去甲肾上腺素 8 mg 加于冰盐水 150 mL 分次口服，可使出血的小动脉强烈收缩而止血。此法不主张在老年人使用。

(五)抑制胃酸分泌和保护胃黏膜

1.常用的药物

组胺 H_2 受体拮抗剂：雷尼替丁、法莫替丁、西咪替丁；作用更强的 H^+-K^+-ATP 酶抑制剂：奥美拉唑、潘妥洛克。

2.pH 值与止血

止血过程为高度 pH 值敏感的生理反应，近中性的环境最有利于止血，而胃内酸性环境则阻碍止血发生，还能使已经形成的血栓溶解，导致再出血。血小板凝聚在 pH 值为 7 时最为理想，低 pH 值会使血凝块溶解。当 pH 值为5.8时血小板无法凝集。血液凝集过程的最适 pH 值为 7.0，低 pH 值易使整个凝血过程受破坏。但从消化过程来讲，低 pH 值是非常有利的。

3.质子泵抑制剂

抗酸药、抗胆碱药、H_2 受体阻断剂等药物制酸环节单一，不能充分有效地阻止胃酸分泌，或者迅速产生耐受性，可造成胃内酸度反跳增高，难以形成理想的胃内 pH 值环境。目前能使人体胃内 pH 值达到 6.0 以上的静脉内使用药物是奥美拉唑，其最佳剂量为 80 mg 首剂静脉推注后，以 8 mg/h 的速度连续静脉滴注，这个剂量可使胃内 pH 值迅速达到 6.0 以上。静脉推注负荷量再继以静脉输注维持，可在 20 分钟内达到治疗所要求的胃内 pH 值，并保持平稳。

(六)内镜直视下止血

局部喷洒 5%Monsel 液(碱式硫酸铁溶液)，其止血机制在于可使局部胃壁痉挛，出血周围血管发生收缩，并有促使血液凝固的作用，从而达到止血目的。内镜直视下高频电灼血管止血适用于持续性出血者。由于电凝止血不易精确凝固出血点，对出血面直接接触可引起暂时性出血。内镜下激光治疗，可使组织蛋白凝固，小血管收缩闭合，起到机械性血管闭塞或血管内血栓形成的作用。

(七)食管静脉曲张出血的非外科手术治疗

1.三腔二囊管压迫止血

三腔二囊管压迫止血是一种有效的,但仅是暂时控制出血的,非手术治疗食管静脉曲张大出血的方法,近期止血率90%。三腔管压迫止血的并发症:①呼吸道阻塞和窒息;②食管壁缺血、坏死、破裂;③吸入性肺炎。最近对气囊进行了改良,在管腔中央的孔道内,可以通过一根细径的纤维内镜,这样就可以直接观察静脉曲张出血及压迫止血的情况。

2.降低门脉压力的药物治疗

使出血部位血流量减少,为凝血过程提供了条件,从而达到止血。不仅对静脉曲张破裂出血有效,而且对溃疡、糜烂,黏膜撕裂也同样有效。可选用的药物有血管收缩剂和血管扩张剂两种。①血管升压素及其衍生物:以垂体后叶素应用最普遍,剂量为0.4 U/min连续静脉滴注,止血后每12小时减0.1 U/min。可降低门脉压力8.5%,止血成功率为50%~70%,但复发出血率高,药物本身可致严重并发症,如门静脉系统血管内血栓形成,冠状动脉血管收缩等,常与硝酸甘油联合使用。②生长抑素及其衍生物:能减少门脉主干血流量25%~35%,降低门脉压力达12.5%~16.7%,又可同时使内脏血管收缩及抑制胃泌素及胃酸的分泌,适用于肝硬化食管静脉曲张的出血,其止血成功率为70%~87%。对消化性溃疡出血的止血效率为87%~100%。静脉缓慢推注100 μg,继而每小时静脉滴注量为25 μg。③血管扩张剂:不主张在大量出血时用,而认为与血管收缩剂合用或止血后预防再出时用较好。常用药物如硝酸甘油等,有降低门脉压力的作用。

3.食管静脉曲张套扎术

食管静脉曲张套扎术是内镜介入下将橡皮圈直接结扎食管曲张静脉,使其绞窄坏死,静脉闭塞,局部形成纤维瘢痕,从而根除静脉曲张,达到止血和预防食管静脉曲张破裂出血的目的,具有创伤小,对机体干扰少的特点,不减少门脉向肝血流,不加重肝功能损害,几乎所有患者都能接受本法治疗,且术后恢复快。

(八)手术治疗

1.消化性溃疡出血

严重出血经内科积极治疗24小时仍不止血,或止血后短期内又再次大出血,血压难以维持正常;年龄50岁以上,伴动脉硬化,经治疗24小时出血不止;以往有多次大量出血,短期内又再出血;合并幽门梗阻、穿孔,或怀疑有恶变。

2.胃底食管静脉曲张破裂出血

应尽量避免手术，仅在各种非手术疗法不能止血时，才考虑行简单的止血手术。

第二节　急性胆囊炎

急性胆囊炎系由于胆囊管梗阻、化学性刺激和细菌感染引起的胆囊急性炎症性病变，95%以上的患者有胆囊结石，称结石性胆囊炎；5%的患者无胆囊结石，称非结石性胆囊炎。其临床表现可有发热、右上腹疼痛和压痛，恶心、呕吐、轻度黄疸和血白细胞计数增多等。急性胆囊炎是仅次于急性阑尾炎的常见急腹症。多见于中年以上女性，男女之比约为1∶2。

一、病因与发病机制

急性胆囊炎的主要病因是梗阻、感染及缺血。90%的梗阻是由于胆结石嵌顿所致。此外尚有蛔虫、梨形鞭毛虫、华支睾吸虫、黏稠炎性渗出物所致梗阻及胆囊管扭转畸形、胆囊管外肿大淋巴结及肿瘤的压迫等原因所致胆囊管梗阻或胆囊出口梗阻。胆囊小结石使胆囊管嵌顿，较大结石可阻塞在胆囊颈部或胆囊壶腹部，使胆囊腔内压力渐次增高，造成严重的胆绞痛。胆囊结石阻塞胆囊颈、管部常发生于进食油腻食物后，当含脂高的食糜通过十二指肠时，十二指肠及上段空肠壁内的细胞分泌胆囊收缩素，可使胆囊发生强有力的收缩，将结石推向颈管部。此外，当患者平卧或向左侧卧位时，胆囊颈管部处于最低位置，结石可滚落到颈部，随着胆囊黏膜分泌黏液，腔内压力增高，将结石嵌入颈管部造成胆绞痛发作。这可理解急性胆囊炎常可由脂肪餐诱发，或在夜间睡眠时发作。当嵌顿结石复位后，胆绞痛可突然缓解；体位的改变，或呕吐时腹内压的改变，有时可促使嵌顿结石复位。如结石持续嵌顿，随着胆囊黏膜对胆汁中水分的吸收，胆汁中有形成分浓度增高，尤其是胆汁酸盐浓度的增加，造成对胆囊壁强烈的化学刺激，使胆囊黏膜水肿和黏液分泌增加，并因胆囊排出障碍而使胆囊膨胀，囊腔内压力增高，囊壁的血管和淋巴管受压而致缺血和水肿加重；胆囊上皮细胞也因炎症损伤而释放出磷脂酶，使胆汁中的卵磷脂变成有毒性的溶血卵磷脂，从而又加重了黏膜上皮的损害，使黏膜屏障遭受破坏。胆囊炎早期以化学性炎症为主，随着病变的发展，胆囊壁缺血和黏膜损伤，胆汁淤滞，可造成继发细菌感染。致病菌多从胆道逆行进入胆囊、或血液循环或淋巴途径进入胆囊，在胆汁流出不畅时造成感染。主要是革兰阴性杆菌，以大肠埃希菌最为常见，其次有克雷白菌、粪肠球菌、铜绿假单胞菌等。常合并厌氧菌感染。

急性胆囊炎也可在胆囊内没有结石的情况下发生，称为非结石性胆囊炎。可由胆道感染使细菌逆行侵入胆囊发生，常见于胆道蛔虫症。此外，伤寒沙门菌、布鲁杆菌及梨形鞭毛虫使胆囊胆汁感染，也可引起急性胆囊炎，但较少见。胆囊排空发生障碍时，在胆汁淤滞基础上，身体其他部位的感染灶，通过血运播散到胆囊，也可引起急性胆囊炎，此种情况常见于严重创伤和大手术后。某些神经与精神因素的影响：如迷走神经切断术后、疼痛、恐惧、焦虑等，也可使胆囊排空障碍，而导致胆汁淤积，囊壁受到化学性刺激引起胆囊炎。

二、临床表现特点

(一)症状

1.腹痛

2/3 以上患者腹痛发生于右上腹，也有发生于中上腹者。如果是由结石或寄生虫嵌顿胆囊管引起的急性梗阻性胆囊炎，疼痛一般是突然发作，通常剧烈可呈绞痛样，多于饱餐，尤其是进食高脂肪食物后发生，也可在夜间或深夜突然发作。如短期内梗阻不能解除，则绞痛可呈刀割样，可随体位改变或呼吸运动而加剧。疼痛可放射至右肩部、右肩胛下部。当引起梗阻的结石一旦松动或滑脱，则疼痛可立即缓解或消失。急性非梗阻性胆囊炎早期，右上腹疼痛一般常不剧烈，并多局限于胆囊区，随着病情的发展，当胆囊化脓或坏疽时则疼痛剧烈，可有尖锐刺痛感，疼痛范围扩大，提示炎症加重，且有胆囊周围炎，甚至腹膜炎的可能。老年人因对疼痛敏感性降低，有时可无剧烈腹痛，甚至无腹痛症状。

2.恶心、呕吐

60%～70%的患者可有反射性恶心、呕吐，呕吐物量不多，可含胆汁，呕吐后疼痛无明显减轻。胆囊管或胆总管因结石或蛔虫梗阻者呕吐更频繁。严重的呕吐可造成脱水及电解质紊乱。

3.寒战、发热

热度与炎症范围和严重程度有关。发病初期常为化学性刺激引起的炎症，因而不发热或有低热，随着细菌在淤滞胆汁中繁殖，造成细菌性感染，炎症逐渐加重，体温随之升高。当发生化脓性或坏疽性炎症时，可出现高热。

(二)体征

患者多呈急性病容,严重呕吐者可有失水和虚脱征象。约20%的患者有轻度黄疸,多为胆囊炎症、肿大胆囊、结石或乏特乳头水肿阻碍胆汁排出所致。严重黄疸是胆总管结石性梗阻的重要征象。严重病例可出现周围循环衰竭征象。腹部检查可见右上腹部稍膨胀,腹式呼吸受限,右肋下胆囊区有腹肌紧张、压痛、反跳痛、墨菲(Murphy)征阳性。有1/4～1/3的患者在右上腹可扪及肿大的胆囊和炎性包块(胆囊炎症累及网膜及附近肠管而形成的包块)。若胆囊化脓或坏疽而致局限性腹膜炎时,则肌紧张、压痛及反跳痛更显著,呈腹肌强直表现;当腹痛、压痛、反跳痛及腹肌强直扩延至腹部其他区域或全腹时,则提示胆囊穿孔,或有急性腹膜炎、重症急性胰腺炎等并发症存在。少数患者有腹部气胀,严重者可出现肠麻痹。

急性胆囊炎经过积极治疗,或嵌顿于胆囊管中的结石发生松动,患者的症状一般于12～24小时后可得到改善和缓解,经3～7天后症状消退。如有胆囊积脓,则症状持续数周。如急性胆囊炎反复迁延发作,则可转为慢性胆囊炎。

急性非结石性胆囊炎通常在严重创伤、烧伤、腹部非胆道手术如腹主动脉瘤手术、脓毒症等危重患者中发生。其病理变化与急性结石性胆囊炎相似,但病情发展更迅速。致病因素主要是胆汁淤滞和缺血,导致细菌的繁殖且供血减少,更易出现胆囊坏疽、穿孔。本病多见于男性、老年患者。临床表现与急性胆囊炎相似,腹痛症状常因患者伴有其他严重疾病而被掩盖。因此,临床上对危重的、严重创伤及长期应用肠外营养支持的患者,出现右上腹痛并伴有发热时应警惕本病的发生。若右上腹压痛,或出现腹膜刺激征,或触及肿大的胆囊、Murphy征阳性时,应及时作做一步检查以明确诊断。

三、辅助检查

(一)白细胞计数

白细胞计数一般均增高。白细胞总数和病变的严重程度及有无并发症有关,如白细胞计数$>20\times10^{9}/L$,且有显著核左移,应考虑并发胆囊穿孔或坏死的可能。

(二)细菌学检查

应在未使用抗生素前,先做血培养和药物敏感试验。在超声引导下细针穿刺胆囊,取胆汁做细菌培养和药物敏感试验是最有价值的确定病菌的方法。

（三）B超检查

B超检查可测定胆囊和胆道大小、囊壁厚度、结石、积气和胆囊周围积液等征象，对急性胆囊炎的诊断准确率为85%～95%。

（四）CT和MRI检查

对诊断胆囊肿大、囊壁增厚、胆管梗阻、周围淋巴结肿大和胆囊周围积液等征象有一定帮助，尤其对并发穿孔和囊壁内脓肿形成价值最大。

（五）胆道造影

对黄疸不严重、肝功能无严重损害者，可实行静脉胆道造影检查：静脉注射30%胆影葡胺20 mL，如胆管及胆囊均显影，则可排除急性胆囊炎；胆管显影而经4小时后胆囊仍不显影时，可诊断急性胆囊炎；若胆管、胆囊均不显影，多数为急性胆囊炎。

（六）放射性核素扫描

对症状不典型的患者，^{99m}Tc-EHIDA检查诊断急性胆囊炎的敏感性为97%，特异性为87%，由于胆囊管的梗阻，胆囊不显影；如胆囊显影，95%的患者可排除急性胆囊炎。

四、诊断注意事项

（一）急性胰腺炎

右上腹急性疼痛伴发热、恶心、呕吐，体检右上腹有肌抵抗压痛，Murphy征阳性，白细胞计数增高，B超检查有胆囊壁水肿，放射性核素扫描阳性，即可诊断为本病，如过去有胆绞痛病史，则诊断更可肯定。应注意与以下几种疾病鉴别：急性胰腺炎患者常有饮酒、暴食、腹部外伤等诱因，疼痛为持续刀割样。压痛、肌紧张、反跳痛都集中表现在中上腹部偏左部位。血、尿淀粉酶增高。胆囊结石排入胆总管并在壶腹部嵌顿时，可诱发急性胰腺炎，谓之胆石性胰腺炎。此时患者主要临床表现为急性胰腺炎，可伴发或无急性胆囊炎。B超检查和CT扫描对急性胰腺炎的诊断均有价值。

（二）溃疡病穿孔

既往病史中常有溃疡病的临床表现，如反酸、胃部不适、规律性疼痛及季节性发病的特点；而胆囊结石常表现为餐后饱胀、嗳气及脂餐诱发胆绞痛时的“胃痛”症状。两者的“胃痛”表现各有特点。溃疡病急性穿孔时腹痛为突发性上腹部剧烈胀痛，并迅速扩散至全腹，出现气腹、板状腹、移动性浊音阳性等体征；急性胆囊炎体征多局限在右上腹部，很少发生弥漫性腹膜炎，因而急性胆囊炎发作时患者辗转不安，不断变动体位，而溃疡病穿孔时患者因疼痛而保持平卧，并拒绝改变体位。两者依据临床特点和辅助检查不难鉴别。

（三）冠心病

胆囊结石患者心血管病的发病率较高。急性胆囊炎发作时可在原来心血管病的基础上，出现暂时性心电图改变，易误诊为心绞痛或心肌梗死。而急性心肌梗死患者可有上腹部疼痛的表现；或当出现急性心力衰竭时，肝脏急性淤血肿胀，引起 Glisson 鞘的被动牵拉，导致上腹部出现疼痛、压痛、肌紧张等症状和体征，在既往有胆囊结石病史或胆绞痛病史的患者，易误诊为急性胆囊炎而行急诊手术。因此，对此类患者应常规行心电图检查。

（四）急性病毒性肝炎

急性重症黄疸型肝炎可有右上腹压痛和肌卫、发热、白细胞计数增高，诊断时应注意鉴别。

（五）其他

尚应注意鉴别的疾病有高位阑尾炎、右下肺炎或胸膜炎、右侧带状疱疹等。青年女性患者应与淋球菌性肝周围炎相鉴别，这是由于生殖器官的淋病双球菌感染扩散至右上腹，引起肝周围炎，可有发热、右上腹部疼痛，易误诊为急性胆囊炎。如妇科检查发现附件有压痛，宫颈涂片可见淋病双球菌可资鉴别；如鉴别有困难则可行腹腔镜检查，在本病可见肝包膜表面有特殊的琴弦状粘连带。膈面胸膜炎也可有胆囊区触痛，这也是流行性肌痛的特征。

五、治疗

（一）非手术治疗

1.一般处理

卧床休息，轻者可给予清淡流质食物或暂禁食，严重病例禁饮食，并下胃管进行持续胃肠减压，避免食物及胃酸流经十二指肠时，刺激胆囊分泌胆囊收缩素。应静脉补充营养、水及电解质。

2.解痉止痛

（1）药物：可选用阿托品 0.5 mg 或山莨菪碱 10 mg 肌内注射，或硝酸甘油 0.3～0.6 mg 舌下含化；疼痛剧烈者可加用哌替啶 50～100 mg 肌内注射。

(2)针灸:针刺足三里、阳陵泉、胆囊穴、中脘、合谷、曲池,采用泻法,留针20～30分钟。

3.利胆药物

口服50%硫酸镁5～10 mL,3次/天;去氢胆酸片0.25 g或胆酸片0.2 g,3次/天;消炎利胆片或利胆片亦可服用。

4.抗生素

运用抗生素是为了预防菌血症和化脓性并发症,应选择在血和胆汁中浓度较高的抗生素。通常选用氨苄西林,克林霉素,氨基糖苷类,第二、三代头孢菌素和喹诺酮类抗生素。因常伴有厌氧菌感染宜加用甲硝唑或替硝唑。

5.中医药治疗

用大柴胡汤加减,方剂组成:柴胡9 g、黄芩15 g、姜半夏9 g、木香9 g、广郁金12 g、生大黄(后下)9 g,热重加板蓝根30 g、黄柏9 g,有黄疸者加茵陈蒿15 g,待呕吐稍减后煎汤服用。

(二)手术治疗

行胆囊切除术是急性胆囊炎的根本治疗。急诊手术指征:①发病在48～72小时内者;②经非手术治疗无效或病情恶化者;③有胆囊穿孔、弥漫性腹膜炎、并发急性化脓性胆管炎、急性重症胰腺炎等并发症者。手术方法有胆囊切除术、部分胆囊切除术、胆囊造口术、超声导引下经皮经肝胆囊穿刺引流术等。

约30%的患者于诊断明确,经补充水、电解质和抗生素治疗后24～48小时内行胆囊切除术;约30%的患者因一时不能确诊,需要进一步检查;约30%的患者因伴有严重心、肺或其他疾病只能先行综合性内科保守治疗;约10%的患者在住院观察期间发生急性胆囊炎的并发症(胆囊积脓、气肿性胆囊炎、胆囊穿孔等)而行紧急胆囊造瘘术,以引流脓液及去除结石,一般经6～8周,病情稳定后再行择期切除胆囊。肝硬化患者比正常人群更容易发生胆囊结石。失代偿肝硬化合并胆囊结石患者多伴有门静脉高压和凝血功能障碍,行胆囊切除术治疗风险很高。笔者对失代偿肝硬化合并胆囊结石患者先做脾切除加经网膜右静脉插管,埋置骨髓输注装置。做自体骨髓输注,改善肝功能。一般3个月后肝功能基本恢复正常,影像学检查肝脏体积增大,肝硬化程度降低。如果患者没有胆囊结石的症状,可以长期观察。如果胆囊结石合并胆绞痛经常发作,待肝功能重建以后再次手术切除胆囊,手术的风险将明显降低。

第三节 急性胰腺炎

急性胰腺炎(acute pancreatitis,AP)是临床上常见的消化系统急症,是由多种原因所导致的胰酶激活,继以胰腺局部炎症反应为主要特征的疾病,病情严重者可发生全身炎性反应综合征并可伴有器官功能障碍(organ dysfunction,OD),是急诊临床工作中不可回避的问题,也是临床医学研究的热点。

一、病因

急性胰腺炎的病因多样,目前认为主要有如下因素可导致急性胰腺炎的发生。

(一)胆源性疾病

胆石症是 AP 的主要病因,胆囊的形态、结石大小及数量、并发胆总管结石与否均是影响其发生的相关因素,即便直径<2 mm 的胆管微结石也可导致重症急性胰腺炎(severe acute pancreatitis,SAP)的发生。当胆总管末端因胆道结石、壶腹部结石、胆道蛔虫等原因而阻塞或导致 Oddi 括约肌痉挛,胆管内压力升高,造成胆汁逆流入胰管,激活胰酶,诱发 AP。

(二)高脂血症和高钙血症

高脂血症性急性胰腺炎(hyperlipidemic acute pancreatitis,HAP)的发病率已逐步升高。高脂血症致胰腺微小血管阻塞,血清三酰甘油水解而成的游离脂肪酸引起血管内皮损伤,诱发 SAP。但血脂水平高低与 AP 严重程度无明确相关性。同时由甲状旁腺功能亢进、多发性骨髓瘤等病因导致的血钙水平异常升高可形成微小结石阻塞胰管,另一方面又刺激胰腺大量分泌,也可导致 SAP。

(三)酗酒

酗酒也是 AP 发病的主要因素。在某些地区酒精性胰腺炎发病率可达12.07%,且易发展成 SAP。如在俄罗斯因 AP 死亡的患者中,男性患者中63.1%和女性患者中 26.8%与酒精有关。酒精导致胰液分泌增多,腺泡分泌水、电解质大幅减少,胰液变稠,蛋白成分增加而形成蛋白栓阻塞小胰管,引起胰液分泌障碍;同时酒精刺激十二指肠乳头,导致 Oddi 括约肌水肿、痉挛、开放与收缩失调,引起胰管梗阻与高压;有时还可导致胆汁及十二指肠液反流入胰管,激活胰酶,引发胰腺自身消化，病情严重者可进展为SAP。

（四）胰腺解剖和生理异常

胰腺分裂和Oddi括约肌功能障碍可见于胰腺炎患者，有学者认为Oddi括约肌发生功能障碍，尤其是胆管和胰管末端括约肌舒缩不同步时可导致胰液胆管逆流，严重者可导致SAP的发生，目前对这一情况是否可导致AP仍有争议。

（五）创伤

创伤性胰腺炎是继胰腺损伤后出现的一种急性非感染性胰腺炎，约占全部SAP的10%，可分为创伤性和手术性，其原因如下：①对胰腺组织及腺管造成损伤，引起水肿、胰管受压梗阻或血供障碍；②创伤或手术时伴随的低血容量性休克导致胰腺血液灌注不足或微血栓形成；③手术后胰液内胰酶抑制因子减少；④内窥镜逆行胰胆管造影术时注射造影剂压力过高，引起胰管上皮和腺细胞的损伤；或导致胰管内高压，胰酶分泌受阻，与酶原颗粒在腺泡细胞内聚集，并与溶酶体融合使胰酶酶原被提前激活从而诱发AP。

（六）药物

临床上有500多种药物可能会导致AP，其中30多种药物已被证实可引起胰腺炎。大多数药物性胰腺炎是个体差异导致的，与药物剂量无明确关系。

（七）免疫系统疾病

自身免疫性胰腺炎与自身免疫异常有关，这类患者血液中往往γ-球蛋白、IgG水平升高，同时伴有自身抗体。急性间质型胰腺炎患者补体系统成分均下降，且与病情轻重相关。在对SAP的回顾性研究中，其病情严重程度与自身抗体水平相关。自身免疫性胰腺炎患者还可伴有其他自身免疫性疾病如系统性红斑狼疮、原发性硬化性胆管炎、原发性胆汁性肝硬化、干燥综合征、糖尿病等，往往激素治疗有效。

（八）其他因素

胰腺良恶性占位导致胰液引流障碍、胰管内高压等可引起SAP，5%～14%胰腺良性或恶性肿瘤患者表现为明显特发性胰腺炎（idiopathic acute pancreatitis，IAP），精神因素、遗传因素（如胰蛋白酶原基因突变）也可导致AP。

二、发病机制

AP的发病机制复杂，目前主要有如下学说。

(一)胰酶自身消化

消化酶原颗粒和溶酶体在于胰腺内不同的分泌泡内,二者大量相遇时且不能被胰管内含有的少量胰蛋白酶抑制物灭活时,就会导致AP的发生。正常情况下胰腺组织与胰管之间存在压力差使得胰液不会倒流回胰腺组织,但当出现胆道结石梗阻或各种原因所致Oddi括约肌痉挛时,压力出现逆差,胆汁反流引起胰酶原位激活,导致胰腺出现自身消化,胰腺细胞的坏死进一步导致各种酶的释出,形成恶性反馈,从而导致SAP的发生。

(二)炎症介质和细胞因子

SAP时胰腺细胞损伤,导致胰酶释放、单核-巨噬细胞激活、代谢产物过度刺激中性粒细胞产生大量细胞因子等可触发细胞因子等炎症介质的瀑布反应,形成全身炎症反应综合征和多器官功能障碍综合征。其中NF-κB、IL-1、IL-6、IL-8、TNF-α、血小板活化因子等发挥着主要作用。其中核因子-κB(nuclear factor kappa-B,NF-κB)被认为在胰腺炎发病过程中占据了关键地位,有研究表明,IL-1、IL-6、IL-8、TNF-α表达受到NF-κB的调控。动物试验也表明降低NF-κB的活性可抑制急性胰腺炎时炎症因子的水平减轻组织学损害并提高生率。

(三)氧化应激反应

在SAP时,机体内活性氧生成和抗氧化物质失衡,氧自由基增加,抗氧化能力减弱。这种失衡通过信号转导通路引起细胞的损伤,导致微血管通透性的改变,进而激活炎性细胞,加重炎性反应及诱发微循环障碍,促进胰腺及其他器官的损伤。抗氧化能力减弱还导致机体清除氧自由基能力下降,也加重胰腺损伤。

(四)胰腺腺泡凋亡

在AP中可见到胰腺细胞的凋亡和坏死,但随胰腺炎程度不同而不同。研究表明胰腺细胞在急性水肿型AP时凋亡明显,但炎症反应轻;而SAP中胰腺细胞凋亡程度反而较轻,但伴有大量组织坏死及脓肿形成。胰腺腺泡的凋亡指数与SAP的严重程度呈负相关,诱导胰腺细胞凋亡能够减轻胰腺炎的严重程度。

(五)肠道菌群异位

“二次打击”学说正常情况下肠道内的常驻细菌,因肠道屏障的阻隔难以突破黏膜移位到肠外组织。而在SAP时,因心排血量减少及肠道缺血再灌注损伤,伴随的肠道运动功能障碍,内毒素产生过多等均可导致肠黏膜屏障功能减退，从而使肠道细菌及内毒素穿过肠道屏障发生异位。同时在SAP时因循环中TNF-α和IL-1等水平升高，刺激IL-6和IL-8等细胞因子产生，导致体内出现第一次高细胞因子血症。而异位的细菌及内毒素还可刺激巨噬细胞、中性粒细胞、肥大细胞等产生更多的细胞因子、炎症介质，引起循环中第二次细胞因子高峰，造成炎症级联反应，对机体造成"二次打击"，最终形成多器官功能障碍综合征。

（六）胰腺微循环障碍

胰腺小叶间血管存在丰富的弓状吻合，但胰腺小叶内由彼此独立、互不交通的多支小叶内动脉供血，因而胰腺对缺血缺氧耐受差，易缺血和坏死。微循环障碍可导致重型胰腺炎的发生。小叶内动脉起始部括约肌的痉挛和损伤在SAP胰腺局部缺血和胰腺微循环障碍中起关键作用；在胰腺炎中，因动脉的可逆收缩，可导致缺血再灌注损伤，造成过量的自由基对胰腺进一步损伤；微血管通透性随之发生变化，导致胰腺组织水肿；血液黏滞度也随之上升，进一步降低胰腺血流灌注；随后因白细胞-内皮细胞相互作用，白细胞黏附于微血管壁，微血栓形成，最后发生微循环衰竭。这种微循环障碍并非仅限于胰腺本身，胰外器官如肝、肺、肾、胃肠道等均可受累，这也是重症胰腺炎导致其他脏器损伤的基础。

（七）钙超载

胰腺组织自身消化也可因胰腺腺泡细胞钙超载和胰酶异常激活引起。其机制为胰腺腺泡细胞钙超载的形成及正常钙信号的破坏可导致胰酶分泌受阻，大量酶原颗粒积聚，酶原颗粒与钙离子结合，相互融合形成浓缩空泡，自噬溶酶体吞噬浓缩空泡形成自噬空泡，酶原被溶酶体激活成为有活性的胰酶；此外胰蛋白酶原活性肽与钙离子结合，导致抑制胰蛋白酶自身催化活性的作用消失，进而引起胰蛋白酶原的自身激活，启动胰腺自身恶性消化程序，导致腺泡细胞坏死，进而引起SAP。虽然钙通道阻滞剂已用于对SAP的治疗，但目前仍缺乏临床随机对照试验结果支持。

三、诊断

（一）诊断标准

目前国内外指南对于AP的诊断标准基本相同，均认为临床确诊AP必须具备以下3项中的至少2项：①符合AP的腹痛症状；②血清淀粉酶和（或）脂肪酶至少高于正常上限3倍；③腹部影像学检查具备AP的影像学特征。

对于血清脂肪酶相比淀粉酶是否可作为更好的诊断指标，目前国内和国际指南尚未统一。但需要注意的是这两项指标的高低均与急性胰腺炎的轻重程度无相关性,因此如临床表现与化验结果不符合时必须进行腹部影像学的检查以确认。

(二)影像学评估

国内外指南中对AP的初始影像学检查手段存在争议,但2015年中国急性胰腺炎多学科共识意见(草案)建议入院12小时内行平扫CT确诊AP,入院72小时内行增强CT以评估严重程度。因为CT可避免胃肠道积气的影响,而国内外大量研究也认为在诊断AP时CT优于腹部B超。同时考虑到绝大部分AP患者为急诊就诊,从急腹症鉴别诊断的角度而言腹部CT优于B超。

(三)局部并发症

1.急性胰周液体积聚

急性胰周液体积聚(acute peripancreatic fluid collection,APFC)发生于病程早期,表现为胰周或胰腺远隔间隙液体积聚,并缺乏完整包膜,可以单发或多发。

2.急性坏死物积聚

急性坏死物积聚(acute necrotic collection,ANC)发生于病程早期,表现为混合有液体和坏死组织的积聚,坏死物包括胰腺实质或胰周组织的坏死。

3.包裹性坏死

包裹性坏死(walled-off necrosis,WON)是一种包含胰腺和(或)胰周坏死组织且具有界限清晰炎性包膜的囊实性结构,多发生于AP起病4周后。

4.胰腺假性囊肿

胰腺假性囊肿有完整非上皮性包膜包裹的液体积聚,起病4周后假性囊肿的包膜逐渐形成。

上述局部并发症存在无菌性及感染性两种情况,其中ANC和WON继发感染称为感染性坏死。对于上述并发症的检查方法,目前认为CT和MRI具有同样的效果。但在假性囊肿可能与胰管相通或辨别胰周积液内是否含有固态坏死组织以及脓液时,MRI可能优于CT。

(四)AP严重程度的分级

目前国内及欧美国家均采用2012《亚特兰大分类标准(修订版)》进行评估,分为3类。

1.轻症急性胰腺炎

轻症急性胰腺炎(mild acute pancreatitis,MAP)不伴有器官功能衰竭或局部并发症或全身并发症。

2.中度重症急性胰腺炎

中度重症急性胰腺炎(moderately severe acute pancreatitis,MSAP)伴有短暂器官功能衰竭(48小时以内)或局部并发症或全身并发症。

3.重症急性胰腺炎

重症急性胰腺炎(severe acute pancreatitis,SAP)伴有持续器官功能衰竭(>48小时)。国内外指南均以改良的Marshall评分≥2作为器官功能衰竭的标准。

而日本在2015年采用的是日本胰腺炎严重程度评分(JPN Severity Score,JSS)作为AP严重程度分级的标准,其评估标准更为细致。而其他的常用评分标准包括APACHEⅡ、Ranson、MCTSI(modified computed tomography severity index)评分、床旁AP严重度评分(bedside index for severity in acute pancreatitis,BISAP)评分、Balthazar CT评级等。在这些评分标准中,APACHⅡ中参数众多,过程烦琐,需要具备重症监护条件才可完成;Ranson标准以入院时和入院48小时后患者的实验室检查指标和对液体复苏治疗的反应来判断AP的严重程度,操作也较为烦琐;MCTSI和Balthazar CT评级则均需要具备相应的影像设备,依据影像学结果评估,患者还必须具备接受影像检查的条件。BISAP评分则其变量少而简便易行,而且时间窗小(24小时内),有助于早期快速评估病情。且与其他评分相比较,对于胰腺炎严重程度和脏器功能不全预测能力相当或更优,且在老年患者分型中具有较高的敏感性和特异性。而Ranson评分对不同年龄差异不大,CTSI则在低龄患者中有较高的敏感性和特异性。国内的回顾性研究表明BISAP对AP的预测价值与其他传统评分相近甚至更优。且在全身并发症预测方面与Ranson和MCTSI评分相近或更优。

四、AP的治疗

AP治疗需要多学科的综合治疗,2015意大利胰腺研究协会指南指出对于AP的救治应在具备多学科(内镜、ICU、介入等)的医院进行,力争提高救治成功率。治疗的重点在不同分型中有所区别:①MAP在病情急性期应以缓解症状、阻止病情加重为主,一旦病情改善寻找病因、防止复发;②MSAP的治疗重点则是有效控制炎症反应、防治并发症,密切注意MSAP向SAP演变的迹象,同时注意保护肠道功能和防治感染;③SAP因其病情进展迅速,易出现多脏器功能衰竭(循环、呼吸和肾脏为主),治疗的重点是器官功能的维护,以及腹腔高压的处理。当疾病后期发生胰腺囊肿、感染、出血、消化道瘘等并发症时,则需要多学科的联合治疗。

(一)早期液体复苏

治疗早期液体复苏是AP治疗的基础。①早期补液:患者诊断一经确定即应开始,不迟于确诊后24小时。②推荐使用等渗乳酸林格液作为补液首选液体,生理盐水也可。③补液速度:对于心、肺、肾脏功能良好的AP患者,因人种不同各指南推荐补液速度差异较大,为每小时2~10 mL/kg。最佳的液体组合可按晶体液∶胶体液=3∶1的比例给予。不推荐大量补液,应采取目标导向性策略,避免因容量负荷过重而导致组织水肿影响脏器功能。④均强调应定时评估液体需求,均要求入院后的24~48小时内应定时评估液体需求。液体复苏标准中均包括尿量、血压。

2013国际胰腺病协会认为应达到以下指标之一:①心率<120次/分,平均动脉压>8.7 kPa,<11.3 kPa,每小时尿量>0.5~1.0 mL/kg;②红细胞比容达到35% ~44%。2015日本急性胰腺炎治疗指南则指出以平均动脉压>8.7 kPa和每小时尿量>0.5~1.0 mL/kg作为判断补液是否充分的指标最为合适。2015意大利胰腺研究协会认为早期液体复苏的目标是尿量>0.5~1 mL/(kg·h)、平均动脉压(MAP)>8.7 kPa、心率<120次/分、尿素氮(BUN)<7.14 mmol/L(如果BUN >7.14 mmol/L,在24小时内下降至少1.79 mmol/L)、血细胞比容(Hct)在35%~44%。而我国推荐的补液速度是5~10 mL/(kg·h),特殊情况下可达到12 mL/(kg·h)。液体复苏的目标为患者平均动脉压8.7~11.3 kPa,心率<120次/分钟,血乳酸显著下降,尿量>1 mL/(kg·h),Hct下降到30%~35%(满足2项以上)。SIRS消失也是液体复苏成功的标志之一。

(二)SAP患者转入重症监护室(ICU)的指征

2013国际胰腺病协会采用重症医学协会(Society of Critical Care Medicine,SCCM)指南的推荐标准作为SAP转入ICU的指征;2015日本急性胰腺炎治疗指南指出,凡是按照JSS评级标准诊断为SAP的患者都需转入ICU进行治疗。而2013急性胰腺炎治疗指南和2015中国急性胰腺炎多学科共识意见均指出伴有器官功能衰竭时即应进入ICU治疗。

(三)抗生素使用

国内外指南均不建议推荐对SAP及无菌坏死性AP患者常规预防性应用抗生素。但2015日本急性胰腺炎治疗指南认为对于SAP及坏死性AP患者早期(72 小时内)预防性应用抗生素可能改善患者预后,2015 中国急性胰腺炎多学科共识意见认为非胆源性 AP 不推荐预防性使用抗生素,对伴有胰腺坏死 AP 患者预防性应用抗生素可降低患者的病死率及胰腺感染的发生率。这可能是因为人种的差异导致的治疗策略差异,尚需进一步的研究以证实其合理性。应选择抗菌谱为针对革兰阴性菌和厌氧菌为主、脂溶性强的药物。推荐方案:碳青霉烯类;青霉素+β 内酰胺酶抑制剂;第三代头孢菌素+β 内酰胺酶抑制剂+抗厌氧菌药物;喹诺酮类。疗程为 7～14 天。特殊情况下可延长应用时间。国外指南不推荐应用抗真菌药物,但应注意鉴别是否存在真菌感染可能。

(四)AP 镇痛

2015 日本急性胰腺炎治疗指南指出对于伴有持续严重疼痛的 AP 患者应积极给予止痛处理,但并未对使用何种药物止痛给出建议。而我国《重症急性胰腺炎中西医结合指南(2014 年,天津)》及 2015 中国急性胰腺炎多学科共识意见均推荐使用盐酸哌替啶镇痛,而不建议吗啡或者胆碱能受体拮抗剂,前者会收缩壶腹乳头括约肌,后者则会诱发或加重肠麻痹。

(五)质子泵抑制剂、蛋白酶抑制剂和生长抑素

有研究显示质子泵抑制剂对急性胰腺炎的临床进程不会产生影响,故 2015 意大利胰腺研究协会不推荐使用。对于蛋白酶抑制剂和生长抑素,多项研究也表明没有降低患者死亡率的作用,故国外指南均不推荐使用,仅 2015 日本急性胰腺炎治疗指南认为蛋白酶抑制剂(甲磺酸加贝酯)在重症患者可以持续高剂量静脉给药,但尚需进一步评估效果。2015 中国急性胰腺炎多学科共识意见从病因学的角度出发推荐使用上述药物。上述药物是否确切有效尚需进一步的临床随机对照试验研究以证实。

(六)营养支持

国内外指南均推荐在 AP 早期尽早启动肠内营养,对于轻型 AP 患者,推荐只要临床症状好转,便可经口进食,且推荐患者早期经口进食。对于 MSAP 患者,推荐使用肠内营养以防止肠道黏膜萎缩及肠道菌群失调,从而预防感染并发症的发生。若条件允许应在入院 48 小时之内给以肠内营养,国内指南建议入院 3～5 天内即开始,最晚不超过 1 周。肠内营养的途径建议首选通过内镜引导或 X 线引导下放置鼻腔肠管,其耐受性较好,鼻胃管因部分患者存在胃流出道梗阻的情况有可能导致反流。2105 日本急性胰腺炎治疗指南则不推荐使用鼻胃管。

(七)胆源性胰腺炎处理

国内外指南对于胆源性 AP 的治疗目前意见基本一致。

(1)经内镜逆行胆胰管成像的指征和时间:伴有急性胆管炎或者持续胆管梗阻的 AP 患者,应在入院 24 小时内行急诊经内镜逆行胆胰管成像;不伴有胆管炎或者无胆管梗阻的患者,无早期行经内镜逆行胆胰管成像的必要。如怀疑伴有胆总管结石但无胆道梗阻表现的患者,应行磁共振胆胰管成像或超声内镜检查,而不建议行诊断性经内镜逆行胆胰管成像。为避免高危患者出现经内镜逆行胆胰管成像相关的术后 SAP,可行胰管支架和(或)术后直肠给予非甾体抗炎药栓剂。

(2)对于伴有胆囊结石的轻型胆源性 AP 者,当次住院期间即应行胆囊切除术。

(3)重症胆源性 AP 患者,应待炎症缓解,胰周液体积聚消退或者推迟 6 周后再行胆囊切除术以减少感染的发生率。

(八)高脂血症性急性胰腺炎

急性胰腺炎并静脉乳糜状血或血三酰甘油>11.3 mmol/L 可明确诊断,需要短时间降低三酰甘油水平,尽量降至 5.65 mmol/L 以下。这类患者要限用脂肪乳剂,避免应用可能升高血脂的药物。治疗上可以采用小剂量低分子肝素和胰岛素,或血脂吸附和血浆置换快速降脂。

(九)细针穿刺活检

细针穿刺活检(fine-needle aspiration,FNA)作为一种安全有效且能够准确鉴别无菌坏死性胰腺炎和感染坏死性胰腺炎的方法,但因 FNA 存在一定的假阴性结果(12%～25%),故 2013 国际胰腺病协会、2015 日本急性胰腺炎治疗指南均不推荐 FNA 诊断感染坏死性胰腺炎。目前国内指南推荐通过临床症状(如持续高热)、血中炎症标志、C 反应蛋白(CRP)的升高以及影像学检查等判断感染坏死性胰腺炎。

(十)腹腔高压和(或)腹腔间隔室综合征

MSAP 和 SAP 患者可合并腹腔间隔室综合征(abdominal compartment syndrome,ACS),当腹内压(intra-abdominal pressure,IAP)>2.7 kPa 时常伴有新发器官功能衰竭,是 MSAP 或 SAP 死亡的重要原因之一。IAP 可经导尿管膀胱测压法测定。对于 MSAP 和 SAP 患者应密切监测腹腔压、腹腔灌注压以及脏器功能的变化;限制液体输入,如出现循环不足表现,应及早使用升压药物以维持腹腔灌注压和限制液体入量;接受机械通气的患者应根据 ACS 的变化调整机械通气的参数;降低空腔脏器量,包括胃肠道减压及导泻。镇痛镇静以降低腹壁肌肉张力,使用肌松剂及床边血滤减轻组织水肿,B超或CT引导下腹腔内与腹膜后引流减轻腹腔压力。不建议在AP早期将ACS作为开腹手术的指征,只有在IAP持续>3.3 kPa并伴有新发的脏器功能不全,且非手术措施治无效时,需经多学科讨论后方可谨慎进行开腹减压手术。

(十一)后期并发症的处理

建议以非手术治疗为主,采用介入、内镜、肠内营养等手段,如效果不佳可考虑手术治疗。

1.胰腺假性囊肿

大多数胰周液体积聚和坏死物积聚可在发病数周后自行消失,无菌的假性囊肿和坏死物包裹大多可自行吸收而无需干预。少数直径>6 cm且有胃肠道压迫症状,影响肠内营养或进食者,或继发感染者,或经持续观察直径增大者,可考虑微创穿刺引流或外科手术治疗,外科治疗方法以腹腔镜下手术或开腹手术的内引流手术为主。

2.胰周血管并发症

大约20%的AP患者可形成脾静脉血栓导致远期出现胰源性门脉高压,可行脾切除手术。3.4%~10%的AP病例中会出现炎性动脉假瘤,可导致腹腔或囊肿内出血,一线治疗手段为腹腔动脉造影+动脉栓塞。

3.胰瘘以非手术治疗为主

非手术治疗包括禁食水、空肠营养、应用生长抑素等,或内镜下治疗。大多数经过3~6个月的引流可恢复。胰管完全断裂的可考虑手术治疗。

4.消化道瘘

以十二指肠瘘和直肠瘘最为常见。前者通过空肠营养,保持消化液引流通畅,通常不需要手术可自愈。而直肠瘘因腹腔污染严重,往往需要手术治疗。

五、中医药对急性胰腺炎的作用

中医药在AP治疗中的作用越来越受到重视,在西医基础上联合中医药治疗可显著提高疗效。中医认为AP病性以里、实、热证为主。病位在脾、胃、肝、胆,并涉及心、肺、肾、脑、肠,现代中医学者认为其治疗应以"益气养阴、清热解毒、活血化瘀、通里攻下"为治疗原则。其治疗应辨证论治及辨证施治并随症状加减用药。如丹参制剂可用于改善AP时的急性微循环障碍。中药灌胃、肠:生大黄15 g,胃管内灌注或直肠内滴注,每日2次,可有效防止肠功能衰竭及细菌移位,提高临床疗效,减少并发症,降低死亡率。动物试验发现针灸治疗可以降低AP时促炎因子的水平,临床研究也已表明针灸治疗可改善患者胃肠道功能。腹部外敷芒硝、金黄散(金黄膏)也可起到保护胰腺,减少渗出的作用。现有的研究已表明中药复方制剂在AP中可抑制炎症细胞因子释放、改善微循环、清除氧自由基及抑制胰酶分泌,从而促进胰腺炎的恢复。但目前大部分研究中多数都是复方制剂,仍需进行大量的基础及临床研究来揭示在AP治疗中有效的重要单体成分及其作用机制。中医药在防治胰腺炎的作用必将随着对急性胰腺炎发病机制研究的不断深入,而起到越来越重要的作用。

第四节 腹腔间隔室综合征

腹腔间隔室综合征(ACS)是各种原因引起的急性或渐进性腹内压(IAP)升高,当持续的IAP>2.7 kPa(伴或不伴有腹腔灌注压<8.0 kPa)时,并有新发的器官功能不全或衰竭。ACS是各种原因引起的症候群,不是一种疾病,其多数起病急、病情重、病死率极高。临床医师早在1911年就认识到了IAP的存在,有很多疾病可引起IAP升高,而且机体内IAP的变化会对机体造成重大影响。有学者早在1984年就用ACS来描述腹腔主动脉瘤术后腹内高压所致的病理生理学改变。2006年及2007年世界腹腔间隔室综合征联合会(World Society on Abdominal Compartment Syndrome,WSACS)发表了关于腹腔内高压(intra-abdominal hypertension,IAH)和ACS的专家共识和诊疗指南,2013年WSACS对这两项指南做了更新。虽然,近年来ACS已成为外科医师和ICU医师研究热点之一,但是广大内外科临床医师对IAH、ACS的诊断和治疗等诸多方面的认识尚不充分、重视程度较差,常常更多关注ACS患者的原发病而忽略ACS诊断及治疗,患者得不到及时正确的诊疗,错过了治疗时机,终而导致患者多系统器官功能不全或衰竭,甚至死亡。故本文就ACS的研究进展做一综述,希望可以引起广大临床医师的重视,增加其对ACS诊治的认知,以帮助其在临床工作中全面分析病情、精准诊疗,高效、高质量完成临床诊疗工作,使患者受益。

一、相关概念

(一)腹内压

1.定义

腹内压是指腹腔内的稳态压力,正常情况下,IAP为0 kPa或接近0 kPa,受腹腔内容积和腹壁顺应性的影响。呼吸运动可引起腹腔容积变化，吸气时腹腔容积减少，IAP 升高，呼气时腹腔容积增加，IAP 下降。成人危重患者的 IAP 为 0.7～0.9 kPa。

2.测量方法

(1)直接测量法：采用金属套管针或粗针进行腹腔穿刺，通过连接压力计直接测定腹腔压力。腹腔穿刺为有创操作，具有易损伤腹腔器官、易致腹腔内感染、易被腹腔内组织堵塞而影响读数等缺点，所以该方法主要在临床研究及动物试验中使用，临床上应用较少。

(2)间接测量法：几乎腹腔内所有空腔脏器都可用此方法来监测 IAP，如膀胱、胃、直肠、子宫、腔静脉压测量法等。临床上多通过测量膀胱压力间接反映 IAP，且膀胱压力被认为是间接测定 IAP 的“金标准”。目前 WSACS 推荐的标准膀胱压力测量方法：患者取仰卧位、放松腹肌，经尿道插入成人 18 号 Foley 导管至膀胱，排空膀胱内尿液，充入最多 25 mL 无菌生理盐水，通过与压力传感器相连，以腋中线为零点，记录呼气末读数，3 分钟后再复测 1 次，取 2 次的平均值。该方法具有无创、简便、相关性好等优点，是目前临床上最常用的方法。虽然有学者报告了一些连续测量膀胱内压监测 IAP 的方法，但也有学者认为连续性测量膀胱内压时由于膀胱残余量对压力有影响，会导致测量数值偏差，因此连续测量膀胱内压的方法仍需改进。

(二)腹腔内高压

腹腔内高压为持续性或反复的 IAP 病理性升高≥1.6 kPa。IAH 分级：Ⅰ级 IAP 1.6～2.0 kPa；Ⅱ级 IAP 2.1～2.7 kPa；Ⅲ级 IAP 2.8～3.3 kPa；Ⅳ级 IAP＞3.3 kPa。

(三)间隔室综合征

间隔室综合征是指在一局限的间隙室内，压力升高所引起组织功能和循环障碍的表现，多发生于肢体筋膜间隔室，即骨筋膜室综合征，若发生在腹腔即称为腹腔间隔室综合征。多间隔室综合征是指两个或两个以上解剖部位的间隔室压力增高状态。

(四)腹腔灌注压

腹腔灌注压(abdominal perfusion pressure，APP)＝平均动脉压－腹内压，建议 ACS 患者的 APP 维持在 6.7～8.0 kPa。

(五)腹腔间隔室综合征

腹腔间隔室综合征为持续性的 IAP＞2.7 kPa(伴或不伴有腹腔灌注压

<8.0 kPa)时,并有新发的器官功能不全或衰竭。

(六)腹壁顺应性

腹壁顺应性是衡量腹壁可扩张性的指标,取决于腹壁与膈肌的弹性,以单位腹内压变化引起腹腔容积的改变来表示。

二、ACS 的病因及分类

ACS 的危险因素:腹壁顺应性下降、胃肠道内容物增加、腹腔内容物增加、毛细血管渗漏/液体复苏、年龄/肥胖/全身性疾病等因素。任何引起腹腔有效空间减少或实际腹腔容积减少的因素均可能导致 ACS 的发生。按 ACS 发病原因可以分为原发性、继发性、复发性。

(一)原发性 ACS

原发性 ACS 是指由于腹盆腔创伤或病变引起,通常需要早期外科或放射介入治疗。腹盆腔病因主要有以下几方面。

1.严重腹部外伤、手术

严重的腹部创伤、腹腔手术如腹主动脉瘤破裂术后、张力性关腹、腹外挤压、气腹、肝移植术后等。

2.腹部脏器病变

重症胰腺炎、腹腔感染、腹腔或腹膜后出血、肠腔缺血再灌注损伤、大量腹水、腹腔肿瘤、肠梗阻、肠系膜静脉栓塞、腹腔填塞、急性胃扩张、肝功能不全等。重症胰腺炎是 ACS 最常见的原发病之一,其发病率及死亡率均较高。

3.盆腔因素

产科出血、羊水栓塞等。

(二)继发性 ACS

继发性 ACS 是指原发病变起源于腹盆腔之外的部位。主要病因如下。

1.重要脏器的衰竭

急性呼吸衰竭、心功能衰竭、肾衰竭等。

2.全身因素

过量输液或液体复苏、大面积烧伤、巨大切口疝术后、创伤性下肢血管损伤后继发 ACS、脓毒血症、毛细血管渗漏综合征等。通过临床研究表明:24 小时液体输入量与 ACS 的发生关系密切,是 ACS 发生的独立危险因素;有学者认为大量液体复苏近年来已经成为腹腔间隔室综合征的主要原因之一。

3.其他因素

过度肥胖、药物因素等。Malbrain 则认为体质指数是 ACS 发生的唯一危险因素。

(三)复发性 ACS

复发性 ACS 是指原发或继发的 ACS 经手术或者药物治疗后再次复发。

三、ACS 的病理生理

腹腔内脏、腹壁水肿及腹水等均可引起 ACS,可损害腹内及腹外器官,导致其功能不全或障碍,甚至死亡。研究表明 ACS 最易累及呼吸系统、循环系统和泌尿系统,其次是胃肠道、肝脏、腹壁和中枢神经系统。心排血量减少和肺顺应性下降是引起脏器功能障碍的始动因素。目前研究认为 ACS 的病理生理机制主要有以下几个方面。

(一)对腹壁的影响

ACS 时腹腔压力升高,直接压迫腹壁导致其血流减少、腹壁紧张、腹壁顺应性下降,腹壁的缓冲能力下降。由于腹腔容量/压力曲线是类似氧解离曲线那样陡然上升的曲线,所以至一定限度后,腹腔内容量的微小增加就足以使腹内压大幅度升高。

(二)对腹腔脏器的影响

研究表明:IAH 时,除肾上腺以外,腹腔内其他器官的血流量均有不同程度的减少。ACS 时腹腔压力升高,会使得腹腔内脏器受压导致器官灌注减少,表现为脏器缺血、缺氧,器官功能障碍。

1.对肾脏的影响

腹内压在 2.0～2.7 kPa 时会发生少尿,＞4.0 kPa 时会发生无尿,且扩容及利尿剂治疗无效。主要有以下机制:①IAH 时会减少回心血量及心排血量,进而减少肾灌注量和肾小球滤过率;②IAH 时可直接压迫肾动脉及肾静脉,减少肾血流量,增加肾血管阻力;③IAH 时会激活肾素-血管紧张素-醛固酮系统,醛固酮分泌增加,加重肾损害,导致急性肾小管坏死和肾衰竭。

2.对肝脏的影响

ACS 时肝血流明显减少,血乳酸清除率下降,葡萄糖代谢减少,肝线粒体和细胞色素 P450 功能下降。主要机制:①IAH 时,回心血量减少,心排血量减少,使得肝动脉血流减少;②IAH 时,由于肝脏机械性受压以及肝静脉穿过膈肌处的解剖性狭窄，从而使肝静脉和门静脉血流量降低；③IAH 时，采用近红外分光镜法测定血流，发现肝动脉、门静脉和肝静脉血流量均下降，而肝血管及门脉血管的阻力却显著增加。

3.对胃肠功能的影响

肠黏膜的血流量是维持肠上皮细胞正常生理功能及黏膜屏障功能的重要基础。IAH 会减少小肠黏膜及黏膜下血流的灌注，导致组织无氧代谢增加、酸中毒出现，同时释放氧自由基及细胞炎性因子，进一步损伤胃肠脏器；胃肠缺血、缺氧造成肠壁通透性增高，胃黏膜 pH 值下降，内毒素及肠道菌群移位，从而诱发或加重多器官功能障碍综合征。研究显示：当 IAP＞2.7 kPa 时，肠黏膜层及黏膜下层的血液灌注明显受损；当 IAP＞5.3 kPa 时，肠黏膜血流量减少 67％。

（三）对腹腔外脏器的影响

ACS 时腹腔压力升高，影响膈肌运动、增加循环后负荷、减少心脏前负荷，改变胸腔压力、减少有效循环血量，进而影响腹腔外器官功能，主要涉及呼吸系统及心脑循环系统的主要脏器。

1.对呼吸系统影响

腹内压升高，膈肌上抬，胸腔容积减少，胸腔内压力升高，肺扩张受限，顺应性降低，肺通气量下降；气道阻力增加，肺毛细血管楔压增加，肺通气/血流比值失调、肺无效腔量增加；持续的胸膜腔内压升高和缺氧性肺血管收缩会引起肺动脉高压。当 IAP 达到 2.1～4.0 kPa 时，由于膈肌上抬及胸腔内压力升高造成肺实质受压，出现低氧血症和高碳酸血症，常表现为呼吸增快、呼吸困难等。

2.对循环系统的影响

腹内压升高，直接压迫下腔静脉，回心血量减少，膈肌上抬导致胸腔内压力的升高，进一步减少下腔静脉和上腔静脉的回心血量，心脏前负荷降低；胸内压增高后静脉血回流障碍，心脏受压，心室舒张末期容积减少，心室顺应性下降，室壁运动减弱；腹内压升高，压迫毛细血管床和小动脉，使心脏后负荷增加。结果是心排血量（cardiac output，CO）减少，心率代偿性加快，外周阻力增加，肺毛细血管楔压和中心静脉压升高。当 IAP 达到 1.3 kPa 时，就有回心血量减少；当 IAP 达到2.7 kPa时，可直接压迫下腔静脉和门静脉使回心血量进一步减少；当 IAP 达到 4.0 kPa 时，出现心肌收缩力降低，心排血量下降 27％，同时 IAH 导致大量血管内容量丢失，胸腔内血量和全身循环血量分别下降 55％和 67％，而中心静脉压增加 40％。腹内压升高，导致胸腔内压和中心静脉压升高，颅内静脉回流受阻，引起颅内压升高；同时心排血量减少，脑灌注不足。

四、ACS的临床表现

患者一般有引起ACS的原发病表现；有腹腔压力增高的表现，腹膨胀和腹壁紧张是腹腔内容量增加导致腹腔高压的最直接表现，腹腔压力持续高于2.7 kPa；有ACS引起的器官功能障碍的表现，呼吸系统方面，早期表现为呼吸急促，氧分压降低，吸气压峰值增加，其峰值＞0.83 kPa，难治性低氧血症和高碳酸血症；循环系统方面，心率加快和(或)血压下降；肾脏方面，肾血流灌注不足，醛固酮和抗利尿激素增高，少尿或者无尿，扩容或者利尿剂无效。消化系统可见胃肠道功能障碍及肝淤血等表现。

五、ACS的诊断与治疗

(一)诊断

ACS的诊断主要依靠患者的病史、临床表现及相应的辅助检查。

(1)有引起IAH的明确病因，如急性胰腺炎、腹腔感染、腹部外伤等，并新发进行性器官功能不全。出现腹胀、腹肌紧张、腹膨隆等症状；吸气压峰值增加，其峰值＞85 cmH_2O，难治性低氧血症和高碳酸血症；心率加快和(或)血压下降；少尿或者无尿，扩容或者利尿剂无效等。

(2)辅助检查提示：持续性的IAP＞2.7 kPa，伴或不伴有腹腔灌注压＜8.0 kPa；胸片可见横膈上抬，肺容量下降；腹部CT可见胃肠肠管扩张、肠壁水肿、腹水、下腔静脉受压变窄、肾脏受压或移位、“球腹征”(腹前后径/横径＞0.8)；超声心动图可见左室舒张末径减小，室壁运动减弱，心排血量减少。

(3)采用腹腔减压术治疗有效。但是一些特殊情况，IAP正常，但不能完全排除ACS，如部分患者结肠上区水肿、渗出严重，上腹张力很高，而下腹张力基本正常；胰腺炎病变局限，腹膜后血肿，游离腹内压升高不明显，必须结合临床和其他检查结果才能明确诊断。

(二)治疗

1.内科治疗

ACS被公认需要紧急干预及治疗，否则会对患者机体造成严重影响。WSACS根据多数专家意见制定了IAH及ACS基本治疗法则，临床上使用该法则能有效改善患者预后，并明显降低住院费用。治疗原则的相关内容：清空腹腔脏器内容物，包括留置鼻胃管、直肠引流管，使用胃肠动力药物(如红霉素、甲氧氯普胺、西沙必利等)、减少肠内营养、使用灌肠剂，必要时经结肠镜减压；结肠造口、回肠造口进行减压;解除腹腔内占位:完善腹腔超声或CT检查确定病变性质,经皮穿刺可引流腹水、脓肿及血肿、术后进行充分引流及使用内镜减压等,腹腔实质性病变需要手术解除。早期重症胰腺炎合并IAH时,小切口腹腔置管灌洗、经皮穿刺引流有较好的效果;优化液体管理:避免过度液体复苏,最好第3天达到液体平衡或负平衡,纠正毛细血管渗漏和正液平衡状态,联合使用清蛋白与利尿剂、纠正毛细血管渗漏(限制过多液体输注)、尽量使用胶体,必要时可行连续性血净化治疗;改善腹壁顺应性,去除紧缩的衣物及腹壁焦痂,予以足够的镇静、镇痛、使用神经肌肉阻断剂、改变体位及减轻体重等。合理使用抗生素对于ACS患者预后有良好效果。大承气汤联合非手术手段治疗也越来越多被报道。

2.外科治疗

(1)WSACS推荐如果患者IAP>2.7 kPa(伴或不伴有腹腔灌注压<8.0 kPa)并新出现器官功能障碍或衰竭,内科疗效不佳时应选择外科手术治疗。有学者的回顾分析表明延迟剖腹减压可能造成器官功能障碍加重,增加死亡率。

(2)外科手术目的是手术减压去除IAP升高因素、扩大腹腔容积,迅速缓解ACS,大多数患者的各器官功能障碍可在手术减压后有效的逆转。主要方法有剖腹探查术和内镜皮下前腹壁筋膜切开术。剖腹探查术可探知和处理腹腔病变,可引流腹水而显著降低IAP,缓解IAH和ACS导致的器官功能障碍,有效治疗ACS。当手术能去除腹腔压力升高因素时可选择临时性腹腔关闭(temporary abdominal closure,TAC),防止术后一系列腹部并发症。内镜皮下前腹壁筋膜切开术能避免传统剖腹探查术的并发症,创伤小,并发症少,能有效缓解IAH。

第六章

泌尿系统急危重症的诊疗

第一节　急性肾小球肾炎

急性肾小球肾炎(acute glomerulonephritis,AGN)简称急性肾炎,是以急性肾炎综合征为主要临床表现的一组疾病。其特点为急性起病,患者出现血尿、蛋白尿、水肿、高血压和短暂肾功能损害等。多见于链球菌感染后,故在临床上多称为链球菌感染后肾小球肾炎。少数急性肾炎患者并非由链球菌感染引起的,而是由其他细菌、病毒、原虫等感染引起的,故本病又称急性感染后肾小球肾炎。任何年龄均可发病,但以学龄儿童多见,约占90%。5～14岁少年儿童最容易患急性肾炎,男孩患病机会是女孩的2倍。成人及老年人较少见。冬春季是咽炎、扁桃体炎的好发季节,因此急性肾炎往往发生在这两个季节。

一、病因

链球菌感染是最常见的病因,但并非所有链球菌感染都能引起肾炎,只有致肾炎菌株甲群乙型溶血性链球菌致肾炎菌株(β-溶血性链球菌)(常见为A群12型和49型等)才能引起本病。常见于上呼吸道感染(多为扁桃体炎)、猩红热、皮肤感染(多为脓疱疮)等链球菌感染后。非链球菌的其他细菌(如葡萄球菌、肺炎链球菌、伤寒沙门菌等)、病毒(各型肝炎病毒、麻疹等)、寄生虫(如疟原虫、血吸虫等)和梅毒螺旋体等也可导致本病。

二、发病机制

本病主要是由感染所诱发的免疫反应引起,链球菌的致病抗原以前认为是胞壁上的M蛋白,而目前认为胞质成分(内链素)或分泌蛋白(外毒素B及其酶原前体)可能是主要致病抗原,导致免疫反应后可通过循环免疫复合物沉积于肾小球致病,或种植于肾小球的抗原与循环中的特异性抗体相结合形成原位免疫复合物而致病。自身免疫反应也可能参与了发病机制。肾小球内的免疫复合物激活补体,导致肾小球内皮及系膜细胞增生,并可吸引中性粒细胞及单核细胞浸润,导致肾脏病变。

三、临床表现

AGN 起病较急,通常于前驱感染(如上呼吸道感染、猩红热、皮肤感染等)后1～3 周发病。病情轻重不一,轻者呈亚临床型(仅有尿常规及血清 C3 异常);典型者呈急性肾炎综合征表现,重症者可发生急性肾衰竭。大多预后良好,常可在数月内临床自愈,但部分患者也可遗留慢性肾病。典型表现如下。

(一)尿异常

几乎均有肾小球源性血尿,约 30%患者可有肉眼血尿,常为首发症状和就诊原因。可伴有轻、中度蛋白尿,少数患者(<20%)可呈肾病综合征范围的大量蛋白尿。尿沉渣除红细胞外,早期尚可见白细胞和上皮细胞数稍增多,可有红细胞管型等。

(二)水肿

80%以上患者出现水肿,轻者为晨起眼睑水肿,严重时波及全身,多为不可凹性水肿,指压无凹痕,但若患者蛋白尿严重,也可出现低蛋白水肿,即为可凹性水肿。

(三)高血压

约 80%患者出现一过性轻、中度高血压,利尿后血压可逐渐恢复正常。少数患者可出现严重高血压,甚至高血压脑病。

(四)肾功能异常

大部分患者起病时尿量减少(常在 400～700 mL/d),少数甚至少尿(<400 mL/d)。肾功能可一过性受损,表现为血肌酐(Scr)轻度升高。多于 1～2 周后尿量渐增,肾功能于利尿后数日可逐渐恢复正常。仅少数患者可表现为急性肾衰竭,易与急进性肾炎混淆。

(五)急性心力衰竭

老年患者发生率较高(可达 40%),儿童患者少见(<5%),但儿童急性左心衰竭可成为 AGN 的首发症状,如不及时识别,可迅速致死。

(六)其他表现

儿童患者常有疲乏、厌食、恶心、呕吐、头痛、腰部钝痛等全身非特异性症状,若感染未控制，患者可表现发热。成人全身症状相对较少。

四、实验室检查

（一）免疫学检查

绝大多数患者起病初期血中总补体及C3都明显降低，8周内渐恢复正常，对诊断本病意义很大。如血清补体持续降低，可作为病情仍在进展的指标。50%～80%患者抗“O”增高，表明近期内曾有链球菌感染，但滴度高低与肾炎的严重程度及预后无关。部分患者起病早期循环免疫复合物及血清冷球蛋白可呈阳性。

（二）肾活检

肾活检的指征：①少尿1周以上或进行性尿量减少伴肾功能恶化者；②病程超过2个月而无好转趋势者；③急性肾炎综合征伴肾病综合征者。于链球菌感染后1～3周发生血尿、蛋白尿、水肿和高血压，甚至少尿及氮质血症等急性肾炎综合征表现，伴血清C3下降，病情于8周内逐渐减轻到完全恢复正常者，即可临床诊断为急性肾炎。如血清抗“O”滴度在1∶400以上，咽拭子培养或皮肤脓液培养找到β-溶血型链球菌，有助于判断链球菌感染后肾炎。症状不典型时需多次查尿常规，根据尿的典型改变及补体下降也可作出诊断，但如果病情的发展不像急性肾炎那样经过休息治疗逐渐好转，血清补体C3持续下降超过8周，则应考虑有其他类型肾小球肾炎的可能性，必须做肾穿刺明确诊断。

五、鉴别诊断

本病尚应与下列疾病鉴别：在某些急性感染发热期间（如扁桃体炎、丹毒、肺炎、骨髓炎等），部分患者往往出现蛋白尿及管型尿，有时镜下血尿，易与不典型急性肾炎相混淆，此可能与肾血流量增加、肾小球通透性增加及肾小管上皮细胞肿胀有关。

（一）发热性蛋白尿

急性感染期蛋白尿时出现尿的改变发生于感染、高热的极期，不伴高血压及水肿等肾脏疾病的临床表现，热退后尿异常迅速消失。

（二）全身系统性疾病引起的急性肾炎综合征

此类疾病多见于系统性红斑狼疮、过敏性紫癜、结节性多动脉炎或其他弥漫性血管炎等。其中部分患者肾脏受损方面的临床表现与急性肾炎相似，但具有其他系统病变的临床表现及特殊检查所见。

（三）急进性肾炎

少数病例临床起病和典型急性肾炎相似，但病情急剧恶化，出现进行性肾衰竭。凡病程1个月以上，肾功能不好转反而恶化者，应考虑本病，需及时肾穿刺活检以利早期诊断和治疗。

（四）慢性肾炎急性发作

既往病史不明确的慢性肾炎患者，若有急性发作时，易与急性肾炎相混淆。除认真询问既往史外，潜伏期短于3～5天，中重度贫血，血浆蛋白浓度降低，肾功能持续性减退，长期高血压引起心脏和眼底改变，肾脏影像学检查（超声、CT等）发现双肾已缩小，均有利于慢性肾炎的诊断。

六、治疗

本病治疗以休息和对症治疗为主。急性肾衰竭病例应予血液透析，待其自然恢复。AGN为自限性疾病，不宜用糖皮质激素和细胞毒药物。

（一）一般治疗

急性期应卧床休息，直至肉眼血尿消失、水肿消退及血压恢复正常后逐步增加活动量。一般需要卧床休息2周；其后继续限制活动1～2个月，3个月内避免体力劳动，学生则需要休学。急性期应予低盐（<3 g/d）饮食。肾功能正常者不需限制蛋白质入量，但肾功能不全时可考虑限制蛋白质摄入，并以优质动物蛋白（牛奶、鸡蛋、瘦肉等）为主。明显少尿者应控制液体入量。

（二）治疗感染灶

病初常规注射青霉素10～14天（过敏者可用大环内酯类抗生素）的必要性现有争议。反复发作的慢性扁桃体炎，待病情稳定后（尿蛋白少于+，尿沉渣红细胞少于每高倍视野10个）可考虑做扁桃体摘除，术前、术后2周需注射青霉素以防止因细菌活跃而导致肾炎复发。

（三）对症治疗

1.利尿消肿

轻中度水肿者，卧床休息、限制钠盐及水的摄入即可。高度水肿应使用利尿剂。常用噻嗪类利尿剂如氢氯噻嗪，剂量每次1～2 mg/kg，1～2次/天，口服；无效时用袢利尿剂如呋塞米，40～200 mg静脉注射，最大可达400～1 000 mg/d。应注意如无效，则不应反复使用，因在无尿的情况下，大剂量呋塞米可能引起听力及肾功能的严重损害。

2.降压

经休息、控制水盐、利尿等措施而血压仍高者,应给予降压药。首选血管紧张素转化酶抑制剂或血管紧张素Ⅱ受体阻滞剂类降压药,如卡托普利每次12.5～25 mg,口服,3次/天;氯沙坦25～50 mg/d口服。

3.防治心力衰竭

急性肾炎所致心力衰竭实质上是继发于水钠潴留高血容量所致的循环充血,与充血性心力衰竭虽症状相似,但病理生理基础不同,故治疗重点应放在限制水、钠摄入,利尿,降压,以矫正水钠潴留。洋地黄类药物对于急性肾炎合并心力衰竭效果不肯定,不作为常规应用,仅于必要时试用。

4.透析

经保守治疗仍难控制的循环充血状态,可用腹膜透析或血液滤过治疗。少数发生急性肾衰竭者有透析指征时应及时予以透析治疗以帮助患者渡过急性期。

七、预后

急性肾炎是一个自限性疾病,一般预后良好,只要及时去除病因,辅以适当的治疗,在儿童85%～90%,在成人60%～75%可完全恢复。老年人患急性肾炎的机会不多,但其预后在急性肾炎患者中最差。多数病例尿常规改变在3～6个月内恢复,少数患者急性期后临床表现消失,肾功能良好,但尿液中红细胞和少量蛋白可迁延1～2年才逐渐消失。少数病例病程迁延或转为慢性肾炎,个别病例急性期可发生严重合并症而死亡。

第二节　急进性肾小球肾炎

急进性肾小球肾炎为临床上一组病因各异,病情发展急骤,由血尿、蛋白尿等迅速发展为少尿或无尿,肾功能进行性减退,多在数周至半年内出现肾衰竭,预后极为恶劣的肾小球疾病。由于其病理学特征为广泛新月体形成(新月体形成>50%),故又称为新月体肾小球肾炎。该病病情危重、预后差,若能早期明确诊断并及时采取正确的治疗,可明显改善患者的预后。

一、病因

本病为多种病因所致的一组疾病，包括：①原发性急进性肾小球肾炎；②继发于全身性疾病（如系统性红斑狼疮）的急进性肾小球肾炎；③在原发性肾小球疾病（如系膜毛细血管性肾小球肾炎）、IgA 肾病的基础上形成广泛的新月体，即病理类型转化而来的新月体性肾小球肾炎。

根据肾脏免疫病理和自身抗体的不同将原发性急进性肾小球肾炎分为 3 种类型：Ⅰ型抗肾小球基底膜（glomeurlar basement membrane，GBM）抗体阳性、免疫病理 IgG 呈线条样沉积在 GBM，占本病的 10%～20%；Ⅱ型 IgG 沿肾小球毛细血管袢或系膜区呈颗粒样沉积、而无抗 GBM 抗体和抗中性粒细胞胞质抗体（antineutrophil cytoplasmic antibody，ANCA），占 40%～70%；Ⅲ型少或无免疫复合物者（其中 50%～80%ANCA 阳性）占 20%～40%。

根据 ANCA 的检测结果，将原发性急进性肾小球肾炎扩展至 5 型。Ⅰ型：抗 GBM 抗体阳性，ANCA 阴性；Ⅱ型：免疫复合物型，抗 GBM 抗体和 ANCA 均阴性；Ⅲ型：非免疫复合物型，抗 GBM 抗体阴性，ANCA 阳性；Ⅳ型：混合型，抗 GBM 抗体和 ANCA 均阳性；Ⅴ型：无免疫复合物型，抗 GBM 抗体和 ANCA 均阴性。

二、诊断要点

临床上在急性肾炎综合征的基础上表现为急性肾衰竭，出现进行性少尿、肾功能迅速恶化者，应考虑本病。凡怀疑本病时应尽早进行肾活检以早期明确诊断。若病理证实为新月体肾炎，急进性肾小球肾炎诊断成立。急进性肾小球肾炎是由不同病因引起的一组综合征，应根据肾脏病理、免疫病理、临床实验室检查确定新月体肾炎的类型，进一步明确病因。

（一）病史

患者发病前可有病毒感染、链球菌感染史。

（二）临床表现

（1）Ⅰ型多发于中青年，Ⅱ型、Ⅲ型多见于中老年，我国以Ⅱ型多见。

（2）起病急骤，病情发展迅速，病初即表现少尿或无尿，经数天至数周发展为尿毒症；多数病例于半年至两年内死亡。

（3）60%患者起病呈急性肾炎综合征表现，血尿、红细胞管型常见，30%～55%出现肉眼血尿；尿蛋白中等量，呈非选择性，约 20%病例尿蛋白量较多，短期内出现肾病综合征。

(4)肾小球滤过率迅速、进行性降低,3个月内下降达50%以上,并出现氮质血症。

(5)病初出现水肿约占半数,部分患者在病程中出现,水肿持续不退;23%~60%出现轻、中度高血压,少数患者血压持续升高,短期内出现心、脑并发症。

(6)腰痛、贫血表现常较其他肾小球肾炎突出。

(三)实验室及辅助检查

(1)尿常规检查可见大量红细胞或呈肉眼血尿,异形红细胞和红细胞管型常见;蛋白尿常常出现,可以出现大量蛋白尿。另外,尿比重在早期不降低,尿中白细胞计数常常增多。

(2)血尿素氮、肌酐进行性升高,肾小球滤过率进行性下降。起病早期即可出现较严重的贫血,有时出现白细胞及血小板计数增高。血和尿中纤维蛋白降解产物常升高。

(3)补体C3一般正常,偶可增高,免疫复合物型25%~35%补体降低。

(4)Ⅰ型急进性肾炎血清抗GMB抗体阳性;Ⅱ型急进性肾炎血清循环免疫复合物常阳性,有时冷球蛋白阳性;Ⅲ型急进性肾炎除50%~80%为ANCA阳性外,常有血沉增快、C反应蛋白阳性、类风湿因子阳性等。

(5)肾脏B超或静脉肾盂造影检查,可见肾脏正常或增大,若肾影缩小则可排除本病。

(6)肾穿刺活检光学显微镜检查可见肾小囊内新月体形成,为急进性肾小球肾炎的特征性病理改变。受累肾小球达50%以上,甚至可达100%。病变范围占肾小囊面积的50%以上,严重者可充填整个肾小囊。发病初期新月体的成分为细胞性新月体,数天至数周后形成以胶原纤维沉积为主的纤维性新月体。

三、病情判断

本病预后差,绝大部分患者半年内死于尿毒症,如能早期诊断、及时治疗,可明显改善患者的预后。病情的严重程度与受累肾小球新月体的数目成正比。与本病预后有关的因素:①临床上肾小球功能严重减退,肾小球滤过率(glomerular filtration rate, GFR)<5 mL/min和(或)少尿、无尿,血肌酐>707.2 μmol/L(8mg/dL)者预后差;②80%以上肾小球有新月体增生者,不能恢复;而70%以下肾小球有新月体形成或增生程度不严重者,预后稍好;③纤维新月体、肾小管萎缩、间质纤维化及肾小动脉硬化者预后差;④与前驱感染有关的Ⅲ型预后好，Ⅰ型预后最差，Ⅱ型居中。

四、治疗

急进性肾炎治疗的关键在于尽早明确诊断，及时强化治疗是提高治疗效果之关键。

(一)一般治疗

绝对卧床休息，给予低盐、优质低蛋白饮食，维持水、电解质及酸碱平衡，控制高血压。在少尿早期可予袢利尿剂(呋塞米)及血管扩张剂(多巴胺、酚妥拉明等)。

(二)肾上腺皮质激素与细胞毒药物

大剂量糖皮质激素治疗可抑制免疫，且有强大的抗炎效应，能降低肾小球基底膜的通透性，目前多主张用甲泼尼龙静脉冲击疗法。具体为甲泼尼龙 0.5～1.0 g静脉滴注，每日或隔日 1 次，3 次为 1 个疗程，间歇 3～5 天后可以再用 1～2 个疗程；停药后改为泼尼松 1mg/(kg・d)口服，3 个月后逐渐减量，维持量为 30 mg/d，再逐渐于 6～12 个月撤完。同时可以合用细胞毒药物治疗，临床最常用环磷酰胺稀释后静脉注射，每次用药 0.5～1.0 g/m^2 体表面积，每月 1 次，共 6 个月(6 次)，以后每 3 个月用 1 次，共 4 次。

肾上腺皮质激素与细胞毒药物对Ⅱ型、Ⅲ型急进性肾炎效果较好，对Ⅰ型效果不明显。

(三)血浆置换疗法

血浆置换疗法可清除血液中的免疫复合物、抗体及补体等，从而稳定病情，改善肾功能。每次置换 2 L 新鲜血浆，每日或隔日 1 次，3～5 次后改为每周 2 次，至血浆中抗体(如抗 GBM 抗体，ANCA)转阴，需要 7～14 次。应用此疗法时常并用肾上腺皮质激素及细胞毒药物，一般用泼尼松 1 mg/(kg・d)口服，服 3 个月后渐减至维持量，或环磷酰胺 2～3 mg/(kg・d)口服，直至累积达到 6～8 g停药。

本法适用于各型急进性肾炎，主要用于Ⅰ型的治疗，但治疗费用昂贵。

(四)抗凝疗法

在应用肾上腺皮质激素与免疫抑制剂的基础上，联合应用抗凝药物与抑制血小板聚集药物可以提高疗效。具体方法：肝素 5 000 U(或 100～150 U/kg)静脉滴注，使凝血时间延长一倍左右，然后用维持量继续滴注，全日用量为

15 000～20 000 U,5～10 天后改为双香豆素类抗凝药物口服维持。口服抗血小板聚集药,如潘生丁每次 50 mg,每日 3～4 次。本法主要应用于Ⅱ型、Ⅲ型急进性肾炎的治疗。

(五)透析疗法与肾移植

严重尿毒症时,应及时进行血液透析或腹膜透析,以维持生命。肾脏移植多在病情静止半年至一年后进行。Ⅰ型患者必须待抗 GBM 抗体转阴后,再予肾移植,否则移植肾极难存活。

第三节 急性肾衰竭

急性肾衰竭(acute renal failure,ARF)是指各种原因引起的急性肾实质损伤,使肾功能在短时间内(数小时～数天)进行性下降,导致机体生化内环境发生严重紊乱的病理过程,主要表现为少尿或无尿、进行性氮质血症、高钾血症和代谢性酸中毒。临床上有约 75%的急性肾衰竭由急性肾小管坏死(acute tubular necrosis,ATN)引起。

一、病因

引起急性肾衰竭的病因很多,传统的病因分类将急性肾衰竭分为肾前性、肾实质性和肾后性三大类。

(一)肾前性急性肾衰竭

由于细胞外液的大量丢失,循环血容量的减少,引起肾脏严重供血不足,使肾血流量急剧下降,临床上常见于大量失血、呕吐腹泻、烧伤、过度利尿等;或者由于心脏排血量降低,导致肾脏的循环不良,常见于充血性心力衰竭、急性心肌梗死、严重的心律失常等。

(二)肾后性急性肾衰竭

由于各种原因引起的尿路梗阻所致的急性梗阻性肾病,常见于输尿管结石、膀胱肿瘤、尿道损伤等。

(三)肾实质性急性肾衰竭

肾实质性急性肾衰竭是急性肾衰竭的最常见类型,见于各种类型的肾实质疾病,如急性肾小管坏死、急性间质性肾炎、急性肾小球疾病及急性肾血管病变等。

急性肾小管坏死是急性肾衰竭的最常见类型。引起 ATN 的病因多种多样,传统上可概括为肾缺血与肾中毒两大类。实际上肾缺血与肾中毒两类病因不能截然分开。中毒时,常伴有肾血管反射性痉挛所致的肾缺血,而肾缺血时又常伴有毒性代谢产物的积聚加重肾小管损害。在发病原理上两类因素相互作用,区别只是有所偏重或先后次序的不同。目前认为,肾缺血加上肾中毒最易引起 ATN,因为缺血时肾小管容易吸收毒物而引起坏死。在严重的挤压伤、血型不符的输血、大面积烧伤、产后出血、败血症性休克等情况下,因肾缺血与肾中毒同时具备,故极易发生 ATN。

二、诊断要点

对急性肾衰竭的正确诊断依赖于全面掌握患者的详细资料,因此系统的病史询问、细致的体格检查、必要的实验室及辅助检查是获取正确诊断的关键。根据原发病因,急骤进行性氮质血症伴少尿,结合相应的临床表现和实验室检查,一般均能作出急性肾衰竭的临床诊断。

(一)原发病因

临床上常有各种类型的肾缺血、肾中毒病史,亦常见到有弥散性血管内凝血、异型输血、肾综合征出血热等所引起者。

(二)临床特点

患者有各种休克、大量失血、严重感染、使用肾毒药物等导致急性肾衰竭的疾病及临床表现。根据尿量的减少与否,急性肾衰竭分为少尿型和非少尿型两类,这两种类型在临床特点、发病率及病死率上均有较大差别。

1.少尿型急性肾衰竭

(1)初发期:常出现在严重创伤、手术或误输异型血等情况后的数小时至 48 小时内,突然发生尿量减少,血尿素氮、肌酐逐渐升高。在此期检查,尿渗透压与血渗透压比值为 1.1～1.4,尿钠在 20～40 mmol/L,尿蛋白轻微,只有少量管型。

(2)少尿期:可缓慢或突然发生,平均持续 7～14 天,少数长达 30～70 天,如超过 3 周则预后较差。

尿的改变:尿量减少,表现为少尿或无尿,尿色深而浊,尿比重 1.010～1.015,尿蛋白+～++,有红细胞、白细胞、上皮细胞及碎片、颗粒管型等。

生化异常:除有血肌酐、尿素氮逐渐增高外,患者可出现水中毒、高钾血症、低钠血症、高镁血症、低氯血症、高磷血症和低钙血症及代谢性酸中毒,并有相应的临床表现。

尿毒症症状:由于肾功能的急剧损害,机体对内环境的平衡失调未能及时代偿,因此尿毒症症状常较明显。①胃肠道症状出现最早、最常见,表现为食欲下降、恶心、呕吐,严重者出现应激性溃疡、消化道出血。②心血管系统症状主要表现为高血压和心力衰竭,是由于患者未能控制好水、钠摄入造成心脏负荷过重所致。③神经系统症状主要表现为头痛、嗜睡、睡眠颠倒、烦躁不安、精神失常、惊厥、昏迷。④血液系统可表现为正细胞、正色素性贫血,白细胞计数升高、核左移,血小板计数减少等,严重患者可出现弥散性血管内凝血。

感染征象:感染也是急性肾衰竭时的常见并发症,是造成患者死亡的主要原因之一,常发生于呼吸道、泌尿道和手术伤口等部位。

(3)多尿期:可缓慢或突然发生,平均持续 10 天左右。突然一次排尿 100~200 mL,然后渐增,标志着多尿期来临。每日尿量超过 400 mL 并逐渐增加,多数日尿量超过 2 500 mL,少数日尿量达 10 000 mL 以上。由尿量开始增加至尿素氮不再增高为多尿早期,由尿素氮开始降低到恢复正常为多尿晚期。多尿早期尿素氮可继续增高,尿毒症症状继续加重,病死率较高。后期随尿量增多尿素氮逐渐下降,尿毒症症状亦相继改善或消失。尿液检查发现尿比重开始增高,尿中有形成分及蛋白质逐渐减少。此期易发生脱水及电解质紊乱,如低血钾、低血钠、低血钙及氮质血症等。

(4)恢复期:指利尿后的恢复阶段,通常需 2~4 个月,肾小管浓缩功能的完全恢复则需半年至一年。在此期尿量、尿比重及尿中有形成分恢复正常,生化改变亦恢复正常,肾脏的浓缩、稀释与内分泌功能良好。但有极少数患者转变为慢性肾衰竭。

2.非少尿型急性肾衰竭

非少尿型急性肾衰竭可能是临床病变较轻的一种类型,在疾病过程中尿量一直保持在每日 500 mL 以上,但呈等张尿;尿渗透压/血渗透压<1.1;尿钠含量减少;血肌酐、尿素氮进行性增高,但尿毒症症状较轻;极少发生水中毒、高血压及高钾血症等严重并发症,肾功能恢复较快。

三、病情判断

低血压及休克患者经过抗休克处理,如血压升至 12.0 kPa 以上并保持稳定,脉压>3.3 kPa,脉率减慢。升高的血细胞比容降低,肤色好转及肢体变暖,尿量仍持续减少可确诊为急性肾衰竭。诊断时尚需注意下述问题。

(1)加强对非少尿型急性肾衰竭的警惕性,避免误诊或漏诊。据统计非少尿型急性肾衰竭约占30%,在烧伤、创伤、使用肾毒性抗生素,特别是在甘露醇治疗后,其发生率较少尿型急性肾衰竭更多。近期资料表明,过去认为属少尿型肾衰竭的横纹肌溶解综合征等,也以非少尿型肾衰竭为多。某些急性肾衰竭患者少尿期甚短不易被察觉,加之受传统观点将少尿与无尿作为急性肾衰竭重要诊断指标的影响,以致非少尿型急性肾衰竭误诊、漏诊较多。

(2)某些病例临床表现不典型或存在较多导致肾衰竭的因素,容易造成误诊。如没有过敏表现的急性间质性肾炎,没有肾活检为依据,极易误诊为ATN。老年人发生ATN,可归因于既往存在的高血压、糖尿病或尿路梗阻;心脏病患者发生ATN可归因于心力衰竭;肝硬化患者发生ATN极易误诊为肝肾综合征;肾皮质坏死常发生于产后,但妊娠亦可发生ATN,二者表现相似,如以妊娠诊断肾皮质坏死,极易发生错误。

(3)实验室检查是急性肾衰竭诊断与鉴别诊断的重要依据,但应当考虑到许多因素能影响试验数据的准确性。如尿标本收集不全或操作失误可使结果失真;使用阿司匹林能抑制肾小球的肌酐排泌功能,使肌酐清除率降低;甘露醇、低分子右旋糖酐等能使尿比重增高,甚至达1.025以上,掩盖ATN的真相或误诊为其他类型的肾衰竭。尿钠排泄量亦受肾衰竭类型、病程、尿量、利尿治疗等因素影响。肾前性肾衰竭与ATN的鉴别实际是病程鉴别,在ATN的初发期尿渗透压、尿肌酐与血肌酐比值、尿钠等指标都存在重叠现象。因此对于试验结果应密切结合临床进行综合判断,并注重观察动态变化。

(4)在临床上大约75%的急性肾衰竭是由于ATN所致,故很容易将ATN称为急性肾衰竭,其实这只是狭义的急性肾衰竭。由于引起急性肾衰竭综合征的各种原发性疾病在临床治疗上有很大的差异,而治疗方案的正确与否,直接关系到患者的生死存亡。故在诊断过程中,应尽可能对引起急性肾衰竭的原发疾病作出正确的估计,以利于及时恰当地治疗。

(5)预后:急性肾衰竭起病急骤,病情发展迅速而凶险,目前虽积累了较多的抢救经验,尤其是透析疗法的应用,但病死率仍然较高。其预后与原发病性质、年龄、原有慢性疾病、肾功能损害的程度、早期诊断和早期治疗、透析与否、有无多脏器功能衰竭和有无并发症等因素有关。据统计病情较轻无合并症者,死亡率约为20%。因烧伤、手术合并症、流产感染、败血症性休克等所致者病死率高达50%以上。自开展早期透析以来病死率有所降低,但部分病例可转变为慢性肾衰竭。虽然非少尿型急性肾衰竭病情相对较轻,但易发生误诊或漏诊,由于输液过多或不足,使用肾毒药物等仍可导致不良后果。

四、治疗

(一)原发病的治疗

及时恰当地治疗导致急性肾衰竭的基础疾病,维持内环境的平衡,能有效降低急性肾衰竭的发病率及病死率。创伤引起者要彻底清创,脱水、失钠与低血容量性休克者要及时补足血容量,有效纠正水、电解质紊乱;败血症休克除使用大剂量有效抗菌药物、纠正血容量外,可考虑使用大剂量肾上腺皮质激素以解除内毒素血症。

(二)初发期的治疗

初发期为肾前性氮质血症发展到急性肾衰竭的过渡阶段。此期肾小管尚未发生凝固性坏死,少尿主要是肾血流量不足和肾微细血管收缩所致。初发期如能正确处理,急性肾衰竭有时可以逆转,即使不能完全逆转,亦可使少尿型肾衰竭转变为非少尿型。

1.扩充血容量

除肾小球及血管炎疾患外,几乎所有的急性肾衰竭前期均可扩容治疗。肾毒性急性肾衰竭前期充分补液,对促进毒素排泄也有益处。扩容治疗只限于急性肾衰竭前期,宜监测中心静脉压。若中心静脉压与血压均降低,说明有效血容量不足,患者处于肾前性氮质血症或为急性肾衰竭前期,可于30～60分钟内输液500～1 000 mL,补液后尿量每小时增至30 mL以上或超过补液前2小时尿量,则应继续补液。若中心静脉压增加0.05 kPa或达到0.1 kPa,应减慢或停止补液。根据中心静脉压调整补液量,并注意观察患者神志、心率、血压、尿量等变化。

2.甘露醇的应用

扩容后如尿量不增加,可试用20%甘露醇100 mL静脉滴注。如有效则继续用10%甘露醇维持静脉滴注24小时。甘露醇能降低入球小动脉的阻力,增加肾小球毛细血管的血浆流量和静水压;还能降低血管内胶体渗透压,提高有效滤过压,并减轻毛细血管内皮肿胀,使小管内尿流增加,从而将细胞碎片及管型冲走。

3.呋塞米的应用

急性肾衰竭初发期使用大剂量呋塞米能阻止肾衰竭发生。即使急性肾衰竭已经确立,也可使部分少尿型急性肾衰竭转变为非少尿型急性肾衰竭。呋塞米能使扩张肾血管的前列腺素合成增加,肾血流量重新分配,从髓质回到皮质。首剂用量 200～500 mg,缓慢静脉注射,观察 2 小时如无尿量增加,立即加倍重复应用。呋塞米每次静脉注射超过 200 mg 时,最好稀释使用以减轻或避免消化道的不良反应。

近年来有学者报道输注 ATP、辅酶 A 及细胞色素 C 等高能物质,能提高肾小管上皮细胞内 ATP 浓度,减轻细胞损伤而促进肾功能恢复。血管紧张素转换酶抑制剂与血管紧张素Ⅱ型受体拮抗剂治疗早期急性肾衰竭,既能阻断管-球反馈,又能抑制血管紧张素Ⅱ的生成与作用,使缓激肽的浓度增高而增加肾血流量。前列环素能扩张血管,促进水和钠排泄和抗血小板凝聚,治疗早期肾衰竭可使肾缺血改善、肾小球滤过率增加。维拉帕米和普萘洛尔可分别通过阻止钙内流及减少肾素分泌,增加肾血流量和肾小球滤过率。

(三)少尿期的治疗

1.体液平衡

进水量应严格控制,每日所需液体量＝显性失水量＋前一日尿量＋300～600 mL。发热者体温每升高 1 ℃酌情增加入液量 60～80 mL。一般成人急性肾衰竭每日进水量应控制在 750～1 000 mL,并根据不同情况调整,以血钠保持在 130～140 mmol/L,每日体重减轻 0.3～0.7 kg 为宜,必要时测定中心静脉压帮助判断患者入液量情况。

2.电解质平衡

急性肾衰竭患者的主要电解质紊乱表现为高血钾、低血钠、低血钙、高血镁,其中高血钾与体液过多是非透析患者最危险的征象。

(1)高钾血症:预防高血钾的措施如下。①积极控制感染和酸中毒;②彻底清创坏死组织,防止消化道出血;③供给足够热量;④使用蛋白合成激素;⑤严格控制含钾食物及药物;⑥严格控制输库存血。

治疗高血钾的措施可选用:①5％碳酸氢钠 50～100 mL 静脉注射或静脉滴注,作用开始时间少于 5 分钟,维持作用 30～120 分钟;②3％～5％氯化钠 100～200 mL 静脉滴注,作用开始时间少于 5 分钟,维持作用 30～120 分钟;③5％氯化钙或 10％葡萄糖酸钙(前者 40～60 mL/d,后者 50～100 mL/d),分次缓慢注射或加在液体中静脉滴注,作用开始时间少于 5 分钟,维持作用 30～60 分钟;④25％葡萄糖 500 mL＋胰岛素 25～40 U 静脉滴注,开始作用时间 20～30 分钟,维持 2～4 小时;⑤阳离子交换树脂 15～30 g,每日 2 次口服,或与甘露醇粉

15～30 g 同服，24 小时可降低血钾 1 mmol/L；⑥严重而难以控制的高血钾可透析治疗。

(2)低钠血症：稀释性低钠血症应严格限水和排出多余水分，必要时透析脱水。缺钠性低钠血症可输高渗盐水，伴酸中毒者可用碳酸氢钠。补钠量按照下列公式计算：需补钠量(mmol)＝60％×体重×[142－血钠测定值(mmol/L)]，先补计算量的 1/3～1/2，然后复查血钠再矫正。若首次补钠后血钠未上升，尿量反而减少，症状加重，应停止输入高渗盐水，以免产生更严重的后果。

(3)高磷、低钙血症：禁食含磷高的食物，口服氢氧化铝凝胶 40～80 mL/d，出现低钙性抽搐时，可静脉注射 10％葡萄糖酸钙 10～20 mL。

(4)高镁血症与高钾血症的治疗措施相似，危急时可静脉注射钙剂。

3.纠正酸中毒

轻度酸中毒不必纠正，若血浆二氧化碳结合力＜13.5 mmol/L 或伴高血钾者，可用适量碳酸氢钠或乳酸钠纠正。对心功能不良、水肿较重、血压过高不宜用钠盐者，可用三羟甲基氨基甲烷纠正。

4.饮食治疗

保证供给足够的热量，不能进食者可静脉补充高营养物质。非高分解代谢性急性肾衰竭应限制蛋白质的摄入量，供给适量高生物效价的优质蛋白质。高分解代谢性急性肾衰竭不限制蛋白质的摄入量，透析治疗者甚至需高蛋白饮食。

5.氨基酸的应用

氨基酸用于治疗急性肾衰竭，既能增加营养，又能缩短病程，促进肾功能恢复，若少量补充氨基酸其成分应以必需氨基酸为主，如大剂量补充氨基酸，则以混合氨基酸溶液[EAA∶NEAA 为(2～3)∶1]为宜。

6.透析疗法

对出现高血钾、水中毒、难以纠正的酸中毒等可行血液透析或腹膜透析治疗。透析指征：①有厌食、恶心、呕吐、精神错乱、肌肉颤搐、抽搐等尿毒症症状；②出现心力衰竭、肺水肿、难以控制的高血压等水中毒表现；③血尿素氮＞28.6 mmol/L(80 mg/dL)或每日增高＞10.7 mmol/L(30 mg/dL)；血肌酐＞707.2 μmol/L(8 mg/dL)；④血二氧化碳结合力＜15 mmol/L，补碱不易纠正者；⑤血钾＞6.5 mmol/L，内科处理无效者。目前有关透析指标各家尚不够统一，但都主张早期透析，尤其高分解代谢性急性肾衰竭更应早期透析。早期透析能减少尿毒症的并发症，缩短病程和降低病死率。

7.防治感染与处理并发症

正确选择和合理使用抗生素治疗感染相当重要。无感染时不宜用抗生素作预防用药,发生感染时应选用无肾毒性的抗生素。对高血压、贫血、心力衰竭、脑水肿等并发症应同时给以相应处理。

(四)多尿期的治疗

多尿早期仍需按少尿期的一般原则处理,重点仍是维持水、电解质和酸碱平衡,控制氮质血症,防止各种并发症的发生。多尿晚期每日尿量持续在 4 000 mL 时,补充液体的量应逐渐减少,并尽可能经胃肠道补充,以缩短多尿期。出现低血钾、低血钠时要及时纠正,同时注意热量、蛋白质及维生素的补充。

(五)恢复期的治疗

注意补充营养,逐渐增加体力活动,适当进行体育锻炼。定期随访肾功能,避免使用对肾脏有害的药物。

第四节 慢性肾衰竭

慢性肾衰竭(chronic renal failure,CRF)是在各种慢性肾脏疾病的基础上由于肾单位严重受损,肾功能进一步恶化而致不可逆的结果。临床表现为肾脏功能减退,代谢产物潴留,水、电解质代谢紊乱,酸碱平衡失调,以至于不能维持机体内环境的稳定而发生自身中毒的综合征。

一、病因

凡能引起肾脏器质性改变的全身或局部病变,最终均能导致慢性肾衰竭。引起慢性肾衰竭的原因可概括为 3 类。

(一)肾脏实质损害

慢性肾小球肾炎、慢性肾盂肾炎、肾结核、肾结石、遗传性肾炎、多囊肾、髓质囊性病、肾动脉狭窄、慢性肾小管酸中毒等。

(二)全身疾病与中毒

糖尿病肾病、高血压性肾硬化症、系统性红斑狼疮、结节性动脉炎、紫癜性肾炎、原发或继发性肾淀粉样变、高尿酸血症、多发性骨髓瘤、各种药物及重金属所致的间质性肾炎等。

(三)尿路梗阻

输尿管狭窄或瓣膜病、膀胱颈梗阻、神经源性膀胱、前列腺肥大、膀胱输尿管反流、结石、肿瘤、腹膜后纤维化等。

引起慢性肾衰竭的疾病中,国内最常见的是慢性肾小球肾炎,其次为梗阻性肾病和糖尿病肾病。近年来,由肾结核引起者已较少见,间质性肾炎、系统性红斑狼疮所致的狼疮肾炎在慢性肾衰竭中所占比例有增高趋势。国外资料显示,糖尿病肾病为慢性肾衰竭的首位病因,其次为高血压和慢性肾小球肾炎。在临床工作中发现有许多起病隐匿者,进展至晚期尿毒症才被发现,此时双肾已固缩而难以确定原发疾病。

二、诊断要点

依靠既往慢性肾病史、典型的临床表现特点及实验室辅助检查结果,慢性肾衰竭通常较容易得到诊断。

(一)临床表现

在慢性肾衰竭的早期,除氮质血症外,往往无临床症状,而仅表现为基础疾病的症状,到病情发展到残余肾单位不能调节适应机体的最低要求时,尿毒症症状才会逐渐表现出来。

1.一般症状与体征

消瘦、营养不良、面色萎黄而灰暗,有特殊的尿毒症病容。

2.皮肤表现

皮肤干燥、瘙痒、色素沉着,可出现皮疹、紫癜或瘀斑,有时在指甲游离缘有褐色弓存在。在额面、胸部等易出汗部位可出现尿素霜。

3.消化系统表现

初期主要为厌食、腹部不适,以后出现呃逆、恶心、呕吐,口腔及胃肠道可发生溃疡、出血、穿孔及舌炎、胃肠炎、腮腺炎,口中有尿臭。早期便秘较常见,终末期多有顽固性腹泻。晨起厌食突出亦为本症特点。

4.心血管系统表现

患者常有高血压、心脏扩大、心律失常及心力衰竭。可发生尿毒性心肌病、心包炎、血性心包积液,少数病例心包出血可引起心脏压塞症状。

5.呼吸系统表现

晚期患者可出现尿毒性肺炎、胸膜炎、尿毒性肺水肿,并出现异常呼吸。代谢性酸中毒时可引起 Kussmaul 呼吸，呼吸中枢兴奋性减低时可表现为潮式呼吸。

6.血液系统表现

难治而严重的正细胞正色素性贫血是非常突出的表现。晚期常有出血倾向，鼻出血、齿龈出血和瘀斑甚为常见，亦可发生呕血、便血、咯血、血尿、颅内出血、宫腔出血、心包出血等。部分患者可出现白细胞计数减少及功能减弱，容易发生感染。

7.精神神经系统表现

头痛，顽固性失眠或睡眠颠倒，记忆力不集中，逐渐发生嗜睡、烦躁不安、精神错乱、谵妄、惊厥、癫痫样大发作，以至昏迷。周围神经可出现末梢神经炎、不宁腿综合征、自主神经功能紊乱等表现。

8.骨骼系统表现

骨骼系统表现主要由继发性甲状旁腺功能亢进所引起，多数无自觉症状，需依靠 X 线摄片及骨活检诊断。少数病例可发生严重的骨痛和(或)病理性骨折。当钙磷沉积超过 75 时可发生转移性钙化，钙盐在皮肤、血管、眼结膜、内脏、关节周围沉积并有相应症状。

9.水、电解质代谢紊乱

因肾单位减少，肾小球滤过率降低，肾小管浓缩功能丧失，使机体对水耐受性和调节能力差，易发生脱水或水肿是本病一大特征。低钠血症较常见，补钠过多易发生高血压及水肿。病变末期均有不同程度的低钙血症及高磷血症。钾代谢紊乱较急性肾衰竭差，厌食、腹泻、使用利尿剂等可出现低钾血症伴低镁血症，感染、酸中毒或尿闭时可出现高钾血症伴高镁血症。

10.代谢性酸中毒

轻者血浆二氧化碳结合力在 15.7～22.5 mmol/L，重者可降至 4.5 mmol/L 以下，伴疲乏、软弱、恶心、胸闷、Kussmaul 呼吸等。严重酸中毒是本症的重要死亡原因之一。

11.内分泌与代谢障碍

除甲状旁腺素、肾素和血管紧张素升高，促红细胞生成素明显下降外，易发生甲状腺肿并出现甲状腺功能减退症状。儿童生长发育障碍，成人常有性功能减退。常有基础代谢率下降及体温过低、葡萄糖耐量明显降低、血清蛋白及必需氨基酸降低、高尿酸血症、高脂血症等。

12.继发感染

由于体液和细胞免疫功能降低，易继发感染，以呼吸道和泌尿道感染多见，原发性腹膜炎也常见到。发生感染后，原发性感染病灶常不易被发现。

(二)实验室及辅助检查

1.血液检查

除血尿素氮、肌酐、尿酸明显增高外，患者可出现正细胞正色素性贫血，血小板计数降低，血沉增快，出血、凝血及凝血酶原时间延长；血 pH 值及二氧化碳结合力明显降低，血钙降低，血磷增高。

2.尿液检查

尿液检查可明显异常或轻微变化，尿比重明显降低，严重者固定在 1.010～1.012。

3.肾功能检查

内生肌酐清除率、酚红排泌试验、尿浓缩稀释试验等均明显减低。

4.其他检查

X 线胸片、骨片、尿路平片和造影、放射性核素肾图、肾扫描、肾脏 B 超等检查对病因诊断均有一定意义。

三、病情判断

本症病史及临床表现典型者不难诊断，凡遇有表情淡漠、嗜睡、有高血压及贫血、肤色萎黄、有失水征象而小便仍澄清色淡者应警惕本病，若同时有深大呼吸更须考虑慢性尿毒症的可能。在临床工作中应该注意下述几个问题。

(一)肾功能受损的严重程度判断

详细了解慢性肾衰竭造成的各种临床代谢紊乱情况，确定肾功能损害程度，对于制定合适的治疗方案很有帮助。目前临床上根据肾功能的损害程度，将慢性肾衰竭分为 4 期。

1.肾功能不全代偿期

肾小球滤过率(GFR)降低，但内生肌酐清除率(Ccr)＞50 mL/min，由于肾功能储备较强，血肌酐＜178 μmol/L(2 mg/dL)、血尿素氮＜9 mmol/L(25 mg/dL)临床上除原发病表现外尚无其他症状。此期又称储备能力减退期。

2.肾功能不全失代偿期

GFR 明显降低，Ccr 降低至 25～50 mL/min，肾功能难以代偿，致代谢产物潴留，血肌酐＞178 μmol/L、血尿素氮＞9 mmol/L，临床症状不突出，多出现疲乏、食欲减退等消化道症状和贫血、多尿等，过度劳累或过多蛋白质饮食时症状可加剧。此期又称氮质血症期。

3.肾衰竭期(尿毒症早期)

Ccr 降低至 10～25 mL/min，血肌酐＞445 μmol/L(5 mg/dL)，血尿素氮＞20 mmol/L，临床上多有轻度酸中毒，明显的消化道症状及贫血等，但尚无明显水、电解质代谢紊乱及神经系统疾病等并发症。

4.肾衰竭终末期(尿毒症晚期)

Ccr 降低＜10 mL/min，临床上有明显的尿毒症症状，包括明显的贫血，严重的消化道症状，水、电解质代谢紊乱及酸碱平衡失调及各种神经系统并发症。

(二)导致肾功能恶化的原因

1.感染

感染是致肾功能恶化与致死的最常见原因。由于免疫功能障碍，感染症状及病灶常不明显，或与尿毒症征象不易区分。尿毒症患者体温多为低温，如体温正常提示有感染的可能；白细胞计数增多或核左移均提示有感染的存在；在有效透析情况下，仍表现低血压、心动过速、贫血进行性加重、血钾持续性增高、精神神经症状加重等而无其他原因解释者，均应想到感染的可能。

2.尿路梗阻

短期内突然少尿或无尿时宜行 B 超检查，明确是否有肾盂积水或结石。如临床高度怀疑，其他检查不能确定时可行膀胱镜逆行造影。晚期患者极度衰弱，使用镇静剂过多可使膀胱收缩无力，造成尿潴留使肾功能恶化，应予注意。

3.有效血容量不足

血容量不足致肾功能恶化，后者又诱发胃肠道症状造成恶性循环。典型者表现口干、心动过速、直立性低血压等，但早期诊断常不易。过多利尿、过分限盐或有呕吐与腹泻者应警惕。

4.肾毒性物质使用

以各种对肾脏有害的抗生素为常见，如庆大霉素、链霉素、卡那霉素、四环素等。

5.过高蛋白摄入

一次高蛋白摄入足可使晚期患者氮质血症加重。

6.其他因素

如高血压、严重心律失常、严重创伤、大手术等急性应激状态，高钙血症、高磷血症或转移性钙化、心力衰竭。

(三)预后

慢性肾衰竭的预后与病变程度、医疗及生活条件等密切相关。肾功能不全代偿期若能得到良好的医疗生活条件,病情可比较稳定并保持一定工作能力。氮质血症期如肾功能不继续恶化,患者亦能自理生活。尿毒症期的患者预后较差,自透析疗法应用以来生存时间已明显延长。肾移植是治疗慢性肾衰竭的最有效措施。

四、治疗

慢性肾衰竭治疗方案的确立,一方面要根据不同的病因和病程而定,另一方面要根据各系统的症状,予以对症处理。一般情况下,早期和中期的治疗目的是为了延缓病程的进展,减轻症状和提高生活质量;晚期则需要进行替代疗法和肾脏移植,着重处理各系统的并发症。

(一)积极治疗原发病并去除诱发因素

及时诊断和治疗引起慢性肾衰竭的原发病,是早期慢性肾衰竭治疗的关键。在积极治疗原发病后,可以阻止或延缓慢性肾衰竭的发展,肾脏功能可有一定程度的好转,少数病例甚至恢复到肾功能代偿期的状态。如系统性红斑狼疮肾炎控制狼疮活动、镇痛药肾病停用镇痛药、梗阻性肾病解除梗阻等,均可以使恶化的肾功能得到一定程度的恢复。

慢性肾衰竭时,患者病情呈渐进性发展,但是有时会出现急剧恶化。病情恶化的出现,往往是由于一些诱发因素所引起。因此积极治疗消除诱发因素,对于延缓患者的病情发展,有非常重要的作用。

(二)非透析疗法

1.饮食疗法

高热量、低蛋白加必需氨基酸是目前倡导的营养疗法。

(1)低蛋白饮食:低蛋白饮食能降低血尿素氮,减轻残存肾单位的高灌注状态,减少磷的摄入改善钙磷代谢,从而延缓肾衰竭的发展。主要方法是供给含人体必需氨基酸的优质蛋白质,植物蛋白应减至最低量。摄入量一般按内生肌酐清除率(Ccr)计算。Ccr 为 30～50 mL/min 时每日蛋白可超过 0.8 g/kg;Ccr 为 10～30 mL/min 时应减至 0.6～0.8 g/kg;Ccr 为 5～10 mL/min 时应限制在 0.6 g/kg以下。在进行低蛋白饮食的同时,必须予以足够的热量补充,以免引起营养不良。

(2)必需氨基酸：慢性肾衰竭时均存在不同程度的营养障碍，这与低蛋白饮食治疗相矛盾。供给必需氨基酸才能使蛋白限制严格并充分发挥效应。给予必需氨基酸，能纠正氨基酸的代谢紊乱，使蛋白质由分解代谢转为合成代谢，改善营养状况而降低氮质血症。主要方法以选用肾用氨基酸(含 8 种必需氨基酸另加组氨酸)为宜，每日口服必需氨基酸溶液 100～200 mL 或颗粒 6～12 g，或每日静脉滴注 250 mL。因体内无氨基酸库，在静脉滴注时速度每分钟应<1 mL，否则会引起氮质血症加重。严重酸中毒者不能使用，多种复合氨基酸因其非必需氨基酸成分较多也不宜使用。

α-酮酸制剂可以起到类似必需氨基酸的效果。由于 α-酮酸不含有氮，不会引起体内的氮代谢产物增多，同时还可以与-NH_3结合合成氨基酸，有助于尿素的再利用。

2.纠正酸中毒

轻度酸中毒(CO_2-CP 在 20～15.7 mmol/L)通过纠正水、电解质紊乱即能改善，或用碳酸氢钠 1～2 g、枸橼酸钠 20～30 mL，每日 3 次口服。当出现严重酸中毒，CO_2-CP 降至 13.5 mmol/L 以下时，可静脉滴注碳酸氢钠，剂量按每提高 HCO_3^-/(mmol・L)，需 5%碳酸氢钠 0.5 mL/kg 体重。

首次给计算剂量的 1/2，然后根据 CO_2-CP 的测定值重新计算决定用量。补碱时应防止酸中毒纠正后血钙下降而发生抽搐，必要时可同时静脉注射或静脉滴注钙剂。

3.纠正水、电解质紊乱

(1)水平衡：尿量无明显减少，血尿素氮高，心血管功能能耐受者可鼓励其多饮水，或静脉补充液体，必要时配用呋塞米，力求每日尿量达 2 000 mL 以上，以促进氮质排泄。但应避免暴饮，24 小时液体量均匀分配。对有水肿、心血管功能不良、晚期少尿或无尿者应限制入液量，每日补液量按照其显性失水量+500 mL 的量补给。水肿严重、尿量过少者可试用大剂量呋塞米，自 200 mg 开始，最大时可达 1 000 mg/d。对利尿剂无反应的晚期患者可用 20%甘露醇或 25%山梨醇 20～40 mL，每日 3 次口服，或饮番泻叶浸泡液，促进水分从肠道排泄，但疗效多短暂。

(2)钠平衡：失水常伴失钠，饮食中钠盐不必严格限制。如血钠<120 mmol/L 或有低钠症状，可用 3%～5%氯化钠液纠正。服用钠盐每日以 3～6 g 为度，合并酸中毒者以选碳酸氢钠为宜。

(3)钾平衡：低血钾时每日补 2～3 g 钾已足够，合并酸中毒时可用枸橼酸钾。当血肌酐<884 μmol/L 时出现高血钾,应仔细寻找引起高钾原因。血钾<6.5 mmol/L,治疗重点为纠正高钾病因。若血钾>6.5 mmol/L,应紧急进行处理。

(4)钙、磷平衡:禁食高磷食物,可用氢氧化铝凝胶 10~20 mL 每日 3 次口服,但是久用会产生中毒症状。服用碳酸钙不仅会降低磷的水平,还会补充钙,用量为每次 2 g,每日 3 次口服。低血钙时可用葡萄糖酸钙或碳酸钙 1 g,每日 3 次口服,维生素 D_2或维生素 D_3每日肌内注射 10 万~20 万 U。有肾性骨病时可用双氢速甾醇,开始每日肌内注射 1 mg,以后逐渐加量,待骨痛消失,血钙接近正常,血碱性磷酸酶达到正常及时停药,以免发生高钙血症。

4.心血管症状的处理

有高血压时应该行低盐饮食,配合利尿治疗。效果不佳时,应该选用降压药物,首选血管紧张素转换酶抑制剂,如卡托普利 12.5 mg,每日 2~3 次口服,应注意在严重肾衰竭时应慎用,肾动脉狭窄时禁用。也可以选用钙通道阻滞剂、α 受体阻断剂、β 受体阻滞剂、中枢性降压药物等治疗。重症高血压可用硝苯地平 5~10 mg 每日 3 次或哌唑嗪 2.5~5 mg 每日 3 次。发生高血压脑病时可用二氮嗪按 5 mg/kg 快速静脉滴注,当血压降至 20.0/13.3 kPa 时应缓慢降压,以免肾血流量降低加重尿毒症。

对心力衰竭的处理与一般心脏病相同,但因洋地黄类药物主要由肾脏排泄,用量应适当减少,每日用一般量的 1/4~1/2 或根据 Ccr 进行调整。轻症心包炎可通过饮食及透析改善,发生心脏压塞时应穿刺排液,留置细硅胶管引流,拔管前注射醋酸氢化可的松,严重心包狭窄者可行心包开窗术。

5.胃肠道症状的治疗

恶心、呕吐可用甲氧氯普胺 10 mg 口服或肌内注射,每日 2~3 次。顽固性呕吐、呃逆者可用复方氯丙嗪 50 mg,每日 1~2 次肌内注射,既能镇吐又能降低机体代谢。顽固性腹泻可口服链霉素 0.25 g,每日 3~4 次。消化道出血可口服或静脉滴注西咪替丁等进行治疗。

6.贫血的治疗

纠正缺铁、缺乏叶酸及维生素、感染、出血等可纠正的贫血因素,应用苯丙酸诺龙或丙酸睾酮肌内注射。重组人促红细胞生成素治疗肾性贫血,效果显著。但应用前应注意补足造血原料,如铁剂、叶酸及维生素 B_{12}等。开始时,重组人促红细胞生成素每次用量为 50 U/kg,每周 3 次,静脉注射或皮下注射;如血红蛋白每月增加少于 20 g/L,或 8 周后血细胞比容增加少于 0.06,则须增加重组人促红细胞生成素的剂量每次约 25 U/kg，直至血红蛋白上升至 100～120 g/L 或血细胞比容上升至 0.33～0.36。此时，重组人促红细胞生成素剂量可以逐渐减少，每月调整一次，每次减少重组人促红细胞生成素用量约25 U/kg，以求维持血红蛋白和血细胞比容在上述水平。应用时要注意重组人促红细胞生成素的不良反应如高血压、头痛和偶有癫痫样发作等。

肾性贫血尚无根治方法，药物及透析只能使贫血处于较稳定的水平。当血红蛋白＜60 g/L，或因贫血发生严重症状，如老年人心绞痛、心功能不全、脑缺血发作、严重感染及手术前等可考虑需要输血，但要输新鲜血。过多输血能抑制自身红细胞生成素的释放，降低血红蛋白释放氧的代偿能力，增加感染肝炎等传染病的机会和肾移植后的排斥反应等，所以应严格掌握输血指征，适当减少输血次数。

7.神经症状的处理

根据症状产生的原因做相应处理。头痛、烦躁、失眠者可用地西泮、水合氯醛及司可巴比妥等。非低钙性抽搐可用地西泮 10 mg 静脉注射，以后可用苯巴比妥钠 100～200 mg 肌内注射，严重者可用冬眠合剂。但肾衰竭时使用镇静剂应特别慎重，以免加重病情或影响病情观察。

8.皮肤症状的处理

皮肤瘙痒尚无特效疗法，严重病例甲状旁腺切除后可获改善。轻症患者可用少量抗组胺药，使用阿司匹林或吲哚美辛有时有效。局部应用醋酸稀释溶液或炉甘石洗剂也可减轻症状。

(三)透析疗法与肾移植

早期尿毒症患者身体状况尚好者可口服透析液治疗。晚期尿毒症患者宜行腹膜透析、血液透析或血液滤过等血液净化治疗。目前的透析指征尚不够统一，从保护肾功能着想，提倡早期透析。一般情况下当患者丧失维持日常工作或活动能力时，或 Ccr 在 10 mL/min 以下时，应考虑进行维持透析治疗。

肾移植是根治尿毒症的有效措施。慢性尿毒症 Ccr＜10 mL/min，积极治疗无好转，或虽 Ccr＞10 mL/min，患者有难以纠正的高血压、甲状旁腺功能亢进、多发性神经病变，年龄在 18～50 岁，下尿路及其他器官无重要病变，肾病变而非全身性疾病所致者，可行肾移植。如患者体质较好，年龄可适当放宽。

第五节 肾病综合征

肾病综合征(nephrotic syndrome,NS)是一组常见于肾小球疾病的临床症候群,其临床特征为大量蛋白尿(24 小时尿蛋白定量超过 3.5 g)、低蛋白血症(血清蛋白在 30 g/L 以下)、高度水肿和高脂血症,其中大量蛋白尿为本综合征的中心。“大量蛋白尿”和“低白蛋白血症”为诊断肾病综合征的必备条件。肾病综合征的出现标志着双侧肾小球弥漫性损害,其预后依病因和(或)病理而异。

一、病因

引起肾病综合征的病因可以分为两大类,即原发性和继发性。原发性肾病综合征的病因不明,只是在排除了继发性因素之后才能确立。继发性肾病综合征临床上常见于系统性红斑狼疮肾炎、过敏性紫癜肾炎、糖尿病肾病、肾淀粉样变、药物、肿瘤及感染等。本文主要讨论原发性肾病综合征。

引起原发性肾病综合征的病理类型有多种,以微小病变型肾病、系膜增生性肾小球肾炎、膜性肾病、系膜毛细血管性肾小球肾炎、局灶性节段性肾小球硬化5 种临床病理类型最常见。其中在青少年儿童以微小病变型肾病较多见,在中老年以膜性肾病为多发。

二、诊断要点

原发性肾病综合征的诊断应按照下列步骤:①确立肾病综合征的存在;②排除继发性肾病综合征;③适时进行肾穿刺活检,明确病理类型;④明确有无并发症。

(一)确立肾病综合征的存在

依据大量蛋白尿(24 小时尿蛋白定量≥3.5 g)、低白蛋白血症及伴或不伴有高度水肿和高脂血症可以对肾病综合征作出明确的诊断。

(二)确认肾病综合征的病因

根据患者的性别、年龄、特别是难以用该综合征解释的全身其他表现以及特殊实验室检查结果可以排除继发性肾病综合征,如狼疮肾炎、糖尿病肾病、紫癜性肾炎、淀粉样变等。对中年以上初发患者应注意排除恶性疾患,如多发性骨髓瘤肾病、各种实体癌等。

(三)确立病理类型

目前,绝大多数学者认为病理类型是决定激素疗效、判定预后的最主要因素。一般认为经激素治疗8～12周无效时,应及时进行肾穿刺活检,以决定下一步治疗。部分患者则在治疗前已进行肾活检。由于肾病综合征临床表现与病理类型之间的关系不肯定,两者不能互相取代,从而显示肾穿刺活检在NS诊治中的重要价值。

依靠肾脏穿刺活检,常见的引起原发性肾病综合征几种病理类型的特点如下。

1.微小病变型肾病

微小病变型肾病好发于青少年儿童,表现为典型的肾病综合征,血尿及高血压少见,绝大多数对激素治疗敏感,但经常复发,在发病后约有一半的患者自发缓解。

2.系膜增生性肾小球肾炎

系膜增生性肾小球肾炎好发于青少年男性,为国内发病率最高的一种类型。多在前驱感染后发病,除了有肾病综合征的表现外,多有血尿、高血压及肾功能不全,治疗反应与病理改变的轻重密切相关。

3.系膜毛细血管性肾小球肾炎

系膜毛细血管性肾小球肾炎好发于青壮年男性,常有前驱感染病史,除有肾病综合征的表现外,常伴有肾炎综合征,几乎所有患者均有血尿及低补体血症,高血压、贫血、肾功能损害等出现早且严重,治疗较困难。

4.膜性肾病

膜性肾病好发于中老年男性,除出现肾病综合征外,部分患者出现镜下血尿,极易出现血栓栓塞并发症,尤其是深静脉血栓常见。早期患者有自发缓解倾向,治疗效果较好,晚期疗效差。

5.局灶性节段性肾小球硬化

局灶性节段性肾小球硬化好发于青少年男性,隐匿性起病,呈肾病综合征的表现,常有血尿、高血压、肾功能减退,多数患者出现近曲肾小管功能障碍,对药物治疗反应较差。

(四)确定有无并发症

在诊断过程中,应注意监测肾病综合征并发症的存在并应积极处理,如感染、血栓和栓塞、急性肾衰竭、蛋白质及脂肪代谢紊乱等。

三、病情判断

根据糖皮质激素对肾病综合征的治疗反应，临床上将肾病综合征分为3种类型，在治疗过程中应当区别对待。①激素敏感型：应用糖皮质激素后，患者在8周内肾病综合征缓解；②激素依赖型：对糖皮质激素治疗有一定的反应，但减撤药到一定程度即出现复发；③激素抵抗型：对糖皮质激素治疗无效。

难治性肾病综合征的判断：难治性肾病综合征包括以下几种。①激素治疗8周无效；②8周治疗有效，停药后复发，再治无效；③6个月内复发2次，1年内复发3次以上；④加用免疫抑制剂治疗无效。难治性肾病综合征的出现，多由于治疗不正规，激素剂量、疗程不足；或者由于感染未被控制、患者有严重的高脂血症、低蛋白血症及患者肾病本身的病理类型所决定。对于该症应积极调整治疗方案，以期达到治愈的目的。

重症肾病综合征的判断：重症肾病综合征有以下特点。①全身性水肿明显；②内生肌酐清除率在50 mL/min以下；③24小时尿蛋白定量在5 g以上；④血清蛋白在20 g/L以下；⑤常伴有高脂血症(血脂增高在正常值的2倍以上)；⑥其他可出现高血压、左心衰竭等。对于重症肾病综合征，应该积极进行冲击治疗，以期能早期缓解病情，避免并发症的发生。

影响预后的因素主要有以下几种。①临床因素：大量蛋白尿、高血压及高脂血症预后较差；②病理类型：微小病变型肾病及轻度系膜增生性肾小球肾炎预后较好，系膜毛细血管性肾小球肾炎、局灶性节段性肾小球硬化、重度系膜增生性肾小球肾炎预后较差；③并发症因素：存在反复感染、血栓栓塞并发症者预后差。

四、治疗

肾病综合征的治疗不仅以减少或消除尿蛋白为目的，同时应当重视保护肾功能，减缓肾功能恶化的程度，预防合并症的发生。

(一)一般治疗

1.休息

当肾病综合征发生时应以卧床为主，可在床边和床旁做适当活动。当肾病综合征缓解后可逐步增加活动，但应注意观察尿蛋白的情况，如果尿蛋白在活动后增加时，则应酌情减少活动。

2.饮食治疗

肾病综合征的患者应进食易消化、清淡的半流质食物。在水肿时应减少钠盐的摄入，每日进食食盐的量应在 3 g 以下。以前认为肾病综合征的患者应进食高蛋白，但近几年的临床研究表明，高蛋白饮食对肾脏不利，故提倡正常量的蛋白饮食，蛋白质摄入应以优质蛋白(富含必需氨基酸的动物蛋白)为主。饮食中的脂肪，应以富含多聚不饱和脂肪酸的饮食(如植物油及鱼油)为主，少进含有饱和脂肪酸的饮食(动物油脂)，为减少脂肪物质的吸收，可进食富含可溶性纤维的饮食(如燕麦、米糠及豆类等)。饮食中的热量供应充分，每日每千克体重不应少于 126～147 kJ。

(二)对症治疗

1.利尿治疗

常用的利尿剂有噻嗪类利尿剂、保钾利尿剂及袢利尿剂，在应用时常以前两种利尿剂作为基础治疗，常用氢氯噻嗪 25 mg，每日 3 次；螺内酯 20 mg，每日 3 次，二者并用可提高利尿效果，减少电解质的紊乱，尤其是钾的代谢紊乱。在上述利尿剂效果不佳时，可在提高血浆胶体渗透压、补充血容量的基础上，应用袢利尿剂。

肾病综合征的患者血浆渗透压低，临床常用渗透性利尿的方法来利尿消肿。常用不含钠的低分子右旋糖酐或羧甲淀粉静脉滴注，隔日 500 mL 静脉滴注，在血浆内可提高胶体渗透压，又可经肾小球全部滤过，在肾小管内不能被重吸收而形成高渗，起到渗透性利尿作用。

静脉输注血清蛋白，可以提高血浆胶体渗透压，防止血管内水分外渗，并促进组织中水分重吸收，也可起到利尿作用。但研究表明，过多过频的应用血清蛋白，可引起肾小球脏层上皮及肾小管上皮细胞损伤，而影响药物的疗效，使疾病延迟缓解，严重时可损害肾功能。

2.减少尿蛋白

肾病综合征时持续性大量蛋白尿可加重肾脏病变，促进肾小球硬化，因此对症性减少尿蛋白，有时很有必要。以往常用非甾体抗炎药通过抑制前列腺素的合成来减少肾小球血流量及滤过率，使尿蛋白减少。但这类药物对肾脏本身不利，现已经少用。

血管紧张素转化酶抑制剂通过降低肾小球内高压，可对症性减少尿蛋白。常用卡托普利每次 12.5～25 mg，每日 3 次，用药期间需注意血钾的变化，尤其是在肾功能不全时。

3.降脂治疗

针对肾病综合征时的高脂血症，建议积极应用降脂药物治疗。羟甲戊二酸单酰辅酶 A 还原酶抑制剂是比较有效的药物，可口服洛伐他汀 40 mg，每日 2 次，或辛伐他汀 20 mg，每日 2 次，均无明显的不良反应。国外有报道双滤过血浆置换可将过多血脂除去。

4.抗凝治疗

肾病综合征患者易发生血栓、栓塞并发症，因此在血液检查出现高凝状态时，应该应用抗凝药物。常用肝素 25～50 mg，每 12 小时 1 次，深部肌内注射，维持凝血时间高于正常一倍；也可服用华法林或其他双香豆素类药物，维持凝血酶原时间高于正常的一倍。同时，可辅助应用血小板解聚药双嘧达莫 100 mg，每日 3 次或阿司匹林 100 mg，每日 1 次。

（三）抑制免疫与炎症

1.糖皮质激素

该类药物通过抑制免疫、抑制炎症、抑制醛固酮和抗利尿激素分泌，而发挥治疗作用，临床常用泼尼松口服，如患者有肝功能损害时，常用泼尼松龙口服。临床用药方案、原则如下。①起始用量要足，一般泼尼松首始剂量为每天 1～1.5 mg/kg体重，用药 8～12 周；②减撤药要慢，一般有效病例每 2～3 周减原用量的 5%～10%，当减至每日 20 mg 左右时，应当谨慎减药；此时也可以改为隔日顿服；③维持用药要久，一般以最小有效量（10～15 mg/d）作为维持量，再服用半年至一年或更久。

长期大量应用激素最常见的不良反应为并发和（或）加重感染，类肾上腺皮质功能亢进症，水、电解质平衡失调，神经精神症状等。

2.细胞毒药物

细胞毒药物常用于激素依赖型或激素无效型肾病综合征，常配合激素治疗可提高缓解率，一般不作为首选用药及单独应用。临床常用的细胞毒药物有以下几种。①环磷酰胺：临床最常用的细胞毒药物，有较强的免疫抑制作用。剂量为 100 mg/d，或每日 2 mg/kg 体重，分 1～2 次口服；也可用 200 mg 隔日静脉注射，累积用药量达到 6～8 g 后停药。不良反应有骨髓抑制、脱发、出血性膀胱炎及肝功能、性腺损害。②其他细胞毒药物：如盐酸氮芥、苯丁酸氮芥、硫唑嘌呤、长春新碱等亦有用于治疗肾病综合征的报道，它们不是因为不良反应大，就是因为疗效较弱，故临床上现已少用。

新型免疫抑制剂应用于难治性肾病综合征的治疗，比较常用的有环孢素 A 和霉酚酸酯。环孢素 A 一般开始用量为每天 3～5 mg/kg，尔后根据血药浓度调整剂量，一般维持血药物谷值浓度在 100～200 ng/mL，用药时间至少 6 个月。

该药物由于具有明显的肾脏毒性及停药后易复发，限制了其临床应用。另一种药物霉酚酸酯，用药剂量为 0.75～1.0 g 口服，每天 2 次，在用药 3～6 个月后减量维持。霉酚酸酯偶可出现肝功能损害外，未见其他毒副作用的报道。

要提高肾病综合征的疗效，减少不良反应，除按上述要求合理用药外，还必须做到进行个体化治疗。参考患者年龄、体重及体质调整剂量固然重要，但更重要的是依据肾小球疾病病理类型制订相应的治疗方案。

(1)微小病变型肾病：此类型肾病综合征对激素治疗较为敏感，但病情缓解后常常复发，且复发率与首次激素治疗有关。因此强调首次治疗必须激素剂量要足够，用药时间要充分，减药速度要慢。合用细胞毒性药物，可减少激素用量，减少复发。

(2)系膜增生性肾小球肾炎：如为轻度系膜增生，治疗应在微小病变型肾病治疗方案的基础上，适当延长疗程；对激素无效或部分缓解的患者，宜加用细胞毒性药物。如为中、重度系膜增生，首先用标准剂量激素治疗，无效时减量至小剂量(泼尼松隔日 1 mg/kg)持续治疗 1 年，也可以加上 1 个疗程的细胞毒性药物。此方案仍无效，进行对症治疗。

(3)局灶性节段性肾小球硬化：治疗有一定的争议。一般情况下，标准剂量激素治疗 8 周，有效者治疗同微小病变型肾病。无效者，有学者认为用大剂量、长时间应用激素可取得疗效；也可以用小剂量激素加用细胞毒性药物环磷酰胺同时治疗或每月交替用药共 6 个月。如无禁忌，对激素无效患者可应用环孢素 A 配合小剂量激素隔日疗法。如果处理无效，可迅速撤减激素，进行对症治疗。

(4)膜性肾病：传统观念认为，本型肾病要求早期积极应用激素及细胞毒性药物治疗；但最新资料显示，单用激素治疗不论疗程长短及用药方式，不论对缓解肾病综合征或保护肾功能，均没有明显的益处。因此，主张激素不作为首选的治疗。激素合并细胞毒性药物的应用对疾病的缓解、改善肾功能有帮助；环孢素 A 每日 4～6 mg/kg，疗程 12 个月，对延缓肾功能进行性恶化有效。另外，膜性肾病易发生血栓、栓塞并发症，应予积极治疗。

(5)膜增生性肾炎：尽管此型肾病较多出现大量蛋白尿、肾小管间质病变及肾功能恶化，但对其治疗仍然缺乏有效的方法，且其合理治疗仍然有争议。儿童患者出现大量蛋白尿或肾功能不全时，对大剂量激素的治疗可能有反应，但必须维持 12 个月以上。对于成年人，建议应用对症处理，加用双嘧达莫 50～100 mg，每日 3 次口服；及阿司匹林 75～100 mg，每日 3 次口服，以延缓肾功能恶化。如有广泛的新月体形成,则应使用强有力的免疫抑制剂。

(四)中医中药治疗

根据辨证,常给予肾病综合征患者益气健脾或健脾温肾治疗。但是,单用中药治疗疗效缓慢,可与激素及细胞毒性药物联合应用。黄芪具有明显的促进肝脏合成清蛋白作用,可长期服用。雷公藤能抑制免疫,抑制肾小球系膜细胞增生,改善肾小球滤过膜通透性,有降蛋白尿作用,可配合激素应用。

第七章

感染性急危重症的诊疗

第一节　获得性免疫缺陷综合征

获得性免疫缺陷综合征(acquired immunodeficiency syndrome,AIDS)简称艾滋病,是由人类免疫缺陷病毒(human immunodeficiency virus,HIV)所引起的一种严重传染病。

一、病因

HIV是属反转录病毒科、慢病毒属、灵长类慢病毒组中的一个病毒种。目前已知HIV有3个亚型,即HIV-1、HIV-2和SIV。HIV为单股RNA病毒,外有核壳蛋白,内含一种特殊的反转录酶。HIV对外界抵抗力弱,加热56 ℃30分钟和一般消毒剂均可灭活,但对紫外线照射不甚敏感。HIV表面有病毒蛋白gp120、gp41、p24等,HIV通过表面的gp120与辅助性(Th)T细胞膜T_4抗原(CD_4)相结合,进入细胞内。病毒复制时先以单股RNA为模板,通过反转录酶转录为双股DNA,该双股DNA可与宿主被感染细胞的DNA整合,然后再合成单股RNA病毒芽生释出。HIV核心部分有p24抗原对诊断是否感染HIV有重要作用。HIV感染的宿主,是在人体免疫系统中起重要作用的T_4细胞,病毒复制过程中,可使T_4细胞溶解坏死,由于被感染的T_4细胞膜上出现gp120表达,可诱导正常的细胞免疫反应,细胞毒性T细胞可以杀伤感染了HIV的T_4细胞,使T_4细胞减少,导致细胞免疫功能受损。HIV不仅侵犯T_4细胞,亦可在单核-巨噬细胞、皮肤、黏膜、淋巴结、肝、脾和脑等组织细胞内存活繁殖,使其功能受损。由于机体的细胞免疫功能受到严重损害,使被感染者极易遭受由某些对正常人本来无害的病原体侵入或病原体在体内活跃起来,发生严重的条件致病性病原体机会感染或癌瘤,而HIV所致的这种细胞免疫功能的损害是不可逆的。

HIV感染的体液免疫功能仍有应答,产生抗体,但抗体产生迟至3周以后,以后虽有抗体产生并不能改变 T_4 细胞继续被破坏的结局。因此 HIV 抗体阳性,一般即可作为 HIV 感染的标志。

在 HIV 抗体阳性者中,80%左右可检出 HIV,这些人可成为慢性病毒携带者,也可发展成为 AIDS。由于 AIDS 的潜伏期相当长,实际上 HIV 抗体阳性者可能正处于疾病的潜伏期中。

二、诊断要点

(一)流行病学

1.传染源

人是本病的传染源。无症状 HIV 感染者和 AIDS 患者均具传染性。已发现 HIV 存在于血液、唾液、泪水、乳汁、精液及阴道分泌物中。

2.传播途径

本病传播主要通过以下 3 种途径。①性接触传播,是本病主要传播途径。②血液传播:静脉药瘾传播指静脉药瘾者共用注射针头,是我国本病的主要传播途径;输入被 HIV 污染的血液成分或血制品。③母婴传播。

3.人群易感性

同性恋、异性恋性关系混乱者,静脉注射药瘾者,血友病多次输血,HIV 感染者的子女,均属易感本病的高危因素,这些人群为本病的高危人群。感染者中性别差异已趋接近。发病年龄主要为 40 岁以下青壮年。

(二)临床表现

感染 HIV 后 80%不表现临床症状。经过 2~10 年(平均 5 年)潜伏期后出现临床症状。潜伏期长短与感染 HIV 剂量有关。经输血感染的剂量一般较大,潜伏期相对较短;性接触感染剂量较少,潜伏期较长。根据其临床表现可分 4 个阶段。

1.急性感染期

一般无症状。少数人于感染后 2~6 周出现类似传染性单核细胞增多症或流感样的急性症状,如发热、疲劳、肌痛、关节痛、盗汗、消瘦、食欲减退及腹泻等。查体常可发现全身多处淋巴结肿大。常有皮疹,多为斑丘疹或荨麻疹样,皮疹持续时间不长,数天即消退。急性症状一般持续 3~21 天。症状出现后 5 周左右血清 HIV 抗体多从阴性转为阳性。

2.无症状感染期

无症状感染期常持续数月至数年不等,此期无任何临床症状,血清抗 HIV

抗体阳性，此期具有传染性。

3.AIDS 前期

感染者在 5～15 年内可发展为 AIDS。此期在我国制定的标准中已不存在。以淋巴结肿大为特点，并有多种其他表现，属于 AIDS 早期，可有全身症状、浅表淋巴结肿大，感染(脚癣多见)。

4.AIDS 期

此期由于患者免疫功能显著减退，易发生机会感染和机会肿瘤。各种病原体如病毒、细菌、真菌、寄生虫等均可引起感染。以下病变表现比较常见。

(1)肺部感染：肺部感染常见的病原为卡氏肺孢菌，肺孢子菌肺炎主要表现为呼吸困难、肺部浸润、通气功能障碍，发生率 51%，症状可进行性加重而导致患者很快死亡，是 AIDS 的主要致死原因。此外巨细胞病毒、结核杆菌、鸟分枝杆菌、念珠菌和隐球菌等均常引起肺部感染。

(2)胃肠道感染：持续性腹泻或复发性腹泻多见，病原可有阿米巴原虫、鞭毛虫、痢疾志贺菌、沙门菌、隐孢子虫等，表现为严重水样腹泻。吞咽困难、疼痛均由白色念珠菌及巨细胞病毒感染造成，病变呈多灶性。

(3)脑部感染：脑炎、脑膜炎、脑脓肿可由弓形体、隐球菌、疱疹病毒、巨细胞病毒引起。表现为精神错乱、性格改变、头痛、偏瘫、感觉障碍等。CT、MR 检查有助诊断。

(4)其他感染或病变：巨细胞病毒可引起免疫复合物肾炎、脉络膜视网膜炎；带状疱疹病毒可引起以灼痛性米粒大丘疱疹为特点的带状疱疹、疱疹肺炎、脑炎；单纯疱疹病毒可引起皮肤损害(外阴、肛周多见)；JC 病毒(包括乳头瘤病毒、多瘤病毒及空泡病毒等)可引起多发性皮肤疣、进行性偏瘫、视力障碍等。

(5)恶性肿瘤：① Kaposi 肉瘤(KS)：AIDS 患者中 KS 发生率 26%。KS 是多灶性肿瘤，表现为皮肤多发的血管性结节，少数侵犯内脏。②淋巴瘤：少数 AIDS 患者可有霍奇金病、淋巴肉瘤等，表现为持续发热，淋巴结肿大。

(三)实验室检查

1.血细胞检查

患者多有不同程度的贫血。白细胞总数多下降至 $4\times10^9/L$ 以下，分类中性粒细胞相对增加，有核右移现象。淋巴细胞数明显减少，多低于 $1\times10^9/L$，有浆细胞样淋巴细胞和含空泡的单核细胞出现。淋巴细胞亚群检查，T 细胞减少，多低于 $0.6\times10^9/L$，T_4 细胞明显下降，CD_4/CD_8 细胞比值<1。T 细胞对抗原及刺激原反应性降低，自然杀伤(NK)细胞活力降低。部分患者有不同程度 B 细胞活

性增高。血小板一般无变化，亦可有血小板计数减少。

2.β_2-微球蛋白和新蝶呤测定

用RIA法测血清β_2-微球蛋白和新蝶呤，升高意味免疫激活，有临床意义。

3.病原学检测

(1)抗体检查：常用酶联免疫吸附法(ELISA)、乳胶凝集试验、斑点ELISA等方法检测HIV抗体，最简便，快速有效。

(2)抗原检查：用双抗体夹心ELISA法、聚合酶链式反应(PCR)法，检测血清中HIV的存在。

(3)病毒分离：从患者血淋巴细胞、体液或淋巴组织中，分离出HIV，因技术要求条件高，仅限于科研用。

三、诊断标准

(一)急性HIV感染

1.流行病学史

同性恋或异性恋者有多个性伴侣史，或配偶或性伴侣HIV抗体阳性；静脉吸毒史；用过进口Ⅷ因子等血液制品；与HIV/AIDS患者有密切接触史；有过梅毒、淋病、非淋菌性尿道炎等性病史；出国史；抗HIV(+)者所生的子女；输入未经抗HIV检测的血液。

2.临床表现

患者有发热、乏力、咽痛、全身不适等上呼吸道感染症状；个别有头痛、皮疹、脑膜脑炎或急性多发性神经炎；颈、腋及枕部有肿大淋巴结，类似传染性单核细胞增多症；肝大、脾大。

3.实验室检查

外周血白细胞及淋巴细胞总数起病后下降，可见异型淋巴细胞；CD_4/CD_8细胞比值<1；抗HIV抗体由阴性转阳性者，一般经2～3个月才阳转，最长可达6个月，在感染窗口期抗体阴性；少数患者初期血清p24抗原阳性。

(二)无症状HIV感染

1.流行病学史

同急性HIV感染。

2.临床表现

常无任何症状及体征。

3.实验室检查

抗 HIV 抗体阳性，经确诊试验证实者；CD_4 淋巴细胞总数正常，CD_4/CD_8 细胞比值＞1；血清 p24 抗原阴性。

(三)AIDS

1.流行病学史

同急性 HIV 感染。

2.临床表现

原因不明的免疫功能低下；持续不规则低热多于 1 个月；持续原因不明的全身淋巴结肿大（淋巴结直径＞1 cm）；慢性腹泻多于每天 4～5 次，3 个月内体重下降＞10％；合并有口腔念珠菌感染、肺孢子菌肺炎、巨细胞病毒（CMV）感染、弓形体病、隐球菌脑膜炎，进展迅速的活动性肺结核、皮肤黏膜的 KS、淋巴瘤等；中青年患者出现痴呆症。

3.实验室检查

抗 HIV 抗体检查。主要检查 p24 抗体和 gP120 抗体，一般 ELISA 连续两次阳性再做免疫印迹法（WB）和固相放射免疫沉淀试验（SRIP）等来确诊。抗原检查可用 ELISA 法测定 p24 抗原。CD_4 淋巴细胞总数＜0.2×10^9/L（200/mm^3）或（0.2～0.5）$\times10^9$/L（200～500/mm^3）。CD_4/CD_8 细胞比值＜1。外周血白细胞数、血红蛋白下降。β_2 微球蛋白水平增高。可找到上述各种合并感染的病原学或肿瘤的病理依据。

四、病情判断

HIV 感染可对人体造成三大危害：一是细胞免疫功能的缺陷，导致严重的机会性感染；二是恶性肿瘤的危险性大，易致肉瘤、癌、淋巴瘤；三是累及中枢神经系统，可引起中枢神经系统感染、痴呆、多发性硬化，病死率高，病死率与伴发疾病有关，其中以同时患 KS 和肺孢子菌肺炎者最高，单患肺孢子菌肺炎者次之。并随病程延长而上升，1 年内死亡率 50％，3 年内死亡率 50％以上，5 年以上几乎全部死亡，预后极恶劣。

五、治疗

至今尚未发现对 AIDS 有特效的药物，但通过适当治疗可以改善症状，但不能降低病死率。

(一)抗病毒治疗

1.齐多夫定

齐多夫定(AZT,ZDV)为常用剂量 600 mg/d,200 mg,每日 3 次或 300 mg 每日 2 次,口服,本药通过抵制反转录酶作用,而具有延长生命的效果。

2.双脱氧胞苷

双脱氧胞苷(DDC)0.75 mg/(kg · d)。

3.拉米夫定

拉米夫定(3TC)2 mg/kg,每日 2 次口服。

4.蛋白酶抑制剂

沙喹那韦(SQT)、利托那韦(RTV)和英地那韦(IDV),能通过抑制蛋白酶即阻断 HIV 复制和成熟过程中所必需的蛋白质合成,从而抑制 HIV 的复制。沙喹那韦 600 mg,每日 3 次,利托那韦 600 mg,每 12 小时 1 次,英地那韦 800 mg/d,每 8 小时 1 次。用一种蛋白酶抑制剂与 AZT 或 DDC 联合应用能有力地抑制 HIV 病毒,并能降低毒副作用。

目前推广的治疗组合为 IDV+ZDV+DDC,SQT+ZDV+3TC 等。

(二)机会性感染及肿瘤的治疗

1.肺孢子菌肺炎

复方新诺明(SMZ-TMP)是首选药物,每天 8~12 片,疗程 21 天。喷他脒 4 mg/kg肌内注射或静脉滴注,疗程 21 天。

2.弓形体病

乙胺嘧啶首剂 75 mg,以后 25 mg/d,连服 1 个月。磺胺嘧啶 100~200 mg/(kg · d),分 4 次口服。克林霉素 500 mg,每天 4 次,口服,可联合用药,增强疗效。或螺旋霉素 1 g,每日 3 次,疗程 10~14 天。

3.隐孢子虫胃肠炎

螺旋霉素 1 g/d,分 3~4 次口服,疗程 3~6 周。其他甲硝唑、克林霉素等亦可选用。

4.巨细胞病毒及其他病毒感染

阿昔洛韦 200~400 mg,每天 4 次,口服,疗程 10~14 天,丙氧鸟苷 5 mg/kg,每 8 小时 1 次,静脉滴注,疗程 2~4 周。膦甲酸钠亦可选用,但毒性和不良反应大。

5.鸟分枝杆菌感染

阿奇霉素(500 mg/d)或克林霉素(500 mg,每日 2 次);乙胺丁醇为二线药;

阿米卡星、环丙沙星可作三线药选用。其他可选异烟肼、利福平、利福定等治疗。

6.真菌感染

(1)隐球菌脑膜炎:两性霉素B,首日1 mg之后每日增加3～5 mg,直至30～35 mg/d静脉滴注,总量需达3 g左右,可与5-氟胞嘧啶100～150 mg/(kg·d),分3～4次服,联合治疗,疗程2～3个月。亦可选用咪康唑、氟康唑。

(2)念珠菌口咽炎或食管炎,局部涂制霉菌素,严重者亦可全身用药,口服氟康唑,静脉滴注两性霉素B或咪康唑。

7.恶性肿瘤

(1)KS:局限者可放疗,全身播散累及多个脏器则可化疗,常用长春新碱、多柔比星、博来霉素等联合治疗。

(2)淋巴瘤:泼尼松、环磷酰胺、长春新碱、多柔比星等联合治疗。

(三)免疫调节治疗

主要应用免疫增强剂。

1.白细胞介素-2

白细胞介素-2(IL-2)每日15 mg加250 mL葡萄糖液中静脉滴注,3～4周为1个疗程。增强T细胞及NK细胞活性,抑制HIV DNA聚合酶活性。

2.胸腺素

每次2～4mL,肌内注射,隔日1次。细胞免疫增强剂适用于免疫缺陷及失调所致的病毒性及肿瘤性疾病。

3.治疗性疫苗

目前尚没有有效的预防疫苗,研究前景比较乐观。

第二节 疟　疾

疟疾是人体疟原虫经按蚊媒介传播的地方性传染病。疟原虫经血液侵入肝细胞内寄生、繁殖,成熟后又侵入红细胞内繁殖,使红细胞成批破裂而发病。临床上以间歇性、定时性、发作性的寒战、高热、出汗以及脾大和贫血为特征。世界卫生组织统计表明,全球每年有近2亿疟疾患者,死亡人数达100万。我国有24个省、市及自治区不同程度地存在疟疾流行,多见间日疟、恶性疟,三日疟少见，卵形疟已罕见。间日疟常有复发，恶性疟的发热不规则，可引起脑型疟。

一、病因

人类疟疾由 4 种不同疟原虫引起，即间日疟原虫、卵形疟原虫、三日疟原虫和恶性疟原虫。疟原虫的发育过程分两个阶段，有两个宿主。蚊为终末宿主，人为中间宿主，在人体内主要为无性繁殖，在蚊体内为有性和孢子生殖。传播途径以雌性按蚊叮蜇为主。

二、发病机制

疟原虫在肝细胞内与红细胞内增生时并不引起症状，当红细胞被裂殖子胀破，大量裂殖子、疟色素和代谢产物进入血液后，才引起寒战、高热，继以大汗。大部分裂殖子被吞噬细胞吞噬，一部分裂殖子侵入其他红细胞，又进行裂殖而引起间歇性疟疾发作，疟疾反复发作或重复感染获得一定免疫力后，虽血中仍有疟原虫增生，但可不出现疟疾发作，而成为带疟原虫者。

疟原虫在人体内增生引起强烈的吞噬反应，以致全身单核-巨噬细胞系统显著增生、肝大、脾大、骨髓增生、周围血中单核细胞数增多、血浆球蛋白含量增高。

疟原虫寄生在红细胞内，并大量破坏红细胞，故病程中可有进行性贫血。间日疟与卵形疟仅侵袭幼稚红细胞，每毫升血中带原虫的红细胞不超过 25 000 个，三日疟原虫侵袭的红细胞，每毫升血中带原虫的细胞不超过 10 000 个，而恶性疟原虫能侵袭各年龄的红细胞，每毫升血中带原虫的红细胞可达 100 万个以上（≥20％的循环细胞），故其危害最大。

凶险型疟疾发作是由于含有疟原虫的红细胞黏附于血管内壁，使血管内皮细胞损伤，从而激活内在凝血系统，引起弥散性血管内凝血。在脑型疟疾，脑部微血管内广泛血栓形成，引起阻塞、出血、局部缺氧，产生脑水肿，以致呼吸衰竭，其他器官如心、肺、胃、肠和肾上腺也可产生同样变化。间日疟与三日疟的疟原虫的红细胞内裂殖体增生多在周围血中进行，其病变主要在单核-巨噬细胞系统。恶性疟原虫的红细胞内裂殖体增生，多在内脏微血管内进行，易致内脏损害。

三、临床表现

蚊传疟疾的潜伏期，间日疟为 10～20 天，三日疟为 20～28 天，恶性疟为 10～14 天。

（一）典型发作

（1）间日疟：即隔日发作一次。

发冷期：突起畏寒、寒战、面色苍白、唇指发绀、脉细速。甚至谵妄、面色潮红、皮肤干热、脉搏有力。此期初发患者持续 10～15 分钟，反复发作后可达 30～45 分钟，后体温迅速上升。

发热期：寒战停止后继发高热，体温可达 39～41 ℃。患者面色潮红，脉搏洪速，头痛如裂，呼吸急促，此期一般持续 2～6 小时。

出汗期：高热后患者全身大汗淋漓，大汗后体温骤降至正常或正常以下。自觉症状明显缓解，但仍感疲乏。本期历时 2～3 小时。

间日疟未经治疗者，在疟疾发作 5～7 次后，因产生了一定的免疫力，发作可自停，但红细胞内尚可找到疟原虫，其免疫力短暂，可在 2～3 个月后再次发作，称为近期复发(复燃)。

(2)三日疟：其寒热发作与间日疟相同，但隔 2 日发作 1 次。周期常较规则，每次发作时间较间日疟稍长。

(3)卵形疟：与间日疟相似，多较轻，隔日发作 1 次。

(4)恶性疟：起病急缓不一，热型多不规则，常先出现间歇性低热，继以弛张热或持续高热，也可每日或隔日发作。但常无明显缓解间歇，严重者可致脑型疟疾。

有的疟疾患者的发作可以不典型。有的病初混合感染时发作间隔可不规则。高热时常头痛、全身肌肉关节酸痛和显著乏力。

(二)其他症状与体征

(1)脾大：脾轻度肿大质软，反复多次发作后脾明显肿大，程度与病程相关。

(2)肝大：肝轻度肿大，压痛，血清谷丙转氨酶可增高。

(3)贫血：疟疾反复发作多次后，常有贫血，恶性疟疾的贫血较明显。

(三)凶险发作

凶险发作为疟疾患者死亡的主要原因。临床表现有脑型疟、肺型疟、胃肠型疟等。在我国主要为脑型疟。脑型疟 90%以上由恶性疟原虫引起，故多发生于我国亚热带恶性疟流行区，如海南、广东、广西、云南、贵州、福建等省区。在高疟区与暴发流行区占恶性疟的 2%～8%，偶见于间日疟和三日疟。多见于缺乏免疫力的小儿与初进入疟区的外来人口，病后又未及时诊治者。

1.脑型

起病急，高热、剧烈头痛、烦躁不安、抽搐、呕吐、意识障碍，进而谵妄昏迷，最后可致脑水肿、呼吸衰竭。血涂片中易查见疟原虫。脑脊液压力增高，白细胞计数大多正常或轻度增多，蛋白质轻度增高，糖与氯化物正常。

2.肺型

此型表现为急性肺水肿而致的急性呼吸衰竭，可出现昏迷、抽搐、尿毒症等表现。

3.胃肠型

寒战、高热、恶心、呕吐、腹痛、腹泻，严重者可致休克。

（四）复发或远期复发

间日疟与卵形疟距初发病半年以后，由肝细胞内的疟原虫再次侵入红细胞内而引起的发作者称为复发或远期复发。三日疟与恶性疟无远期复发。

（五）其他疟疾

1.输血疟疾

输血疟疾由输入带疟原虫的血液而引起，潜伏期 7～10 天（可长达 1 个月左右），临床发作与蚊传疟疾相同。治疗后一般无复发。

2.婴幼儿疟疾

发热多不规则，可为弛张热或高热。常有呕吐、腹泻、感染性休克或惊厥等。脾大显著、贫血，血片中可查见大量疟原虫，病死率较高。

四、并发症

（一）黑尿热

黑尿热是疟疾患者的一种急性血管内溶血，临床表现为急起寒战、高热与腰痛、酱油样尿（血红蛋白尿）、急性贫血与黄疸，严重者可发生急性肾衰竭。其发生原因可能由于：①患者红细胞中缺乏葡萄糖-6-磷酸脱氢酶；②抗疟药，特别是奎宁与伯氨喹抗疟药治疗；③疟原虫释出的毒素；④人体的变态反应。

（二）肾损害

肾损害有两种类型。①急性肾小球肾炎：见于恶性疟和间日疟反复发作而未经有效治疗者，表现为水肿、少尿、血压升高、尿中有蛋白质、红细胞及管型。抗疟治疗有效。②肾病综合征：主要见于三日疟长期反复发作后，也见于恶性疟，表现为进行性蛋白尿、贫血与水肿，为疟疾的抗原抗体复合物沉积于肾小球毛细血管的基底膜与血管间质所致。抗疟药治疗无效，对肾上腺皮质激素的反应也不好。

五、实验室检查

(一)血象

红细胞与血红蛋白在疟疾多次发作后可以下降,恶性疟贫血较明显。白细胞总数一般正常或减低,但初发时白细胞计数可稍高。在分类中,大单核细胞数可增多。

(二)疟原虫检查

传统镜检法仍是疟疾诊断的“金标准”。

(1)血液涂片(薄片或厚片)染色后检查疟原虫,并可鉴别疟原虫和种类。在疟疾发作时检查,虫数较多,容易检出,而间歇期采血,虫数虽见减少,但疟原虫已发育成大滋养体,容易辨别,有利于鉴定虫种。

(2)骨髓穿刺涂片:染色检查疟原虫,其阳性率较周围血涂片者高,但操作复杂,患者痛苦,骨穿法已很少采用。

(三)血清学检查

近年来疟原虫体外培养成功,疟疾免疫学诊断已广泛应用。抗疟抗体一般在感染后2～3周便可出现,4～8周达高峰,以后逐渐下降。人群中抗体阳性率和抗体水平能反映该地区的疟疾传播情况,故可用于流行病调查。有时与血检法配合,有助于疟疾的回顾性诊断和筛选供血对象。其方法有免疫荧光试验、间接血凝试验和酶联免疫吸附试验,快速免疫色谱法等阳性率可达90%。

六、病情判断

间日疟与三日疟预后良好。恶性疟易有凶险发作,尤其是脑型疟,若不早期及时治疗,病死率高。幼儿、老年患者预后较差。脑型疟昏迷程度深且时间长,外周血疟原虫密度越高,预后越严重,病死率越高。

七、治疗

(一)一般治疗和对症治疗

(1)发作期宜卧床休息,发作间歇期亦应注意休息,不可过劳,多饮水,进流质或半流质食物,宜给予高营养饮食,补充铁质及维生素。

(2)对严重贫血的体弱患者可输血,病情重者可酌情输液,补充营养。

(3)寒战时注意保暖,高热、头痛时可头部冷敷,行温水或乙醇浴,必要时服阿司匹林。

(4)脑型疟疾:①高热或昏迷可输液并给氢化可的松静脉滴注,注意诊治低血糖;②抽搐可用苯巴比妥、水合氯醛、地西泮等药物或用氯丙嗪肌内注射或静脉滴注;③脑水肿与呼吸衰竭用脱水剂20%甘露醇静脉注射,每日2~3次;④改善脑微循环:可用低分子右旋糖酐500 mL静脉滴注,每日1次,有利于减低血液黏稠度,疏散凝集的红细胞和血小板,改善微循环,并有利于弥散性血管内凝血的治疗和预防。

(5)黑尿热:①立即停用可疑药物如奎宁与伯氨喹;②如血片中仍查到疟原虫需抗疟治疗时,则可改用氯喹、乙胺嘧啶或青蒿素等;③控制溶血反应:输液可用氢化可的松静脉滴注,碳酸氢钠口服或静脉滴注,贫血严重者可输同型血,少尿或无尿则按急性肾衰竭处理。

(二)抗疟原虫治疗

1.一般疟疾的治疗

常用氯喹和伯氨喹联合疗法。①磷酸氯喹:每片0.25 g(含基质0.15 g)口服1.0 g(4片),6~8小时后0.5 g(2片),第2~3天各1次,0.5 g(2片),共10片。②磷酸伯氨喹:每片13.2 mg(含基质7.5 mg)每日1次3片,连服8天,恶性疟只服2~4天杀配子体防传播,因其无远期复发。一般与氯喹同时服用。

2.耐药性疟疾

可酌选下列一种药物代替氯喹,同时仍需加服伯氨喹(剂量同前)。①磷酸咯萘啶:每片0.1 g(基质),成人0.4 g(基质)即4片,日服一次,连服3天,总剂量1.2 g(基质),共12片。②盐酸甲氟喹:一次顿服0.75 g。③硫酸奎宁:每片0.12 g。第一日口服0.48 g,3次,以后0.36 g,每日3次,连服6天,(共7天)。④青蒿素:口服首剂1.0 g,6~8小时后0.5 g,第2~3天各1次0.5 g,共2.5 g。直肠给药,首次0.6 g,4小时后0.6 g,第2天、第3天各0.4 g。⑤蒿甲醚:口服首剂160 mg,第二天起每日1次,每次80 mg,连服5~7天。肌内注射首剂160 mg,第二天起每日1次,每次80 mg,连用5天。⑥乙胺嘧啶+磺胺多辛:口服3片(共乙胺嘧啶75 mg+磺胺多辛1.5 g)1次。⑦青蒿琥酯:成人首剂口服100 mg,第二至五天,50 mg日服2次,总量600 mg。

3.凶险型发作

酌选下列之一。①磷酸咯萘啶:基质成人160~320 mg(3~6 mg/kg)加入生理盐水葡萄糖液500 mL静脉滴注,于3小时滴完,每6~8小时1次,酌用2~3次。②磷酸氯喹注射液:用于不抗氯喹者,首剂基质成人0.3~0.6 g(5~10 mg/kg),加于生理盐水或5%葡萄糖液500 mL静脉滴注,4~8小时滴完,以后0.3 g，每6小时1次，到总量1.5 g，患者清醒后即改为口服氯喹。③盐酸甲氟喹：一次顿服1.0～1.5 g，可鼻饲给药。④盐酸奎宁注射液：用于抗氯喹者，首剂成人0.6 g(10 mg/kg)加于生理盐水或5%葡萄糖液300～500 mL静脉滴注，于4小时滴完，维持量为0.6 kg，4～8小时滴完，每8小时1次，酌用4～5次。清醒后即改为口服奎宁。⑤青蒿琥酯：每支60 mg，用5%碳酸氢钠1 mL溶解，再用5%葡萄糖溶液稀释到6mL，配置后的青蒿琥酯为10 mg/mL，缓慢静脉推注。首剂后第2小时、第24小时、第48小时各再注射1次。

用以上各药者清醒后均须加服伯氨喹每日3片，恶性疟连服2～4天，非恶性疟连服8天。

4.根治带疟原虫者

根治带疟原虫者（抗复发治疗）即休止期服药：常在春季或流行高峰前1个月进行，采取集体治疗的方式。治疗对象为1～2年内有疟疾史者、血中查到疟原虫者。常采用乙胺嘧啶与伯氨喹联合治疗。乙胺嘧啶8片（基质50 mg），连服2天，加伯氨喹2片（基质15 mg），连服8天。

第三节　伤　寒

伤寒是由伤寒沙门菌引起的急性肠道传染病。基本病理特征为持续菌血症、全身单核-吞噬细胞系统的增生性反应，回肠远端为主的淋巴组织增生、坏死、溃疡形成。典型临床表现为持续发热、消化道症状、肝大、脾大、皮疹、白细胞计数减少，部分患者有相对缓脉，病程较长，病情经过复杂。肠出血和肠穿孔为其最主要和最严重的并发症。

伤寒的传染源为伤寒患者和带菌者。传播途径为污染的水（暴发流行）和食物（流行）、日常生活接触（散发）等。人群对伤寒普遍易感。

一、病因

伤寒沙门菌系沙门菌属的D群，是一种活动的、革兰染色阴性的短棒状杆菌，长2～3 μm，宽0.5～0.8 μm，菌体有周鞭毛，能运动，不产生芽孢，无荚膜。在普通培养基上易生长，在含有胆汁的培养基上生长更好。

伤寒沙门菌有菌体(O)抗原、鞭毛(H)抗原及表面(Vi)抗原，三者均能产生相应的抗体，测定“O”“H”抗体常用于临床诊断。“Vi”抗体检测有助于伤寒慢性带菌者的调查。

二、流行病学

发病多在夏秋季节，以青壮年及年长儿童多见。目前多为散在发病，偶可引起局部暴发流行。接触伤寒患者或伤寒慢性带菌者粪便污染的食物，或进入伤寒流行疫区后，在几日至 3 周可发病。

三、临床表现

潜伏期 10 天左右，长短与感染菌量有关。典型伤寒自然病程约 4 周，可分为初期、极期、缓解期、恢复期 4 期。典型者可有以下表现。

(1)持续高热：缓起，呈阶梯形上升的发热，5～7 天内体温可达 39～40 ℃。热前少寒战，热退出汗不显。

(2)消化系症状：食欲减退、腹部不适、腹泻或便秘，极期明显腹胀。

(3)神经系症状：表情淡漠、反应迟钝，即无欲貌；重症可出现谵妄、意识障碍，甚至昏迷。

(4)皮疹：色淡红、稍高出皮肤的小斑丘疹(玫瑰疹)，以躯干上部多见，一般在 12 个以下，分批出现，于发病第七至十三天出现，2～4 天消退。

(5)脾大，肝脏亦可同时肿大。

(6)相对缓脉：成年患者多见。

但近年来由于进行预防接种，抗生素和退热药物、免疫抑制剂的广泛应用，使伤寒临床表现变异较大，轻症不典型伤寒占了多数。耐药菌株伤寒则病程长、并发症多、病情复杂，这些需在诊断时加以注意。

四、并发症

以前病程中并发肠出血、肠穿孔常见，目前占 5%左右。严重者可并发中毒性心肌炎、中毒性脑病、中毒性肝炎、溶血性尿毒综合征，甚至出现弥散性血管内凝血、多脏器功能衰竭。伤寒沙门菌随血流扩散，还可引起任何器官的局灶性感染，如支气管炎、肺炎、急性胆囊炎、脓肿、肾盂肾炎、关节炎等。

五、实验室检查

(一)一般检查

周围血白细胞数减少或正常，以中性粒细胞减少、嗜酸性粒细胞减少或消失、单核细胞增多为特征。高热者可有轻度蛋白尿。肠出血者粪便潜血试验阳性。

(二)细菌学检查

血、尿、便均应做伤寒沙门菌培养。①血培养是确诊伤寒的依据之一,病程早期即可阳性,第七至十病日阳性率可达90%;②骨髓培养阳性率高于血培养,持续阳性时间长,受病期、药物干扰因素少。在发病2周后开始阳性,至3、4周阳性率可达85%;③粪便培养:潜伏期即可获阳性,第三至四病周阳性率可达80%,病后第六周迅速下降,3%的患者排菌可超过1年;④尿培养阳性率不高,在30%左右;⑤还可留取十二指肠引流液或玫瑰疹刮取物培养。

(三)免疫学检查

(1)伤寒血清凝集试验(肥大反应)对伤寒、副伤寒有辅助诊断价值,近年有人提出可靠性差,故判断其意义时注意以下几点:①抗体效价与被检查所在地区群体效价有关。我国多数地区,"O"1∶80、"H"1∶160可确定为阳性;②连续2次以上效价上升更具意义;③早期"O"抗体上升更具诊断意义;④经临床及病原学证实的伤寒,约10%早期结果阴性,其中又有约5%肥大反应在第三周后才出现阳性,只有5%始终为阴性;⑤回忆反应:即做过伤寒预防接种或隐性感染过伤寒者,在患其他疾病发热时,以"H"抗体上升为主,第二周复查转阴,称回忆反应。

(2)其他免疫学检查:近年有研究以更敏感的方法如被动血凝试验(PHA)、对流免疫电泳(CIE)、酶联免疫吸附测定(ELISA)、免疫荧光试验(IFT)等检测伤寒沙门菌抗体或抗原用作早期诊断,阳性率较高。DAN探针、聚合酶链式反应技术检测伤寒沙门菌亦有用于临床的报道。

六、病情判断

在未使用抗生素的年代,伤寒病死率在20%以上,自氯霉素应用以来,病死率逐年降低,在发达国家病死率已低于1%。以下几点提示伤寒患者病情危重。①中毒症状严重(如谵妄、昏迷等);②有肠出血、肠穿孔发生;③出现中毒性心肌炎等其他严重并发症;④病原菌为耐药伤寒沙门菌株;⑤补体C3下降,可作为中毒性休克先兆;⑥婴儿、孕妇、老年、营养不良、明显贫血患者。

七、治疗

(一)一般治疗及护理

(1)按肠道传染病床边隔离,临床症状消失后每隔5～7天送粪便培养,连续两次阴性，可解除隔离。

(2)卧床休息，注意维护皮肤和口腔清洁；转换卧位，以防发生肺炎和褥疮。

(3)发热期给流质或半流质饮食，补充水，每日 2 000～3 000 mL(包括饮食)。给予高热量、高营养、易消化食物，包括足量碳水化合物、蛋白质及各种维生素。注意纠正电解质紊乱。恢复期逐渐增加饮食量，一般于热退后 5～7 天改用少渣饮食，热退后 2 周恢复正常饮食。

(二)对症治疗

1.高热

高热以物理降温为主，水杨酸盐类药物慎用。

2.便秘

便秘可用生理盐水低压灌肠或开塞露注入肛门，禁用口服泻剂。

3.腹胀

腹胀可用肛管排气、腹部热敷或针灸，忌用新斯的明。

4.中毒症状严重或合并中毒性心肌炎

中毒症状严重或合并中毒性心肌炎可在使用足量、有效抗生素配合下，应用肾上腺皮质激素减轻毒血症症状，如氢化可的松 25～50 mg/d 或地塞米松 1～2 mg/d，缓慢静脉滴注，以不超过3 天为宜。

(三)病原治疗

1.喹诺酮类

喹诺酮类为合成的抗菌药物，如培氟沙星、氧氟沙星、环丙沙星、诺氟沙星等。抗菌谱广、杀菌作用强、近期病原清除率高，对耐氯霉素菌株有强大抗菌作用。临床疗效较满意，渐趋列为治疗伤寒的首选药物。

培氟沙星成人每日剂量 800 mg，分 2 次口服；氧氟沙星成人每日剂量 600 mg，分 3 次口服或静脉滴注；环丙沙星成人每日剂量 500～750 mg，分 3 次口服或静脉滴注。体温正常后继续服用 10～14 天。用药后一般在 5 天左右退热。

此类药物孕妇、哺乳期妇女和婴儿慎用。使用期注意观察血象变化。

2.氯霉素

氯霉素仍是治疗非多重耐药伤寒沙门菌株所致伤寒散发病例的有效药物。用法为成人每日 1.5～2 g，分 3～4 次口服，退热后减半，再用 10～14 天，总疗程 2～3 周。重症可由静脉滴入，病情改善后口服。治疗期间密切观察血象变化，尤其要注意粒细胞减少症的发生。

3.头孢菌素

第二代、第三代头孢菌素对伤寒亦有较好疗效。毒副作用小，尤其适于孕妇、儿童，哺乳期妇女以及耐氯霉素菌株所致伤寒。头孢曲松、头孢他啶等，每日剂量 2～4 g，儿童 100 mg/kg，分 2～3 次静脉滴注，疗程 10～14 天。

4.复方新诺明(SMZ-TMP)

成人每天口服 2 次，每次 2 片，首剂加倍。疗程 10～14 天，疗效较好。有磺胺药过敏、肝肾功能不良、妊娠、贫血及婴儿不宜服用。

5.其他药物

尚可选用阿莫西林、氨苄西林等。

第四节　重型霍乱

霍乱是由霍乱弧菌引起的烈性肠道传染病。发病急，传播快，属于国际检疫传染病之一，为甲类传染病。临床特征为剧烈呕吐、大量米泔水样排泄物、脱水、电解质紊乱及周围循环衰竭，重症患者可发生休克、急性肾衰竭。夏秋季是本病的流行季节，可呈世界性流行。主要传播途径是被污染的水源和食物。传染源为霍乱患者和带菌者。人群普遍易感。

一、病因

霍乱弧菌是本病的病原。霍乱弧菌为革兰染色阴性、短小稍弯曲的杆菌，菌体长 1.5～2.0 μm，宽 0.3～0.4 μm，如逗点状。无芽孢和荚膜。菌体一端有单鞭毛，运动极为活跃。培养需氧，耐碱不耐酸。

霍乱弧菌有两个生物型，即古典生物型和埃尔托生物型，皆属菌体抗原(O)1 群，列为国际检疫的病原。近年来新发现引起流行的非(O)1 群血清型，定名为 O139 霍乱弧菌，类似埃尔托生物型，其产毒量与(O)1 群相当。

霍乱弧菌对热、干燥、直射阳光、酸及一般消毒剂(如漂白粉、甲酚皂、碘、高锰酸钾和 84 消毒液)均甚敏感。在正常胃酸中仅能生存 4 分钟。相对而言，埃尔托生物型比古典生物型有较强的抵抗力。

二、诊断要点

重型霍乱属于霍乱的危重型，多由古典生物型霍乱弧菌引起。诊断主要根据细菌培养确立或排除。

(一)流行病学资料

流行季节，患者来自流行地区不满 7 天，有霍乱患者接触史。

(二)典型临床表现

有剧烈吐泻症状、严重脱水表现、酸中毒和电解质紊乱，并有休克状态，脉搏细弱或摸不到，收缩压在 9.3 kPa 以下或测不到，24 小时尿量在 50 mL 以下或无尿。

(三)粪便检查

应争取在发病早期、未使用抗生素之前采集粪便送检。可进行粪便直接镜检和细菌培养，以发现和分离出霍乱弧菌。

(四)其他检查

1.血液检查

血液检查可发现血液浓缩、酸中毒、电解质紊乱。

2.尿液检查

尿液检查可发现尿液呈酸性，有管型或蛋白尿。

3.血清学检查

常用凝集试验和杀弧菌试验检测抗菌抗体和抗毒抗体，主要用于追溯性诊断。

(五)并发症

常见的并发症有以下几种：①急性肾衰竭多由低血容量性休克得不到及时纠正引起。②急性肺水肿。③低钾综合征。

三、病情判断

过去霍乱在流行初期或新发病地区的病死率为 20%～30%，个别地区可达 50%。近 30 年来，随着诊疗技术的提高，霍乱总病死率已降至 1%～2%，但重型霍乱患者若具备以下几项，则提示预后不良。①老年、幼儿或孕妇；②有严重脱水和休克；③并发急性肾衰竭。

四、治疗

治疗原则：严格隔离，及时补液，辅以抗菌和对症治疗。

(一)一般治疗

(1)严密隔离:患者应及时严格隔离至症状消失6天后,粪便培养致病菌,每日1次,连续2次阴性,可解除隔离出院。并按规定报告疫情。

(2)要求患者卧床休息。

(3)饮食:少量流质为主,吐泻严重者应暂禁饮食,病情好转后再给流质饮食并逐渐恢复正常饮食。

(二)液体疗法

及时、合理的输液以纠正失水、酸中毒与电解质紊乱,使心肾功能改善,是治疗本病的关键。应根据病情、脱水程度、血压、脉搏、尿量及血浆比重等而定。

1.静脉补液

原则上要遵循“损失多少、补充多少;损失什么、补充什么;量要足够、又要及时”。同时注意“先盐后糖、先快后慢、纠酸补钙、见尿补钾”的方针。

成人24小时补液总量一般为8 000~12 000 mL。需建立两条静脉通道,治疗开始可以用生理盐水快速静脉推注或滴注,最初补液速度可按40~80 mL/min静脉推注,可持续15~20分钟,待血压回升至12.0 kPa、脉搏增强后,可减慢补液速度,改为按20~30 mL/min的速度通过两条静脉通道快速滴注2 500~3 500 mL。血压回升至12.0 kPa以上,可逐渐减慢输注速度,并改用541液体(5%葡萄糖3份、生理盐水2份、1.4%碳酸氢钠或11.2%乳酸钠1份)补液,以补足入院前后累计损失量。并按脱水程度及脉搏情况调整速度,待脱水纠正后,逐渐减慢至2~3 mL/min维持量。在补液过程中,应密切观察有无肺水肿及心功能不全的发生。

经上述补液后,如酸中毒未纠正,可适当补充碱性液体。经补液有尿后,可补充氯化钾3~6 g/d,按0.3%浓度静脉滴注,若血钾明显降低,可增加氯化钾的输入量,并可适当补充10%葡萄糖酸钙10~20 mL,静脉滴注,以纠正低钙。

2.口服补液

霍乱患者肠道对葡萄糖的吸收能力并无改变,而葡萄糖的吸收且能增进水、钠的吸收。故口服补液多用于轻、中型患者。重症患者经过静脉补液情况改善、血压回升、呕吐停止后,也可改用口服补液。口服补液配方为每升水中含葡萄糖20 g、氯化钠3.5 g、碳酸氢钠2.5 g、氯化钾1.5 g。

(三)抗菌药物

早期给予抗菌药物治疗,可缩短腹泻期、减少腹泻量、缩短排菌期,但只作为液体疗法的辅助治疗措施。

常用药物:诺氟沙星(成人每日 600 mg,分 3 次口服)、环丙沙星(成人每日 500 mg,分 2 次口服)、复方新诺明(成人每日 4 片,分 2 次口服)和多西环素(成人每日400 mg,分 2 次口服)。可任选一种抗菌药物治疗,疗程 3 天。

(四)对症治疗

1.剧烈吐泻

此时可用阿托品 0.5 mg,皮下注射,或氯丙嗪 50 mg,肌内注射,用氯丙嗪可抑制霍乱肠毒素活化腺苷环化酶和抑制肠液分泌,而有止吐和止泻作用。

2.肌肉痉挛和疼痛

补钠和补钙。并可用局部热敷、按摩、针灸等疗法。

3.预防肺水肿和心功能不全

预防肺水肿和心功能不全可使用毛花苷 C 或毒毛花苷 K。

(五)并发症治疗

1.中毒性休克

经补足液体后,血压仍甚低或测不出,可能是存在中毒性休克,可用氢化可的松 100～300 mg 或地塞米松 10～20 mg 加入液体内静脉滴注,并可加用血管活性药物,如多巴胺、间羟胺等。

2.急性肺水肿及心力衰竭

除暂停输液外,采取镇静剂、利尿剂、强心剂、吸氧等措施。

3.低钾综合征

重者静脉滴注氯化钾。

4.急性肾衰竭

充分补液后仍少尿或无尿患者,可试用呋塞米或 20%甘露醇静脉滴注,并积极纠正酸中毒和电解质紊乱,若仍无尿按急性肾衰竭处理,有严重氮质血症者应做血液透析。

(六)护理

(1)应设专人护理,加强监护血压、脉搏、体温、呼吸、出入量,注意采集粪便送检。

(2)密切观察病情变化,及时处理并记录。

(3)对患者吐泻物及污染物要做好随时消毒,出院后做好终末消毒。

五、治愈出院标准

因霍乱属于烈性传染病，故治愈出院隔离有以下严格标准。

(1)症状消失后，粪便培养隔日 1 次，连续 3 次阴性。

(2)症状消失后，无粪便培养条件，需自发病日起，住院隔离 14 天。

(3)慢性带菌者粪便培养连续 7 次阴性或胆汁培养每周 1 次，连续 2 次阴性，可解除隔离。

(4)对治愈出院者应连续随访，每月 1 次(包括粪便培养)，观察半年。

第五节 中毒型细菌性痢疾

中毒型细菌性痢疾又称暴发型细菌性痢疾，是一种病情极为严重的细菌性痢疾临床类型。多见于 2～7 岁儿童，好发于夏秋季节，起病急骤，以高热、反复惊厥、昏迷、呼吸衰竭、休克为其临床特征。

一、病因

本病的病原为志贺菌，又称痢疾杆菌，属肠杆菌科志贺菌属，革兰染色阴性，无鞭毛，不能运动，在培养基上易生长。按其抗原结构，目前分为 4 群、47 个血清型，各群型痢疾杆菌均可产生内毒素，但志贺菌还可产生外毒素，具有神经毒、细胞毒和肠毒素作用。因此，志贺菌感染时，临床症状较重。

二、发病机制

志贺菌属释放内毒素是引起全身毒血症的主要因素，此外还可以产生外毒素，具有神经毒、细胞毒和肠毒素作用。由于特异性体质对内毒素产生极其强烈的反应，血中儿茶酚胺等多种血管活性物质释放，引起全身微小血管痉挛收缩，导致微循环障碍，全身组织血流灌注骤减，使小血管内活性物质和酸性物质增加，缺氧进一步加重，可使微小血管扩张，大量血液聚集在小血管内，使休克进一步加重，导致弥散性血管内凝血发生；如以脑血管痉挛为主可使脑组织缺氧而发生脑水肿，甚至脑疝，引起呼吸衰竭，成为中毒性菌痢死亡的主要原因。

三、诊断要点

(一)流行病学

本病多发生在夏秋季节,有饮食不洁史,2～7岁体质较好儿童多见。

(二)临床表现

大多突然起病,高热伴寒战,体温达40℃,可伴有惊厥、嗜睡或昏迷,迅速发生休克和呼吸衰竭,而肠道症状往往较轻,甚至无腹痛与腹泻,常需直肠拭子或生理盐水灌肠采集大便确诊。根据临床表现分为3型。

1.休克型

休克型(周围循环衰竭型)主要表现为周围循环衰竭,早期由血管痉挛引起,表现为面色苍白、四肢厥冷、谵妄、皮肤花斑、心音低钝及心率增快、脉搏细弱、血压正常或稍低,稍晚则见口唇青紫、血压明显下降或测不到,可有意识障碍,甚至ARDS、消化道、呼吸道及皮肤出血。

2.脑型

脑型(呼吸衰竭型)以严重脑部症状为主。脑水肿、颅内压增高,严重可发生脑疝。早期表现为烦躁不安或嗜睡、肌张力增高、惊厥、血压正常或稍高。晚期则出现昏迷、反复或持续惊厥,血压明显升高后下降,瞳孔忽大忽小,大小不一,光反射迟钝或消失,眼球呈落日样。严重患者表现为潮式呼吸、抽泣样呼吸、叹息样呼吸及呼吸暂停等,多数患者因脑疝而死亡。

3.混合型

此型最为严重,既有循环衰竭又有呼吸衰竭表现,其病死率极高。

(三)辅助检查

1.血象

白细胞总数和中性粒细胞均增高,可见中毒颗粒,严重患者可有血小板降低,出凝血时间延长,凝血酶原时间延长。

2.粪便检查

大便常规:肛拭子或生理盐水灌肠取粪便镜检可见大量脓细胞及红细胞,并可见吞噬细胞。大便培养:有志贺菌生长。

3.免疫学检查

国内已建立单克隆抗体检测福氏志贺菌的特异性抗原以及应用聚合酶链式反应技术与DNA探针杂交法检测病原菌的特异性基因片段,明显增加了早期诊断的敏感性和特异性。

四、病情判断

(1)若休克超过 6 小时,抢救后如无变化或少尿及无尿超过 24 小时,预后较差。

(2)惊厥频繁,持续时间长,预后较差。

(3)发生弥散性血管内凝血预后差。

(4)抢救不及时或治疗不当病死率高。

(5)有脑水肿或脑疝时预后差,可留后遗症。

(6)婴幼儿、年老体弱、营养不良及免疫功能低下者,并发症多,病死率高。

五、治疗

本型病病势凶险,应早期诊断,及时针对病情采取综合性措施抢救。

(一)一般治疗

应隔离住院治疗,病室保持安静,通风良好。应给予生命体征监护,注意生命体征的变化。休克的患者应注意尿量,对于昏迷患者要保持呼吸道通畅。

(二)抗菌治疗

给予足量高效的抗生素是治疗的关键,宜两种或两种以上抗生素联合静脉给药。以下几种可选用。

1.氨基糖苷类

本类药物毒副作用较大,特别是对耳神经毒性较大,因此应用受到一定限制,60 岁以上老年人及 6 岁以下儿童禁用,目前常用有庆大霉素、卡那霉素和妥布霉素等。

2.氯霉素

不良反应较大,毒性大,特别是对骨髓的抑制作用,临床上应用受到一定的限制,目前较少应用。剂量:25～50 mg/(kg·d)。应经常检查血象。

3.青霉素类

其不良反应较少,有部分耐药现象,如应用 2～3 次无效时可换用其他抗生素,常用的有氨苄西林、阿莫西林、阿洛西林、美洛西林及哌拉西林等。其用法一般为 50～100 mg/(kg·d)。

4.头孢菌素类

抗菌作用强,不良反应较少,临床疗效较好,但价格较贵。其用法如下:①头孢唑啉 50～75 mg/(kg·d)。②头孢曲松 50～75 mg/(kg·d)。③头孢他啶 50～75 mg/(kg·d)。头孢哌酮 50～75 mg/(kg·d)。以上药物均分为 3～4 次应用。

5.喹诺酮类

对痢疾杆菌作用较好，不良反应少，特别是第三代药物疗效更好，可适当选用。①环丙沙星：成人 0.2～0.4 g/d，分 2 次静脉滴注。②培氟沙星：成人 400～800 mg/d，分 2 次静脉滴注。③氧氟沙星：成人400～600 mg/d，分 2 次静脉滴注。④氟罗沙星 200～400 mg/d，分次或 1 次静脉滴注。

6.其他

如亚胺培南常与西司他汀联用，按 1∶1 比例配合可增强抗菌活性。本药抗菌作用强，但价格昂贵，主要用于危重病例。成人 1～2 g/d，分 2～4 次静脉滴注，儿童 60～100 mg/(kg·d)分 3～4 次静脉滴注。

中毒症状好转后，可按一般菌痢治疗，改用口服抗菌药物，总疗程 7～10 天。

(三)降温止惊

1.高热

应给予物理降温，如温盐水灌肠、33%乙醇擦浴、头部枕冰袋、应用冰毯等，必要时给予安乃近、吲哚美辛栓等解热剂，幼儿可用安乃近滴鼻，也可用肾上腺皮质激素。中药可用紫雪丹或安宫牛黄丸。

2.躁动不安、惊厥

躁动不安、惊厥者可给予地西泮或水合氯醛，如高热者可给予亚冬眠疗法，体温控制在 36 ℃左右，时间一般不超过 24 小时。

(四)抗休克治疗

1.扩充血容量

在休克早期往往血液重新分布，引起组织灌注不足。补液原则：先快后慢，先浓后淡，见尿补钾。如无脱水可先用低分子右旋糖酐或羧甲淀粉 500～1 000 mL/d，可改善微循环和扩容，以后成人补液 2 500～3 000 mL/d，儿童60～80 mL/(kg·d)，有脱水者按脱水程度计算补液量。

2.纠正酸中毒

先给 5%碳酸氢钠 250 mL，儿童 5 mL/kg，然后根据血气分析情况决定。

3.血管活性药物

选用血管活性药物时早期应选用血管扩张药物如山莨菪碱、异丙肾上腺素、酚妥拉明等。根据国内大量资料证实，山莨菪碱临床疗效较好，不良反应少，使用方便，成人每次 10～20 mg，儿童 0.3～0.5 mg/kg 静脉注射，10～15 分钟 1 次，待面色红润，循环呼吸好转，四肢温暖，脉搏有力，血压好转，即逐渐减量至停药。亦可用阿托品或东莨菪碱，若用莨菪类药物不见好转，可应用多巴胺或间羟胺，或两者联用。

4.强心药物

由于大量输液、毒素对心肌的作用，故中毒性休克的患者应常规给予快速洋地黄制剂如毛花苷 K 或毛花苷 C 等静脉注射。

5.激素的应用

肾上腺皮质激素可有抗炎、抗毒、抗休克作用，在上述综合治疗的基础上可用地塞米松成人 20～40 mg/d，儿童 2.5～10 mg/d，一般应用 3～5 天。

6.肝素的应用

肝素可在早期应用，重度休克不必等化验结果。用法：肝素 0.5～1 mg/kg 加入5%～10%葡萄糖液 100～250 mL 静脉滴注，4～6 小时 1 次，多数 1～2 次即可见效。

(五)呼吸衰竭的治疗

(1)保持呼吸道通畅，吸氧，吸痰，必要时气管插管或气管切开，并人工辅助呼吸。

(2)呼吸兴奋剂：如洛贝林 6～9 mg 或尼可刹米 0.375～0.75 g 肌内注射或静脉注射，也可用二甲氟林等呼吸兴奋剂治疗。

(3)莨菪类药物：可改善脑部的微循环。可用山莨菪碱或东莨菪碱治疗，用法同上。

(4)脱水剂的应用：20%甘露醇每次 1～2 g/kg，快速静脉滴注或静脉注射，4～6 小时 1 次，也可用呋塞米 20～60 mg 静脉注射，也可加用地塞米松 20～40 mg/d静脉注射加强脱水疗法。

第六节 急性血吸虫病

血吸虫病是由血吸虫寄生于人体静脉系统所引起的寄生虫病。根据病期、感染度、虫卵沉积部位以及人体免疫应答的不同，临床上分为急性血吸虫病、慢性血吸虫病、晚期血吸虫病。血吸虫分日本血吸虫、埃及血吸虫、曼氏血吸虫、间插血吸虫和湄公河血吸虫 5 种，流行于我国的是由日本血吸虫所引起的日本血吸虫病。由皮肤接触含尾蚴的疫水而感染，主要病变为肝与结肠由虫卵引起的肉芽肿。急性期有发热、肝大与压痛、腹泻或排脓血便，血中嗜酸性粒细胞显著增多；慢性期以肝大、脾大为主；晚期则以门静脉周围纤维化病变为主，可发展为门静脉高压症、巨脾与腹水。本节主要介绍急性血吸虫病。

一、病因

日本血吸虫的生活史包括成虫、虫卵、毛蚴、胞蚴及尾蚴 5 个阶段。成虫雌雄异体，常合抱在一起，寄生于人体门静脉系统，主要在肠系膜下静脉内存活2～5 年，长者可达 10～20 年。雌虫在此产卵，部分虫卵从粪便排出进入水中，在适当温度(25～30 ℃)下孵化为毛蚴，如遇中间宿主钉螺，即可侵入螺体发育为胞蚴和子胞蚴，7～8 周释放尾蚴，遇到人畜接触疫水时，尾蚴即经皮肤或黏膜进入体内，随血流经肺最终达到肝脏，约 1 个月后，在肝内门静脉系统分支处发育成成虫，最后雌雄合抱，逆血流移行至肠系膜末梢静脉内产卵，重复其生活史。日本血吸虫生活史中，人是终宿主，钉螺是必需的唯一中间宿主。日本血吸虫在自然界有广泛的动物储存宿主，家畜如牛、猪、羊、狗、猫等以及各种野生动物如鼠等，共 40 多种，均可成为它的终宿主。

二、发病机制与病理

血吸虫病是一种免疫性疾病，在血吸虫感染的整个过程中，虫体的不同发育阶段均可产生多种抗原成分，诱发宿主一系列免疫应答及其相应病理变化。

尾蚴穿过人体皮肤时可引起尾蚴性皮炎，童虫在血液中移行通过肺时可引起咳嗽，肺部一过性浸润及全身不适、发热等可能是由于童虫毒素、代谢产物或死后蛋白质分解引起人体变态反应所致。日本血吸虫病早期病理变化主要由其虫卵引起，约 50%的虫卵沉积在结肠壁，10%在小肠壁，23%随血流进入肝脏，约 10%虫卵破入肠道排出体外。主要病理改变是虫卵所致的肉芽肿，此为迟发型的细胞介导的变态反应，由成熟虫卵中毛蚴排泌物(可溶性虫卵抗原)致敏 T 细胞，释放各种淋巴因子所致。肉芽肿除有组织坏死(嗜酸性脓肿)、成虫及虫卵外，在早期病变中有大量单核细胞、浆细胞、中性粒细胞浸润，并可检测出高浓度可溶性虫卵抗原。虫卵周围有嗜酸性辐射样棒状物，是抗原与抗体结合的免疫复合物，称为 Hoeplli 现象。急性血吸虫病患者血中检出循环免疫复合物与嗜异抗体的阳性率甚高,故急性血吸虫病是体液与细胞免疫反应的混合表现。

日本血吸虫主要寄生在肠系膜下静脉与直肠痔上静脉内。虫卵沉积于肠壁黏膜下层,顺门静脉血流至肝内分支,故病变以肝与结肠最显著。肠病变:主要在直肠、乙状结肠与降结肠。急性期表现为黏膜充血、水肿,黏膜下层可见多个黄褐色颗粒(堆积的虫卵结节),溃破后形成浅表溃疡,排出脓血便。慢性期由于纤维组织增生,肠壁增厚,可有息肉样增生、肠狭窄、肠系膜增厚与缩短等。肝脏病变:早期肝大,表面可见粟粒状黄色颗粒(虫卵结节),晚期产生干线型肝纤维化、肝表面有粟粒样多少不等的虫卵结节与结缔组织的沟纹,其特点是肝内静脉周围硬化,产生纤维阻塞性病变,导致门脉高压、脾大、脾功能亢进。虫卵和成虫迷走和寄生在门静脉系统之外的器官病变为异位损害,以肺与脑较为多见。肺部病变为间质性粟粒状虫卵肉芽肿伴周围肺泡渗液;脑部虫卵肉芽肿病变以位于顶叶与颞叶为多,分布在大脑灰白质交界处,但迄今尸检与手术中在脑静脉中未发现成虫。

三、诊断要点

(一)临床表现

平均潜伏期 40 天左右(2 周～3 个月)。多发生于夏秋季,以 7～9 月份常见,男性青壮年与儿童居多。常因大面积接触疫水而感染。多见于初次感染者。

1.初起症状

皮肤或黏膜出现蚤咬样红色点丘疹,2～3 天自行消退。从尾蚴侵入至出现临床症状,以 1 个月左右占大多数,起病较急。

2.发热

发热为主要症状。患者均有发热,热度高低、期限与感染程度成正比。热型以间歇型最常见,体温曲线呈锯齿状,临晚高热,伴畏寒,次晨热退时出大汗。弛张热及不规则低热次之,稽留热少见,均为重型。患者一般无显著毒血症症状,但重型患者可有意识淡漠、重听、腹胀等。相对缓脉亦多见,故易误诊为伤寒。发热期限短者仅 2 周,但大多数为 1 个月左右,重型患者发热可长达数月,称重症迁延型,伴有严重贫血、消瘦、水肿,甚至恶病质状态。

3.变态反应

变态反应以荨麻疹较多见,其他可有血管神经性水肿、全身淋巴结肿大,多在发热中期出现。血中有嗜酸性粒细胞常显著增多,具有重要诊断参考价值。

4.腹部症状

半数以上患者有腹痛、腹泻，有 10%的患者排脓血便。有的腹泻与便秘交替出现，重者有腹痛、压痛、腹部柔韧感甚至腹水形成。

5.肝大、脾大

90%以上患者肝大，伴有不同程度压痛，尤以左叶肝为显著。50%以上的患者有轻度脾大，肝功能损害，黄疸甚少见。

6.异位损害

(1)肺血吸虫病：多见于急性血吸虫病患者，潜伏期为童虫移行所致，以后即虫卵进入体循环引起肺间质性病变。轻者仅咳嗽，重者有血痰、哮喘、胸痛等。肺部有干、湿啰音。胸片有纹理增加、粟粒状、点片状或絮状浸润影。病变经3～6 个月多可吸收。

(2)脑血吸虫病：以青壮年患者为多见。在急性血吸虫病患者病程中表现为脑膜脑炎症状：意识障碍、脑膜刺激征、瘫痪、抽搐、腱反射亢进、锥体束征等，脑脊液正常或有蛋白质含量与白细胞数轻度增多。颅脑 CT 或 MRI 显示病变常位于顶叶和枕叶，为单侧多发性高密度结节阴影或异常信号。

(二)实验室检查

1.血象

以嗜酸性粒细胞显著增多为特点。白细胞总数多在$(10\sim30)\times10^9/L$，嗜酸性粒细胞一般占 20%～40%，有高达 90%，但极重型急性血吸虫病患者血中嗜酸性粒细胞常不增多，甚至消失，代之中性粒细胞增多。

2.肝功能试验

谷丙转氨酶(ALT)轻度升高，血清球蛋白中度增高。

3.病原检查

(1)粪便：涂片检查可直接检出血吸虫虫卵，虫卵计数可采用加藤集卵透明法，以 5 mg 粪便中虫卵数<100 个为轻度，100～400 个为中度，>400 个为重度。国内常采用新鲜粪便沉淀后进行虫卵毛蚴孵化法，使用尼龙袋集卵后取沉渣孵化可节省人力、时间与器材，连检数次可提高检出率。

(2)直肠黏膜活检：采取直肠镜检查，自病变处取米粒大小的黏膜置于两玻片之间，在显微镜下检查血吸虫卵，在急性期阳性率较低。活检操作时要防止出血和穿孔。

4.免疫学检查

急性血吸虫病患者血中 IgM 抗体显著增高，IgG 抗体可在正常范围内。血中检出免疫复合物的阳性率甚高，血清嗜异凝集试验常呈强阳性。

(1)抗体检测：检测成虫、童虫、尾蚴与虫卵抗体的血清免疫学试验如皮内试验、环卵沉淀试验(COPT)、ELISA、间接血凝试验、间接免疫荧光抗体试验、尾蚴膜试验等，敏感性与特异性较高，有采血微量与操作简便之优点，但由于患者血清中抗体在治愈后持续时间很长，不能区别过去感染与现症患者，并有假阴性、假阳性及其他吸虫病存在交叉反应的缺点。

皮内试验：用 1∶8 000 成虫抗原 0.03 mL 做皮内注射，15 分钟观察皮丘，若直径>0.8 cm 为阳性，阳性率达 90%，但有假阴性或假阳性，对肺吸虫病及肝吸虫病等有交叉反应。

环卵沉淀试验：有较高敏感性与特异性。取活卵或用甲醛处理(防止卵壳破裂)减压冰冻干燥的虫卵悬液 1 滴(含虫卵 50～100 个)，置载玻片上，与等量患者血清混合，加盖玻片，石蜡密封，置 37 ℃孵育 24～48 小时后，在低倍显微镜下观察，在虫卵周围有无沉淀反应出现，环沉率在 5%以上者为阳性，1%～4%为可疑。环卵试验在患者治愈后阴转率较高，故对诊断与疗效考核有一定价值，但仍有假阳性、假阴性与其他吸虫交叉反应的缺点。

ECISA：该试验中用纯化的虫卵抗原与羊抗人 IgG 与辣根过氧化物酶结合物，以联苯二胺为底物。本试验检测抗体的阳性率达 95%，为免疫诊断中最敏感和特异的方法。

间接血凝试验：取冻干虫卵粉，提取虫卵抗原，吸附于戊二醛化与鞣化的人 O 型红细胞致敏。用患者微量血清与致敏红细胞悬液在微量血凝反应板中进行凝集试验。40～60 分钟后观察结果，红细胞呈明显颗粒凝集者为阳性。该试验操作简便，抗原致敏红细胞冻干后置冰箱内可保存 2 年以上，但本试验的稳定性较差，操作未规范化。

(2)抗原检测：近年来采用单克隆抗体检测患者循环血中抗原的微量法可诊断现症感染。目前已建立许多单克隆抗体针对不同表位包括肠相关抗原、膜相关抗原和可溶性虫卵抗原等，急性感染病例的阳性率可达 90%～100%，但慢性感染和低度感染者的检出率则较低，是目前免疫学诊断发展的动向。

四、病情判断

血吸虫病患者，包括脑型及侏儒症如能早期接受病原学治疗，预后大多良好。晚期血吸虫病有高度顽固性腹水，并发上消化道大出血、黄疸、肝性脑病、原发性腹膜炎及并发结肠癌患者预后较差。

五、治疗

(一)一般对症治疗

有发热者应卧床休息,急性血吸虫病患者应住院治疗。经病原治疗后一般7～10天退热,不需加用糖皮质激素治疗。重症患者宜补充营养,加强支持疗法。对肺、脑病变者应按相应疾病处理。

(二)病原治疗

目前国内外应用的吡喹酮是左旋吡喹酮与右旋吡喹酮各半组成的消旋体。吡喹酮治疗急性血吸虫病的剂量与疗程:成人总量为120 mg/kg(儿童140 mg/kg),4～6天疗法,每日剂量分2～3次服用。一般病例可采用每次10 mg/kg,1日3次,连续4天(吡喹酮每片200 mg)。吡喹酮治疗急性血吸虫病有良好疗效,急性血吸虫病轻、中、重型患者平均退热时间分别为3.9天、6.5天与9.5天,粪便毛蚴孵化于第18～20天阴转。治疗中6～12个月的远期疗效为粪便毛蚴孵阴转率达90%左右。

参考文献

[1] 黄莉，李意霞，龚喜雪.急危重症护理[M].天津：天津科学技术出版社，2020.

[2] 王化洋.实用内科急危重症[M].天津：天津科学技术出版社，2018.

[3] 侯昭礼.现代急诊内科疾病诊疗[M].北京：科学技术文献出版社，2020.

[4] 张洪亮.急危重症诊疗要点[M].长沙：湖南科学技术出版社，2020.

[5] 罗正超.急危重症监护与治疗[M].南昌：江西科学技术出版社，2020.

[6] 陈秀红.新编急危重症救治[M].哈尔滨：黑龙江科学技术出版社，2020.

[7] 陈宁南.急危重症诊疗指南[M].天津：天津科学技术出版社，2019.

[8] 梁名吉.呼吸内科急危重症[M].北京：中国协和医科大学出版社，2018.

[9] 韩旺.急危重症诊断与救治[M].天津：天津科学技术出版社，2020.

[10] 陈英杰.现代急危重症医学[M].北京：科学技术文献出版社，2018.

[11] 胡耀飞.现代急危重症诊治学[M].天津：天津科学技术出版社，2020.

[12] 陈树宝.心内科急危重症[M].北京：人民卫生出版社，2020.

[13] 游浩元.急危重症处置要点与救治关键[M].开封：河南大学出版社，2019.

[14] 孔维炜.临床急危重症诊疗精要[M].北京：科学技术文献出版社，2020.

[15] 纪秋花.急诊医学基础与临床[M].北京：科学技术文献出版社，2020.

[16] 庚俐莉.呼吸科急危重症救治手册[M].郑州：河南科学技术出版社，2019.

[17] 丁文文.急危重症临床救治与护理策略[M].北京：科学技术文献出版社，2020.

[18] 陈红霞.急危重症救治与护理[M].长春：吉林大学出版社，2020.

[19] 赵晓丽，胡国章，李清春.急危重症诊断与处理[M].南昌：江西科学技术出版社，2018.

[20] 林生.临床急危重症诊疗[M].长春：吉林科学技术出版社，2020.

[21] 李王安.急诊创伤与危重症治疗[M].北京：科学技术文献出版社，2020.

[22] 马景贺.新编急危重症医学[M].天津：天津科学技术出版社，2019.

[23] 郑祥德.急危重症新进展[M].天津:天津科学技术出版社,2020.
[24] 王南.急危重症疾病诊疗与临床进展[M].天津:天津科学技术出版社,2020.
[25] 王喜云.急危重症医学诊治[M].长春:吉林科学技术出版社,2020.
[26] 李志刚.急危重症诊断与处理[M].长春:吉林科学技术出版社,2019.
[27] 谢春杰.急危重症监护与治疗[M].长春:吉林科学技术出版社,2020.
[28] 侯希炎.急危重症救治精要[M].福州:福建科学技术出版社,2019.
[29] 贺斐翡.急危重症诊疗新进展[M].长春:吉林科学技术出版社,2020.
[30] 王东晓.现代实用急诊医学[M].长春:吉林科学技术出版社,2020.
[31] 张国梁.急危重症诊疗要点[M].北京:中国纺织出版社,2020.
[32] 任占良.临床急诊医学[M].青岛:中国海洋大学出版社,2020.
[33] 朱红林.临床急危重症救治精要[M].开封:河南大学出版社,2020.
[34] 许庆超.临床急危重症救治[M].北京:科学技术文献出版社,2020.
[35] 于学忠,陆一鸣.急诊医学[M].北京:人民卫生出版社,2020.
[36] 田红燕,孟燕,潘龙飞.急性肺栓塞的诊疗策略[J].实用心脑肺血管病杂志,2020,28(10):1-8.
[37] 黄友辉.心肺复苏机进行心肺复苏的效果及并发症研究[J].心血管病防治知识.2020,10(13):15-17.
[38] 蒋亚岚,陈佳佳.重症哮喘呼吸内科临床治疗分析[J].中西医结合心血管病电子杂志.2020,8(1):18,40.
[39] 杨军,武军元,何新华.中国高血压急症诊治规范[J].岭南急诊医学杂志.2020,25(5):427-433,441.
[40] 罗斌,钟冬梅,张伟彬.腹腔镜治疗急性结石性胆囊炎价值分析[J].按摩与康复医学.2021,(1):73-74,78.